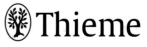

Anamnese und Befund bei psychischen Erkrankungen

Gerd Laux
Robert Waltereit

28 Abbildungen

Georg Thieme Verlag
Stuttgart • New York

Impressum

Anschriften

Univ.-Prof. Dr. med. Dipl.-Psych. Gerd **Laux**
Institut für Psychologische Medizin (IPM)
Nußbaumstr. 9
83564 Soyen
E-Mail: ipm@ipm-laux.de

Klinik für Psychiatrie und Psychotherapie
Ludwig-Maximilians-Universität (LMU)
Nußbaumstr. 7
80336 München

Priv.-Doz. Dr. med. Robert **Waltereit**
Klinik und Poliklinik für Kinder- und
Jugendpsychiatrie und –psychotherapie
Universitätsklinikum Carl Gustav Carus
Technische Universität Dresden
Fetscherstr. 74
01307 Dresden
E-Mail: robert.waltereit@uniklinikum-dresden.de

*Bibliografische Information der Deutschen National-
bibliothek*
Die Deutsche Nationalbibliothek verzeichnet diese
Publikation in der Deutschen Nationalbibliografie;
detaillierte bibliografische Daten sind im Internet
über http://dnb.d-nb.de abrufbar.

Ihre Meinung ist uns wichtig! Bitte schreiben Sie uns unter

www.thieme.de/service/feedback.html

© 2017 Georg Thieme Verlag KG
Rüdigerstr. 14
70469 Stuttgart
Deutschland
www.thieme.de

Printed in Italy

Umschlaggestaltung: Thieme Verlagsgruppe
Umschlagabbildungen: © Nikita Kuzmenkov –
Fotolia.com, © pressmaster – Fotolia.com
Zeichnungen: Angelika Brauner, Hohenpeißenberg
Redaktion: Ingrid Ahnert, Kunreuth
Satz: L42 AG, Berlin
Druck: LEGO S.p.A, Vicenza

DOI 10.1055/b-004-132 257

ISBN 978-3-13-203881-3   1 2 3 4 5 6

Auch erhältlich als E-Book:
eISBN (PDF) 978-3-13-203891-2
eISBN (epub) 978-3-13-203911-7

Wichtiger Hinweis: Wie jede Wissenschaft ist die Medizin ständigen Entwicklungen unterworfen. Forschung und klinische Erfahrung erweitern unsere Erkenntnisse, insbesondere was Behandlung und medikamentöse Therapie anbelangt. Soweit in diesem Werk eine Dosierung oder eine Applikation erwähnt wird, darf der Leser zwar darauf vertrauen, dass Autoren, Herausgeber und Verlag große Sorgfalt darauf verwandt haben, dass diese Angabe **dem Wissensstand bei Fertigstellung des Werkes** entspricht.

Für Angaben über Dosierungsanweisungen und Applikationsformen kann vom Verlag jedoch keine Gewähr übernommen werden. **Jeder Benutzer ist angehalten,** durch sorgfältige Prüfung der Beipackzettel der verwendeten Präparate und gegebenenfalls nach Konsultation eines Spezialisten festzustellen, ob die dort gegebene Empfehlung für Dosierungen oder die Beachtung von Kontraindikationen gegenüber der Angabe in diesem Buch abweicht. Eine solche Prüfung ist besonders wichtig bei selten verwendeten Präparaten oder solchen, die neu auf den Markt gebracht worden sind. **Jede Dosierung oder Applikation erfolgt auf eigene Gefahr des Benutzers.** Autoren und Verlag appellieren an jeden Benutzer, ihm etwa auffallende Ungenauigkeiten dem Verlag mitzuteilen.

Vorwort

Unsere heutige Zeit wird gerne als das „Zeitalter der Kommunikation" apostrophiert – noch nie wurde so viel Zeit mit der Kommunikation in „sozialen Medien", über SMS und in medialen Talkshows verbracht. Gleichzeitig wird diese Zeit durch eine E-Mail-Kurz-und-Abkürzungsdiktion geprägt, und ein Niveauverlust der differenzierten deutschen Sprache wird beklagt.

Der heutige, meist via Internet vorinformierte Patient kommt zu Ärzten in Klinik und Praxis mit einem gewachsenen Anspruch auf individuelle, persönliche Kommunikation – nicht zuletzt vor dem Hintergrund einer entpersonalisierten, ja zum Teil anonymisierten Massengesellschaft.

Ärzte in den Fachgebieten Psychiatrie, Psychotherapie, Psychosomatische Medizin und Neurologie sowie Psychologen werden unserer Erfahrung nach zu wenig in der praktischen Gesprächsführung „trainiert", meist folgt ein „learning by doing". Gerade für die so genannten „Psycho-Fächer" ist das auf einem bestmöglichen Arzt-Patient-Verhältnis basierende Gespräch – Anamnese und Exploration – von zentraler Bedeutung. Aus unserer Sicht gehören diese Gesprächselemente zu den Kernfähigkeiten des Psychiaters. Sie aufbauend auf umfangreicher klinischer Erfahrung anzuwenden, ist keineswegs eine vorauszusetzende „Basisfertigkeit des Anfängers", sondern sie macht im Gegenteil den kompetenten „Könner" aus.

Das vorliegende Taschenbuch bietet hierfür einen orientierenden Rahmen in Form konkreter Schritte aus der Praxis. Natürlich ist es nicht möglich, alle Aspekte darzustellen; auch haben wir bewusst den Praxisbezug vor den Theorieanteil gestellt. Das Buch vermittelt vor allem spezifische Kenntnisse und Fertigkeiten zur Erhebung von Anamnese und Befund. Dies kann aus unserer Sicht jedoch nur anhand der subjektiven Sichtweisen der Autoren in einer kompakt lesbaren und für die Anwendung konkret umsetzbaren Form geschehen. Eine umfangreiche Darstellung der ärztlichen bzw. therapeutischen Gesprächsführung, der Psychopathologie an sich bzw. der Zusammenhänge zwischen Anamnese, Befund und klinischer Psychiatrie würde den Rahmen und das Anliegen dieses Buches sprengen. Das Taschenbuch gibt für die Exploration einen orientierenden Leitfaden und erinnert immer wieder an Detailaspekte, die in der Alltagsroutine häufig übersehen werden und für eine angemessene Diagnostik, die richtige Diagnose und die sinnvoll-adäquate Therapie entscheidend sein können. Auch oftmals ausgeklammerte „heikle Themen" werden angesprochen. In dieses Buch sind unterschiedliche Erfahrungen und sich ergänzende Anleitungen der beiden Autoren mit Unterschieden in Alter, Berufserfahrung und Tätigkeitsfeld eingeflossen.

Jeder Arzt muss seinen eigenen Gesprächs- und Anamnesestil finden – das anzustrebende Ziel einer optimalen Patientenexploration beinhaltet ein lebenslanges Lernen.

Dieses Buch beruht auf einer ursprünglichen Idee von Robert Waltereit. Es wurde als gemeinschaftliches Werk von beiden Autoren konzipiert und geschrieben.

Wir danken dem Thieme Verlag, insbesondere Frau Korinna Engeli, Frau Dr. Kristina Prager und Frau Laura Bohnert, für die stets angenehme, professionelle Zusammenarbeit. Unseren Officemanagerinnen und Sekretärinnen Frau Rosi Riedl und Frau Simone Berger sind wir für ihre zuverlässige, kompetente Sekretariatsarbeit und Frau Johanna Waltereit für die Manuskriptdurchsicht dankbar.

Wir hoffen, dass das Taschenbuch den Kollegen in Klinik und Praxis ein nützlicher Begleiter im Berufsalltag sein wird und die immer komplexere, zeitdynamischere Arbeit an den Patienten erleichtern kann.

Gerd Laux
Robert Waltereit
Soyen/München und Dresden,
im Sommer 2017

Inhaltsverzeichnis

Kapitel 1

Einleitung

1

1 Einleitung

Gerd Laux

Die sorgfältige Erhebung der Anamnese, die in der Psychiatrie und Psychosomatischen Medizin eng mit der Biografie und der aktuellen Lebenssituation verknüpft ist, ist Voraussetzung und integraler Bestandteil der psychiatrisch-psychotherapeutischen Diagnostik und Therapie. In der Begegnung zwischen Arzt und Patient werden wichtige Informationen übermittelt, vor allem aber wird durch die Art der Kommunikation die Bindung, das vertrauensvolle Arzt-Patient-Verhältnis, hergestellt. Es gehört zur ärztlichen Kunst, mit dem Patienten so zu reden, dass er den Arzt versteht, und dem Patienten so zuzuhören, dass der Arzt das Anliegen des Patienten versteht. Erfahrene Kliniker resümieren, dass auch im Zeitalter hoch technisierter Medizin zirka drei Viertel der richtigen Diagnosen mit der Anamnese gestellt werden. Das dürfte für psychische Störungen und Krankheiten ganz besonders gelten.

Wir leben im Zeitalter der Kommunikation – der Anspruch auf echte, persönliche Kommunikation wächst angesichts einer immer stärkeren virtuellen, entmenschlichten Welt. Das Angebot an digitalen Gesundheitsanwendungen für Patienten und Verbraucher wächst – weit mehr als 380 000 Gesundheits-Apps stehen zur Verfügung, nach „Dr. Google" bringt der Patient nun „Dr. Apple" mit.

Apps ziehen aus den Gesundheitsdaten der Smartphonebesitzer/Patienten die „richtigen" Schlüsse, Krankenkassen bieten bereits Online-Sprechstunden an. Die Welt der Medizin 4.0, subsumiert unter dem Begriff „E-Health", sieht den Arzt am Tablet; die „Sprechstunde" findet per Skype statt, der Patient wird zum Datenmanager seiner Untersuchungs- und Fitnesswerte, verwaltet und gesichert in der Cloud. Die Auswirkungen der neuen Technologien auf das Arzt-Patient-Verhältnis sind unübersehbar. Protagonisten sehen große Potenziale für das „Patienten-Empowerment", Experten der Gesundheitsbranche (vgl. E-Health-Initiative der Techniker-Krankenkasse und des Handelsblatts) aus Wirtschaft, Politik und Medien bilden den „think tank" und prognostizieren, dass die Patienten vom digitalen Gesundheitswesen stark profitieren werden. Aber: Implizieren „big-data", riesige Datenfriedhöfe, nicht eine Überforderung? Wer strukturiert die Datenmengen und zieht sinnvolle Schlüsse daraus? Wo bleibt die Vertraulichkeit sensibler Patientendaten? Wo liegt die Grenze zwischen Lifestyle-Apps und medizinischen Gesundheitsprodukten? Die Themen Datenschutz, Fernbehandlungsverbot, Haftungsrecht bestimmen immer mehr die berufspolitischen Diskussionen; die ärztliche Berufsrolle ist im Begriff, neu definiert zu werden. In einer aktuellen Forsa-Umfrage meinten immerhin 74 % der deutschen Patienten, dass sie sich Videotelefonate als Alternative zur Sprechstunde vorstellen können; 16 % glaubten, dass eine App manchen Arztbesuch ersetzen kann.

In den „guten, alten Zeiten" nahm sich ein Arzt Zeit für seinen Patienten; er diktierte Anamnese und Befunde, die vom Sekretariat geschrieben wurden. Heute ist die oft in Teilzeit tätige Ärztin angesichts massiver Fallzahlsteigerung unter hohem Zeitdruck; sie tippt die Anamnese selbst in vorgegebene Schablonen/„Templates" in den PC, ist Algorithmen bürokratisch ausgeliefert, verschlüsselt in Codes und speichert hoffentlich hoch konzentriert im richtigen, vorgesehenen Archivbutton.

Der Weg zu einem guten Arzt ist lang. Einer Befragung exzellenter Kliniker zufolge zeichnet sich klinische Exzellenz durch folgende Merkmale aus:

- extensives Expertenwissen durch große klinische Praxis
- herausragende Fähigkeiten, die Patientenanamnese zu erheben
- kritische und präzise Integration dieser beiden Punkte
- kontinuierliches Lernen durch klinische Praxis

Die Weiterbildung zum Facharzt beinhaltet eine Vielzahl anspruchsvoller Probleme, z. B. muss ärztliches Handeln eine zum Teil widersprüchliche Synthese aus exaktem Wissen und auf den Einzelfall gerichtetem Handeln herstellen. Wer wissenschaftliche Erkenntnisse auf den Einzelfall anwenden können soll, muss Forschungsergebnisse interpretieren können. Nicht zuletzt wird von Ärzten auch eine persönliche Reife im Umgang mit Leid und Tod erwartet.

Das Anamnesegespräch, die Exploration, weist Elemente der „Kriminalistik" auf, werden doch Auslöser, Motive sowie Gründe für psychopathologische Entwicklungen und Störungsbilder aufzuspüren versucht. Hieraus ergeben sich individuelle, ganz persönliche „idiographische Fallbilder". Im Sinne eines schwierigen Spagats müssen andererseits operationalisiert-standardisierte Fakten verwaltungstechnisch-administrativ elektronisch verschlüsselt dokumentiert werden.

Hieraus ergibt sich, dass Anamnese und Exploration eine immer neue Herausforderung für den untersuchenden Arzt sind. Nicht zuletzt sei darauf hingewiesen, dass sie immer eine persönliche Handschrift mit implizierter Wertung und Akzentsetzung tragen.

Kapitel 2

Grundriss und Theorie der klinischen Untersuchung

2 Grundriss und Theorie der klinischen Untersuchung

Robert Waltereit

2.1 Übersicht

2.1.1 Abschnitte

Die psychiatrisch-psychotherapeutische Diagnostik besteht aus drei Teilen – *Anamnese*, *Befund* und *Zusatzbefunden* (▶ Abb. 2.1). Die klinische Untersuchung im engeren Sinne besteht aus der Erhebung der Anamnese und des psychopathologischen Befunds. Neben dem psychopathologischen Befund sind außerdem der internistische und der neurologische Befund zu erheben.

Die Zusatzdiagnostik dient der Ergänzung der klinischen Untersuchung und erfordert typischerweise Zeit, logistischen Aufwand und die Inanspruchnahme von weiteren Personen. In der klinischen Realität hat der Kliniker zur Durchführung der klinischen Untersuchung oft nur einen einzigen Termin. Manchmal gibt es einen Ersttermin und Folgetermine. Jedoch sollte in den meisten Fällen bereits nach dem Ersttermin eine initiale Diagnose, zumindest eine Verdachtsdiagnose möglich sein.

Die Qualität der klinischen Untersuchung bestimmt wesentlich die Qualität der initialen Diagnose. Diese initiale Diagnose bestimmt wiederum wesentlich das weitere Vorgehen. Unschärfen oder Fehler können erhebliche Ressourcen kosten und den eigentlich möglichen Behandlungsfortschritt beeinträchtigen. Die klinische Realität zeigt, dass Mängel in der initialen klinischen Untersuchung und der Stellung einer fundierten Verdachtsdiagnose oft nicht ausreichend nachgeholt werden oder auch nicht nachgeholt werden können. Die Qualität der initialen klinischen Untersuchung ist deshalb von großer Bedeutung.

Die einzelnen Abschnitte von Anamnese, Befund und Zusatzuntersuchungen sind in ▶ Tab. 2.1 und ▶ Tab. 2.2 zusammengefasst.

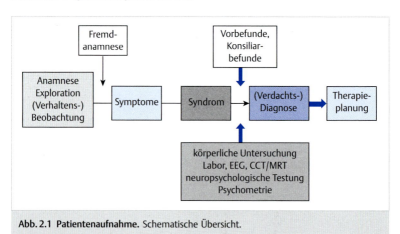

Abb. 2.1 Patientenaufnahme. Schematische Übersicht.

Tab. 2.1 Anamneseschema.

Kategorie	Inhalt
aktuelle Anamnese	subjektives Narrativ des Patienten
	aktuelle Probleme und Beschwerden, jeweiliger Charakter und Schwere, jeweiliger Beginn und Dauer
	aktuelle Lebenssituation
	Veränderungen oder Ereignisse körperlicher oder psychosozialer Natur, woraus sich mögliche Ursachen ergeben
	Exploration restlicher psychopathologischer Symptome
psychiatrische Vorgeschichte	frühere psychische Erkrankungen und Behandlungen
	aktuelle Erkrankungen und Behandlungen, einschließlich Medikation
	früherer und jetziger Substanzkonsum
somatische Vorgeschichte	Schwangerschaft und Geburt
	Kinderkrankheiten
	frühere körperliche Erkrankungen
	chronische und aktuelle körperliche Erkrankungen und Behandlungen, einschließlich Medikation
Familienanamnese	psychische und wichtige körperliche Erkrankungen der leiblichen Eltern und deren Familien
soziobiografische Entwicklung	Herkunftsfamilie und deren Entwicklung
	Verhalten, soziale Struktur und wichtige Ereignisse im Kleinkind- und Kindergartenalter
	Verhalten, soziale Struktur und wichtige Ereignisse im Schulalter
	Entwicklung Ausbildung und Beruf
	Entwicklung Beziehung/Partnerschaft, Freunde und Privatleben
	Entwicklung eigene Familie bzw. Komplementärstruktur
	aktueller Status in den Bereichen Wohnung und Familie bzw. Mitbewohner, Beruf bzw. Ausbildung, Freunde und soziales Netzwerk

2

Tab. 2.2 Inhalte von Befund und Zusatzuntersuchungen.

Kategorie	Inhalt
Befund	psychopathologischer Befund
	internistischer und neurologischer Befund
Zusatzunter-suchungen	psychometrische Skalen und strukturierte Beobachtungen
	Laboruntersuchungen
	Bildgebung (CCT, MRT)
	Elektrophysiologie
	Verhaltensbeobachtung
	zusätzliche Akten und Befunde
	Konsile durch Kliniker anderer Fachabteilungen
	Besprechungen mit früher oder parallel behandelnden psychiatrisch-psychotherapeutischen Klinikern

2.1.2 Definition und Inhalte

Anamnese

Sie besteht im weiteren Sinne aus den subjektiven Angaben des Patienten, der Angehören und anderer Personen, die etwas zu Ereignissen und Erlebnissen des Patienten und seiner Umgebung beitragen können. Dies schließt Angaben und Berichte von anderen Klinikern mit ein. Im engeren Sinne kann unter der Anamnese die Summe der Äußerungen des Patienten gegenüber dem Untersucher verstanden werden, welche einen zentralen Bereich der Anamnese insgesamt darstellen. Eine praktikable Definition von Anamnese meint jedoch den erweiterten Begriff und wird hier auch so verwendet. Der Datensatz der Anamnese stellt stets eine noch nicht vom Untersucher bewertete Sammlung subjektiver Darstellungen der Informationen angebenden Personen dar. Wie in Kap. 4 dargelegt wird, ist die Anamnese jedoch keine sozusagen stenografische Aufzeichnung der subjektiven Darstellungen dieser Personen, sondern hat bereits einen Filterprozess durchlaufen.

Bei der Anamneseerhebung ist zu berücksichtigen, dass immer nur ein begrenztes Kontingent an Ressourcen, insbesondere Zeit, zur Verfügung steht. Weiterhin müssen Vollständigkeit angestrebt und hypothesengeleitete Fokussierungen entwickelt werden. Zu berücksichtigen ist auch die Doppelfunktion der Anamneseerhebung: Sie ist einerseits ein psychotherapeutisches Gespräch, andererseits ein zentrales Instrument im Diagnostikprozess.

Exploration

Unter Exploration (Ausforschung) versteht man die „Erkundung" des vor einem sitzenden Menschen. Dies beinhaltet ein Sichannähern von verschiedenen Seiten, zum Teil mit indirekten Fragen. Hier soll kein Fragebogen „abgearbeitet" werden, die Fragen wechseln zwischen „objektiven" Fakten und subjektivem Erleben (Wann war Ihre Heirat? Welche Partnerschaften sind Sie eingegangen? Wie haben Sie sich bei Trennungen gefühlt?). Das „Wie" des Fragestellens ist von großer psychologischer Bedeutung. Eine profunde Exploration hat Züge „kriminalistischer Gründlichkeit".

Befund

Er besteht aus dem psychopathologischen Befund sowie den internistischen und neurologischen Befunden. Im Gegensatz zur Anamnese ist der Befund nicht eine Darstellung der subjektiven Angaben des Patienten und Dritter, sondern eine dem Anspruch nach objektive Einschätzung definierter Domänen. Für die Techniken der Erhebung und Beurteilung des internistischen und neurologischen Befunds wird auf die entsprechenden Lehrbücher verwiesen. Der *psychopathologische* Befund ist die Beurteilung des Untersuchers über einen Kanon psychopathologischer Domänen. Nur vordergründig unterscheidet sich der psychopathologische vom internistischen bzw. neurologischen Befund.

Beim *internistischen* und *neurologischen* Befund spielen Sinneseindrücke taktiler und akustischer Natur eine große Rolle, und die Interpretation ist fast immer an anatomische Kenntnisse geknüpft. Ferner kommen bestimmte Geräte zum Einsatz, z. B. Stethoskop oder Reflexhammer. Diese mechanistische Vorgehensweise und Ästhetik verleihen der internistischen und neurologischen Befunderhebung etwas scheinbar Objektiveres als die psychopathologische Befunderhebung, die vordergründig nicht von der Anamneseerhebung unterscheidbar wirkt. Die internistische und neurologische Befunderhebung untersuchen jedoch ebenfalls bestimmte Kategorien, beispielsweise Klopfschall über dem Thorax oder Kraftgrade an Muskelgruppen. Dabei interpretiert der Untersucher die gewonnenen Eindrücke anhand seiner klinischen Kompetenz. Der psychiatrisch-psychotherapeutische Untersucher macht bei der Erhebung des psychopathologischen Befunds prinzipiell nichts anderes: Er untersucht bestimmte psychopathologische Kategorien, beispielsweise Aufmerksamkeit oder Halluzinationen, und bewertet die Eindrücke anhand seiner klinischen Expertise, insbesondere Kenntnissen der normalen unter der beeinträchtigten Psyche.

Merke

Der psychopathologische Befund ist also die eigene Einschätzung des Untersuchers aufgrund einer Interpretation der Angaben des Patienten oder Dritter und eigener Beobachtungen, mit dem Anspruch einer objektiven Beurteilung aufgrund psychiatrisch-psychotherapeutischer Kompetenz.

Der Unterschied zwischen subjektiver Anamnese und objektivem Befund wird anhand der folgenden Beispiele verdeutlicht:

Patient 1: „Ich habe Angst vor Hunden" (Anamnese). Der Untersucher kann aufgrund seiner Interpretation des Gesamtbilds zu folgender Einschätzung kommen: Es liegen spezifische Ängste vor (Befund passend zur Anamnese). Er kann aber auch aufgrund des Gesamtbilds zu einer anderen Interpretation kommen: Es liegen generalisierte Ängste vor (Befund deckt sich nur teilweise mit der Anamnese).

Patient 2: „Ich will mir nichts antun" (Anamnese). Der Untersucher kann zu folgenden Einschätzungen kommen: Der Patient ist distanziert von akuter Suizidalität (Befund passend zur Anamnese) oder der Patient ist nicht glaubhaft distanziert von akuter Suizidalität (Befund widerspricht der Anamnese).

Zusatzuntersuchungen

Sie sind dadurch gekennzeichnet, dass sie Ergänzungen zu den Ergebnissen der Anamnese- und Befunderhebung liefern und normalerweise nicht während der klinischen Untersuchung durchgeführt werden oder werden können. Es handelt sich um Fokussierungen in der psychopathologischen Exploration, wie durch psychometrische Skalen, um technische Untersuchungen, wie durch Bildgebung, und um zeitlich längere und multiprofessionelle Datenerhebungen, wie die Verhaltensbeobachtung. Es zeichnet jedoch den guten Kliniker aus, aus Anamnese und Befund die ersten Hypothesen von Diagnosen ableiten zu können und die Zusatzuntersuchungen primär zur Verifizierung und Differenzierung seiner Hypothesen einzusetzen.

2.1.3 Anamneseunterbereiche, Strukturierung der Informationen

Warum wird die Anamnese in verschiedene Unterbereiche strukturiert? Letztlich unlesbar und nur schwer verwertbar wäre eine „Datenwolke", eine wahllose Ansammlung von anamnestischen Informationen, die ohne jede Kategorisierung und Lektorierung durch den Untersucher niedergeschrieben würde, nach freier Schilderung von durch Patient und Angehörige geäußerten Informationen, ungefiltert sequenziell zur Zeitachse der Untersuchung.

Das Ziel der Anamneseerhebung ist nicht das Führen eines freien, ergebnisoffenen Interviews, aus dem sich die notwendigen Informationen sozusagen von selbst ergeben. Das Ziel der Anamneseerhebung ist neben dem Aufbau einer therapeutischen Beziehung die Gewinnung eines systematischen Datensatzes, aus dem eine valide Diagnosestellung möglich ist. Ein initial unstrukturierter Datensatz hat den Nachteil, dass noch erhebliche weitere Verarbeitungsleistung nötig ist, um aus dem Datensatz die gewünschten Schlüsse zu ziehen. Hierfür werden aber typischerweise die Ressourcen fehlen, wenn sie nicht bereits bei der Anamneseerhebung zur Verfügung standen. Fehlende Struktur

macht es auch schwierig zu erkennen, ob der Datensatz vollständig ist oder überflüssige Informationen enthält. Die Anamnese wird ferner oft nicht nur vom Untersucher selbst gelesen und genutzt, sondern dient auch späteren Behandlern oder weiteren Behandlern als Referenz. Es ist also sehr vorteilhaft, wenn von vornherein die anamnestischen Daten in eine erfahrungsgemäß sinnvolle Struktur eingegliedert werden.

2.1.4 Querschnitt, Längsschnitt

Definition und Inhalte

▶ **Querschnitt.** Bei der Datenerhebung der klinischen Untersuchung können zwei Arten von Informationen unterschieden werden. Zum einen gibt es Informationen, welche die Gegenwart beschreiben: der Querschnitt. Unter Querschnitt ist dabei nicht lediglich die unmittelbare Gegenwart zu verstehen, sondern ein Zeitraum von Tagen bis Wochen, manchmal auch wenigen Monaten vor dem Untersuchungszeitpunkt. Der Querschnitt ist in Abgrenzung zum Längsschnitt zu verstehen. Er erfasst die aktuelle Symptomatik und die Geschehnisse und Entwicklungen, die mit der aktuellen Symptomatik direkt verbunden sind. Zum Querschnitt gehören die Antworten auf folgende Fragen:

- *Aktuelle Anamnese und Fremdanamnese*: Was ist aktuell geschehen? Welche Symptome bestehen aktuell? Welche Emotionen, Gedanken und Handlungen können benannt werden? Welche Ereignisse und Umstände können als gegenwärtige Ursachen hierfür erkannt werden?
- *Aktueller Teil der Soziobiografie*: Wie ist die aktuelle soziale Situation?
- *Medikamentenanamnese*: Welche Medikamente werden gegenwärtig eingenommen?

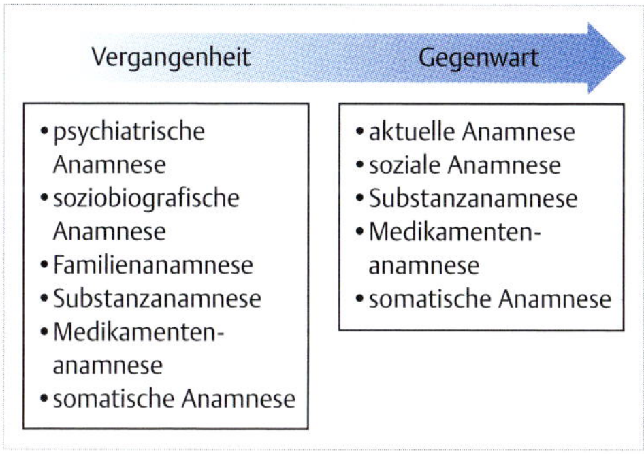

Abb. 2.2 Klinische Untersuchung. Einordnung der Befunde im psychopathologischen Längsschnitt und Querschnitt.

- *Substanzanamnese*: Werden aktuell Drogen eingenommen?
- *Aktueller Teil der somatischen Anamnese*: Bestehen gegenwärtig körperliche Erkrankungen?
- *Vegetative Anamnese*: Wie sind die aktuellen vegetativen Parameter bestellt?

▶ **Längsschnitt.** Demgegenüber gibt es die Informationen, welche die soziobiografische Entwicklungsgeschichte und die frühere Krankheitsgeschichte bis hin zum gegenwärtigen Status beschreiben. Die Entwicklungsgeschichte eines individuellen Patienten beginnt prinzipiell mit dem vorgeburtlichen Leben. Im Hinblick auf zu erhebende Informationen zur genetischen und sozialen Vorgeschichte können diese zeitlich noch weiter davor liegen. Der Längsschnitt beschreibt die Summe der Daten zur Entwicklungsgeschichte und früheren Krankheitsgeschichte:

- *Psychiatrische Anamnese*: Welche psychischen Erkrankungen sind bereits aufgetreten, einschließlich Substanzmissbrauch? Welche Behandlungen (stationär, ambulant, Medikation, Psychotherapie) wurden bereits durchgeführt und mit welchem Ergebnis?
- *Soziobiografische Anamnese*: Wie ist die private und die berufliche psychosoziale Entwicklung hin zum jetzigen Status verlaufen?

- *Familienanamnese*: Welche psychischen und gegebenenfalls somatischen Erkrankungen sind in der Familie bekannt?
- *Somatische Anamnese*: Welche somatischen Erkrankungen sind bereits aufgetreten?

Funktion und Gewichtung

Die Gliederung in Längsschnitt und Querschnitt sortiert den Datensatz ferner in dringliche und weniger dringliche Informationen und hilft bei der Interpretation der Daten. Der *Querschnitt* ist stets essenziell, um das aktuelle psychopathologische Syndrom überhaupt erkennen zu können. Auch bei der Notfalluntersuchung oder deutlich begrenztem Zeitkontingent muss immer ein bestimmter Grundstock an Querschnittdaten gewonnen werden.

Der *Längsschnitt* ist dagegen für differenzialdiagnostische Betrachtungen sowie die Ätiologie und Entwicklung von aktuellen Krankheitsmanifestationen von großer Bedeutung. In der Regel muss aber hierfür ein größeres Zeitkontingent zur Verfügung stehen, wenn es nicht nur bei einer Notfallbehandlung bleibt. Der Längsschnitt ist insbesondere wichtig für eine längerfristige Therapieplanung.

> **Merke** **M!**
>
> Während für die Akut- und Notfall-
> behandlung der Querschnitt im Vor-
> dergrund steht, beruht eine qualitativ
> gute Diagnostik und Behandlungspla-
> nung dagegen oft auf fundiert erhobe-
> nen Längsschnittdaten.

2.2 Rahmenbedingungen, Setting

In Lehrbüchern wird oft ein idealtypisches Szenario für die klinische Untersuchung im psychiatrisch-psychotherapeutischen Kontext beschrieben – ein ruhiger Raum, ausreichend Zeit (mindestens eine Stunde oder mehr), keine Störungen durch Mitarbeiter und Telefonanrufe und Vergleichbares mehr. Das ist aber ein Szenario, das vielleicht für die Vergangenheit zutrifft und vielleicht heute noch in einer psychotherapeutischen Praxis realisierbar ist, nicht jedoch in der oft hektischen Realität einer psychiatrisch-psychotherapeutischen Klinik. Es wäre daher für die meisten Kollegen nur frustrierend, wenn wir hier ein solches Setting als obligatorisch postulieren würden. Zwar kommt es tatsächlich auch auf die Rahmenbedingungen an, um zu einer qualitativ guten klinischen Untersuchung zu kommen. Nach Überzeugung der Autoren beruhen diese Rahmenbedingungen aber nicht in erster Linie auf äußerer Ruhe, Abgeschiedenheit und unbegrenzten Ressourcen des Untersuchers – gute Rahmenbedingungen lassen sich deshalb auch auf der Akutstation oder im Notfallkontakt herstellen.

Kritische Rahmenbedingungen für die gute klinische Untersuchung sind:

- Festlegung der Person des federführenden Untersuchers
- äußere Struktur durch Anordnung von Stühlen und andere räumliche Aspekte
- Festlegung der jeweiligen interviewten Personen
- Festlegung der anwesenden Personen
- Umgang mit Störfaktoren
- Berücksichtigung des zeitlichen Kontingents

2.2.1 Festlegung der Person des federführenden Untersuchers

▶ **Befragung durch mehrere Teammitglieder.** Manchmal ist der Untersucher allein mit dem Patienten und seinen Angehörigen, oft sind jedoch noch andere Personen aus dem professionellen Umfeld anwesend: ein anderer Kliniker, der in der Hierarchie unterschiedlich oder gleichberechtigt zum Untersucher sein kann, Pflegepersonal oder Studenten. Hierbei entsteht leicht die Situation, dass nicht nur der Untersucher mit der interviewten Person spricht, sondern auch andere Personen aus dem professionellen Team auf Gesprächsangebote der interviewten Person eingehen oder gleich von sich aus diese ansprechen.

Hierdurch ist nicht mehr eine Person aus dem professionellen Team federführender Untersucher, sondern die interviewte Person sieht sich zwei oder sogar mehreren Personen gegenüber, die scheinbar gleichberechtigt oder sogar konkurrierend mit ihr kommunizieren. Teilweise wird in professionellen Teams in Psychiatrie und Psychotherapie die Ansicht vertreten, ein solches Vorgehen reflektiere eine wertschätzende Haltung gegenüber anderen Teammitgliedern, wirke sich nicht negativ auf die klinische Untersuchung aus und fördere einen breiteren Informationsfluss zwischen dem Patienten und klinischen Team.

Diese Meinung ist nach Ansicht der Autoren nicht richtig. Stattdessen ist es eine Notwendigkeit, dass ein Kliniker gegenüber dem Patient und den Angehörigen unmissverständlich die Federführung (zumindest während der Untersuchung) übernimmt. Wenn sich Patienten und Angehörige mehreren scheinbar zuständigen Personen gegenüber sehen, ist dies aus unserer Sicht irritierend und verunsichernd.

> **Merke**
>
> Das Ziel der klinischen Untersuchung ist nicht beispielsweise die Pflege von Beziehungen innerhalb des therapeutischen Teams, sondern ausschließlich die optimale Untersuchung des Patienten.

Patienten und Angehörige kommen in der Regel aufgrund einer bestehenden oder möglichen psychischen Erkrankung ohnehin bereits verunsichert in die Untersuchung und sind in der Regel in Unkenntnis über die Beziehungsstrukturen innerhalb des therapeutischen Teams. Gerade weil in der Realität die Ressourcen knapp sind und Unklarheiten über Verantwortlichkeiten im Team nicht dadurch umschifft werden können, dass man sich zu zweit in die Sessel eines abgeschiedenen Büros setzt, müssen die begrenzten Ressourcen mit umso klareren Strukturen kompensiert werden.

▶ **Beziehungsaufbau und Informationsgewinnung.** Wie wir weiter unten im Kapitel beschreiben werden, finden während der klinischen Untersuchung zwei essenzielle Prozesse statt. Zum einen geht es um den Beziehungsaufbau zwischen dem Untersucher und dem Patienten und seinen Angehörigen, zum anderen geht es um den technischen Ablauf der Informationsgewinnung. Beide Prozesse bedingen, dass nicht nur in der Psyche des Untersuchten, sondern auch in der des Untersuchers die

hierzu notwendigen Vorgänge stattfinden können. Nur wenn der Beziehungsaufbau während der Untersuchung ausreichend gelingt, kommen beim Untersucher valide Daten über die Psyche des Patienten an. Diese Umstände sind ein weiterer Grund, weswegen die klinische Untersuchung nicht nur auf die Person des Patienten, sondern auch auf die des Untersuchers fokussiert sein muss.

Sehen sich Patient und Angehörige dagegen einem Netzwerk von Personen gegenüber, können sie leicht nicht eine bestimmte Person als vertrauenswürdig, ausreichend kompetent und für sie zuständig identifizieren. Hierdurch wird der Beziehungsaufbau gestört. Es gibt keinen guten Grund, weshalb der Untersucher Störungen im Beziehungsaufbau durch andere Teammitglieder durch zusätzlich investierte Zeit und Mühe kompensieren sollte.

> **Merke**
>
> Während der *Beziehungsaufbau* bedingt, dass Patient und Angehörige während der Untersuchung eine Person als Ansprechpartner wahrnehmen, verlangt umgekehrt der optimale technische Ablauf der *Informationsgewinnung*, dass eine Person federführend die Fäden in der Hand behält, die Untersuchung leitet, strukturiert und den ausreichend vollständigen Informationsgewinn sicherstellt. Dies kann regelhaft nur dann gelingen, wenn ein Kliniker klar federführend ist.

▶ **Regeln vor dem Gespräch festlegen.** Ist nicht nur eine Untersuchungsperson anwesend, muss diese Struktur innerhalb der Teammitglieder geklärt sein, bevor die Untersuchung beginnt. Der federführende Untersucher sollte klarstellen, soweit dies nicht bereits der Fall ist, dass er der alleinige Ansprechpartner für Patient und Angehörige ist. Die anderen anwesenden Teammitglieder sollen auch in der nonverbalen Kommunikation zurückhaltend sein und dem Patienten sowie den Angehörigen gegebenenfalls signalisieren, dass in erster Linie der federführende Untersucher Kommunikationspartner ist. Die Anwesenheit der übrigen Teammitglieder ist sinnvoll, damit diese das Untersuchungsgespräch unmittelbar miterleben und die Primärinformationen hieraus unmittelbar miterfahren. Die Anwesenheit ist auch sinnvoll, damit Patient und Angehörige die übrigen Personen als zum Team gehörig wahrnehmen können.

▶ **Umgang mit Störungen.** Störungen durch Teammitglieder während der Untersuchung sollten möglichst erst nach Ende der Untersuchung kurz nachbesprochen werden, um Patient und Angehörige nicht zu irritieren. Während der laufenden Untersuchung kann der federführende Untersucher auf störende Teammitglieder jedoch mit neutralen Hinweisen reagieren, wie beispielsweise die betreffende Personen ansehen und sagen „ich möchte gerne die Untersuchung fortsetzen". Kommt es durch Störungen zu einer deutlichen Behinderung des Untersuchungsprozesses, sollte der federführende Untersucher die Untersuchung kurz unterbrechen und mit allen Teammitgliedern aus dem Raum gehen. Dies kann gegenüber Patient und Angehörigen mit dem sachlich gesprochenen Satz „wir müssen kurz etwas im Team besprechen" ankündigen. Die Störung sollte angesprochen und die Erwartungen des federführenden Untersuchers an die anderen Teammitglieder geklärt werden. Kommt der federführende Untersucher zu dem Schluss, dass ein Teammitglied sich nachhaltig nicht angemessen verhält, kann er dieses Teammitglied von der laufenden Untersuchung ausschließen.

▶ **Anwesenheit eines leitenden Klinikers.** Ein Sonderfall ist, wenn während der klinischen Untersuchung ein leitender Kliniker anwesend ist. Dies kann entweder ein im Vergleich zum primären Untersucher erfahrener Kliniker oder ein vorgesetzter Kliniker sein. Entscheidet der leitende Kliniker, dass ein anderer Kliniker die Untersuchung führen soll, bleibt er verantwortlich für den Ablauf der Untersuchung. Der leitende Kliniker sollte vor Beginn dem Patienten und Angehörigen seine Position erklären, gleichzeitig aber zu verstehen geben, dass der andere Kliniker die Untersuchung durchführen wird. Der leitende Kliniker kann im Vorfeld bereits darauf hinweisen, dass er sich gegebenenfalls in die Untersuchung involvieren wird. Will der leitende Kliniker die laufende Untersuchung übernehmen, sollte er den federführenden Kliniker ansehen und ihm dies kurz vorher mitteilen, beispielsweise mit dem Satz „ich werde von hier ab die Untersuchung übernehmen".

▶ **Vorgehen bei Zwischenfragen.** Zwischenfragen und Fragen der anderen Teammitglieder sind nicht ausgeschlossen, sollten sich aber an Regeln halten, die möglichst im Vorfeld im therapeutischen Tema abgesprochen werden. Möchte ein anderes Teammitglied dem Patienten oder Angehörigen eine Zwischenfrage stellen, sollte dies nicht impulsiv durch direkte Frage an den Patienten erfolgen, weil dies eine Störung des Untersuchungsprozesses darstellen würde. Das richtige Vorgehen ist, dass das Teammitglied den federführenden Untersucher ansieht und in einer natürlichen Pause fragt, ob eine Zwischenfrage gestellt werden kann. Sollte das Gespräch hierdurch zu sehr vom federführenden Untersucher wegdriften, kann der Untersucher den Gesprächsfaden wieder an sich nehmen, indem er Patient und Teammitglied ansieht und beispielsweise sagt „ich möchte die Untersuchung fortsetzen". Das Teammitglied sollte daraufhin dem Patienten auch nonverbal zu verstehen geben, dass der Gesprächsprozess nun wieder ausschließlich mit dem federführenden Untersucher stattfindet.

Eine gute Praxis ist es, die anderen Teammitglieder dadurch einzubeziehen, dass der federführende Untersucher zum Ende der Exploration des Patienten oder eines Angehörigen andere Teammitglieder fragt, ob es ihrerseits noch Fragen oder zu besprechende Punkte gibt.

▶ **Settingwechsel.** Überschneiden sich Informationsbedürfnisse im therapeutischen Team, können diese auch durch entsprechende Aufteilungen oder Umstrukturierungen im Setting gelöst werden. Soll beispielsweise ein Mitarbeiter des Pflegedienstes bei der klinischen Untersuchung anwesend sein, aber anschließend noch eine eigene Pflegeanamnese durchführen, und umgekehrt der Kliniker noch mit den Angehörigen Aspekte zur Vorgeschichte explorieren, bei denen der Patient nicht anwesend sein muss, kann sich das Team nach einem ersten Teil der klinischen Untersuchung räumlich aufteilen. Auch ein solches Vorgehen sollte im Vorfeld im therapeutischen Team vorbesprochen sein, wobei der Kliniker im Zweifelsfall die Struktur vorgibt.

Funktionierende Ausnahmen von diesen Regeln können sehr gut eingespielte professionelle Teams sein, bei denen Patienten und Angehörige eine solche gemischte Explorationssituation bereits kennen und

auch so erwarten. Idealerweise sollten sich dann Kliniker, Patient und Angehörige auch bereits persönlich kennen. Diese Situation kann aber im normalen klinischen Setting nicht als Standard vorausgesetzt werden.

2.2.2 Äußere Struktur

Wie bereits erwähnt, findet die klinische Untersuchung in der Realität oft unter auch nicht optimalen räumlichen Bedingungen statt. Um dies zu kompensieren, sollen die vorhandenen Gestaltungsmöglichkeiten genutzt werden, um eine möglichst günstige Struktur zu schaffen.

> **Merke**
>
> Die räumliche Struktur folgt der beschriebenen kommunikativen Struktur, indem sie diese räumlich ausdrückt. Zu Beginn der klinischen Untersuchung sorgt der Untersucher dafür, dass alle Anwesenden eine hieraus folgende Position einnehmen.

▶ **Anordnung der Position zwischen Untersucher und Patient.** Die Kommunikation zwischen Untersucher und Patient ist der Kern der klinischen Untersuchung. Patient und Untersucher sitzen sich deswegen in einem als angenehm empfundenen Abstand gegenüber (▶ Abb. 2.3). Sitzen bei-

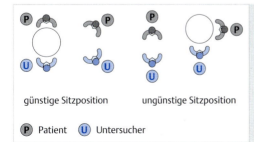

günstige Sitzposition   ungünstige Sitzposition

Ⓟ Patient Ⓤ Untersucher

Abb. 2.3 Sitzpositionen während der Untersuchung. Position zwischen Untersucher und Patient.

de an einem Tisch, sollten sie sich unmittelbar gegenübersitzen. Der Tisch verhindert, dass das direkte Gegenübersitzen als konfrontativ verstanden werden kann. Zu zweit an einem Tisch im 90-Grad-Winkel zu sitzen, würde dagegen die Kommunikation unnötig erschweren. Befindet sich zwischen Patient und Untersucher kein Tisch, sollten die Stühle in einem 135-Grad-Winkel zueinander angeordnet werden. Ohne Tisch als symbolische Barriere kann ein direktes Gegenübersitzen zu konfrontativ wirken. Ein Anwinkeln der Stuhlpositionen sorgt dagegen für die nötige Entspannung, ohne die Fokussierung zwischen Patient und Untersucher zu unterbinden.

▶ **Position von Angehörigen und anderen Teammitgliedern.** Angehörige und andere Teammitglieder sind so zu positionieren, dass sich hierin ihre für den Gesprächsprozess nachgeordnete Stellung ausdrückt (▶ Abb. 2.4). Dies wird durch zwei Maßnahmen gewährleistet: Erstens, Patient und Untersucher nehmen zueinander eine

Position ein, wie sie für die Situation beschrieben ist, wenn diese allein bei der Exploration anwesend wären. Zweitens, bei der Anordnung der Sitzgelegenheiten soll *keine Kreisform* zwischen allen Anwesenden entstehen. Im Kreis blickt jeder auf jeden, insbesondere der Patient blickt auf jeden und nicht primär auf den Untersucher.

Eine Kreisform suggeriert die Gleichbedeutung aller Anwesenden; dies ist jedoch für eine gute Exploration nicht hilfreich. Stattdessen soll die räumliche Anordnung reflektieren, dass einerseits der Patient im Mittelpunkt steht, andererseits der Untersucher den Informationsfluss kommunikativ leitet und primärer Gesprächspartner ist. Eine Mehrzahl von Teammitgliedern in einer Kreisform kann ferner als Machtdemonstration verstanden werden und untergräbt dann zusätzlich die notwendige Fokussierung von Patient und Angehörigen auf einen vertrauenerweckenden Untersucher. Eine Mehrzahl von Angehörigen in einer Kreisform unterbindet wiederum die Fokussierung des Patienten auf die Untersuchung.

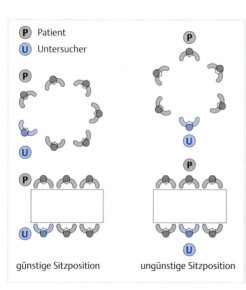

P Patient
U Untersucher

günstige Sitzposition   ungünstige Sitzposition

Abb. 2.4 Sitzpositionen während der Untersuchung. Position von Angehörigen und anderen Teammitgliedern.

Wenn alle Anwesenden an einem großen Tisch sitzen, kann die Kreisform durch zwei Methoden durchbrochen werden: An einem länglichen Tisch setzen sich Untersucher und Patient, noch gegenübersitzend, an das eine kurze Ende des Tisches. Alternativ, gerade auch bei einem runden Tisch, setzen sich Untersucher und Patient im 135-Grad-Winkel zueinander neben den Tisch, an dem alle übrigen Anwesenden sitzen. Sitzen die Anwesenden nicht an einem Tisch, bilden Untersucher und Patient eine separate 135-Grad-Winkel-Einheit und möglichst nur auf der einen Seite setzen sich alle übrigen Anwesenden auf ihre Stühle. Andere Teammitglieder sollten nicht so positioniert werden, dass sie vergleichbar im Blickwinkel des Patienten sind wie der Untersucher.

2.2.3 Festlegung der jeweiligen interviewten Person

Patient und Angehörige gehen in Unkenntnis des Untersuchungsablaufs in die Exploration. Es ist daher Aufgabe des federführenden Untersuchers, ihnen den Ablauf transparent zu machen und den Ablauf zu moderieren. Ist nicht nur der Patient anwesend, sondern zusätzlich Angehörige, entsteht oft das gleiche Problem wie bei der Anwesenheit mehrerer nicht strukturierter Teammitglieder: Alle fühlen sich berufen, etwas zu sagen, und dies oft gleichzeitig. Hierdurch entsteht meist eine unproduktive, teilweise konkurrierende Atmosphäre, die eine gute klinische Untersuchung untergräbt.

▶ **Vorgabe der Reihenfolge.** Hilfreich ist deshalb, wenn der Untersucher zu Beginn erklärt, dass stets nur eine Person reden soll und hierfür auch gleich eine Reihenfolge vorgibt. Zu Beginn sollte normalerweise der Patient sprechen, da er die Hauptperson ist und seine subjektive Wahrheit im Mittelpunkt steht. Später folgen dann Angehörige, die den Bericht des Patienten um fremdanamnestische Angaben ergänzen. Diese Reihenfolge hat aber noch einen weiteren Vorteil. Die Angehörigen hören die Angaben des Patienten. Wenn das Wort an die Angehörigen kommt, kann der Untersucher fragen, ob sich der Patientenbericht mit der Wahrnehmung der Angehörigen deckt, worin er sich unterscheidet oder wo noch andere Aspekte zu ergänzen sind. Das erspart dem Untersucher den Aufwand, selbst Patienten- und Angehörigenbericht gegeneinander abzugleichen.

Eine sinnvolle Vorgabe der Reihenfolge in der Exploration wäre beispielsweise: „Die Untersuchung hat folgenden Ablauf: Zunächst hat Herr X. das Wort. Alle anderen hören dabei bitte nur zu. Wenn wir fertig sind, wird der Vater das Wort bekommen, und dann hören alle anderen wiederum nur zu. Schließlich wird das Wort an Frau Y. vom sozialpsychiatrischen Dienst gehen".

▶ **Unterbrechungen adäquat unterbinden.** Wenn es zu Unterbrechungen kommt, sollte der Untersucher für sich kurz prüfen, ob die impulsiv vorgetragenen Informationen für den Untersuchungsprozess nützlich sind. Sind sie dies nicht, sollte der Untersucher die Unterbrechung adäquat unterbinden. Adäquat heißt zu berücksichtigen, dass der Patient vermutlich eine psychische Erkrankung hat und weder Patient noch Angehörige sich so wie Mitglieder des professionellen Teams verhalten müssen. Unterbrechungen lassen sich meist mit dem Hinweis beenden, dass alle Anwesenden zu Wort kommen werden und zum jetzigen Zeitpunkt diese Person dran ist. Ist der Patient mit dem Vortrag eines Angehörigen nicht einverstanden, ist darauf verständnisvoll einzugehen. Der Hinweis, dass der Angehörige nur seine Sicht der Dinge schildert, kann hilfreich sein. Kommt es zum Streit, sollten Patient und Angehörige getrennt und nacheinander exploriert werden, wobei immer zuerst der Patient an der Reihe ist. Der Wunsch des Patienten, dass Angehörige nicht anwesend sein sollen, ist selbstverständlich umzusetzen.

▶ Der „sprachlose" Patient. Manchmal tritt die Situation auf, dass ein Patient wenige oder gar keine Angaben machen will. Nach einem angemessenen Zeitrahmen wird dem Patienten verständnisvoll gespiegelt, dass er offenbar zum jetzigen Zeitpunkt nichts oder nichts mehr sagen möchte. Das Wort wird an den nächsten weitergegeben, wobei dem Patienten signalisiert wird, dass er zu einem späteren Zeitpunkt erneut an die Reihe kommen wird. Häufig führt der Vortrag anderer Personen dazu, dass sich der Patient später doch noch äußern will.

2.2.4 Festlegung der anwesenden Personen

Eine wesentliche Aufgabe des Untersuchers ist es, den Ablauf der Untersuchung zu strukturieren und die Kontrolle über das Geschehen zu haben. Hierzu gehört auch festzulegen, wer an der Untersuchung außer Patient und Untersucher noch teilnimmt.

▶ Angehörige. Die Anwesenheit von Angehörigen kann Vorteile und Nachteile haben. Der *Vorteil* liegt darin, dass Angehörige den Patienten zur Untersuchung motivieren und gleichzeitig mit dem Erstkontakt die oft essenziellen Informationen der Fremdanamnese berichten können. Aus der Dynamik zwischen Patient und Angehörigen ergeben sich zudem oft wertvolle diagnostische Hinweise. *Nachteilig* kann die Anwesenheit von Angehörigen in der klinischen Untersuchung sein, wenn zwischen diesen Streit besteht, wenn Angehörige fordernd darauf bestehen, ihre Sicht

der Dinge darzustellen, oder wenn ein Gemeinschaftsgefühl zwischen Patient und Angehörigen bewirkt, dass dieser sich nicht für die Untersuchung öffnen kann.

> **Merke**
>
> Negative Effekte durch Angehörige treten umso eher auf, je mehr Angehörige anwesend sind. Die Anwesenheit vieler Angehöriger ist oft ein Störfaktor für den Untersuchungsgang. Es ist meist ausreichend, wenn nur derjenige Angehörige teilnimmt, der am besten Auskunft geben kann.

Der federführende Untersucher sollte daher die Anzahl der Angehörigen auf das notwendige Maß begrenzen. Manchmal wird dabei von Patient und Angehörigen die Ansicht vertreten, sie hätten ein Recht darauf zu bestimmen, wer an der Untersuchung teilnimmt; dies trifft aber nicht zu. Der Kliniker hat die Verantwortung für die Untersuchung und bestimmt auch deren Regeln. Diese Regeln leiten sich daraus ab, wie für den Patienten das optimale Untersuchungsergebnis erreicht werden kann – auf Basis der zur Verfügung stehenden Ressourcen. Es ist natürlich trotzdem vernünftig, auf umsetzbare Wünsche einzugehen.

▶ Mitglieder des therapeutischen Teams. Die Anwesenheit von Mitgliedern des therapeutischen Teams hat unterschiedliche Funktionen. Beispielsweise soll ein Mitglied des Pflegepersonals die Originalinformationen der Untersuchung mitbekommen. Oder ein leitender Kliniker soll den Untersuchungsgang des federführenden Klinikers supervidieren. Auch können Studenten und Auszubildende zu Lehrzwecken bei der Untersuchung anwesend sein.

Je größer die Anzahl der anwesenden Mitglieder des therapeutischen Teams ist, desto größer ist die potenzielle Störung. Auch hier entscheidet der federführende Untersucher nach eigenem Ermessen, gegebenenfalls zusammen mit dem supervidierenden Kliniker, über eine notwendige Begrenzung unter Berücksichtigung, dass er die Verantwortung für den effektiven Ablauf der Untersuchung trägt.

2.2.5 Umgang mit Störfaktoren

In der klinischen Realität wird die Untersuchung häufig durch äußere Faktoren gestört: Personal oder Patienten betreten den Raum, die Untersuchung muss wegen eines Notfalls unterbrochen werden und der Kliniker muss den Raum verlassen. Die in Lehrbüchern gelegentlich geäußerte Anweisung, dass der Kliniker im Vorfeld für einen störungsfreien Ablauf sorgen soll, ist in der Realität oft nicht umsetzbar. Nach Meinung der Autoren führen solche Störungen übrigens eher selten dazu, dass sich Patient und Angehörige in ihrem Wunsch nach Hilfe und Behandlung nicht richtig angenommen fühlen. Die meisten Menschen haben Verständnis für die oft hektischen Abläufe in der klinischen Praxis. Es kommt vor allem darauf an, wie der Kliniker mit den Störungen umgeht – verhindern kann er sie meist ohnehin nicht.

▶ **Kurze Störungen.** Viele Störungen sind kurz; die Tür öffnet sich und ein Mitarbeiter des Pflegepersonals stellt eine kurze Frage, das Telefon klingt, jemand möchte etwas wissen. Die Störung zu ignorieren, ist wenig hilfreich. Der Kliniker kann dem Interviewpartner eine kurze sachliche Erklärung geben („ich muss kurz ans Telefon gehen"), das Interview mit einer kurzen Entschuldigung unterbrechen („Entschuldigung, das kommt immer wieder vor") oder sich gleich sachlich der Störungsquelle zuwenden. Es ist wenig zielführend, sich umfangreich zu entschuldigen oder gar erkennbar über die Störung aufzuregen. Zum einen vergrößert es objektiv das Ausmaß der Störung, zum anderen wird hierdurch auch erst der Eindruck vermittelt, der Patient erhalte nicht die optimale Behandlung. Um Frustrationen bei Patient und Kliniker zu vermeiden, sollte das wiederholte Auftreten von Störungen als Teil des normalen Ablaufs in Psychiatrie und Psychotherapie akzeptiert werden.

Eintretenden Personen sollte der Kliniker sofort zu verstehen geben, dass er gerade in einer Untersuchung ist; das Gleiche gilt am Telefon unmittelbar nach Nennung des eigenen Namens („ich bin in einer Untersuchung"). Die störende Person ist nun im Bilde und kann sich daran orientieren. Handelt es sich um eine dringliche Sache, wird der Kliniker nicht umherkommen, darauf einzugehen. Eine freundlich-sachliche Bemerkung („entweder in einem Satz oder in 45 Minuten noch einmal anrufen") kann helfen, eine kurze Frage zu beantworten oder weniger dringliche Probleme auf später zu verschieben. Es ist erfahrungsgemäß ökonomischer, der störenden Person den Auftrag zu geben, sich wieder zu melden. Das Versprechen, denjenigen selber zu kontaktieren, erhöht den Stapel eigener ungelöster Aufgaben. Ist die Störung gelöst, wendet sich der Kliniker wieder unmittelbar dem Interviewpartner zu, indem er ohne Umschweife den Faden wieder aufnimmt („Sie hatten gerade berichtet, dass es Ihnen schwerfällt, morgens aufzustehen").

▶ **Längere Störungen.** Manchmal sind Störungen länger: Der Kliniker muss sich um einen Notfall kümmern oder ein anderes unaufschiebbares Problem, das sich nicht durch eine 60-sekündige Kurzkommunikation lösen lässt. Die Untersuchung muss also länger unterbrochen werden.

Auch hier ist es am klügsten, dies als unabänderliche Tatsache zu akzeptieren und entsprechend zu kommunizieren. Man erklärt sich kurz den Anwesenden, bedauert sachlich, dass leider ein Notfall eingetreten ist, um den man sich jetzt kümmern muss. Hilfreich ist es zu erwähnen, dass dies immer passieren kann und nicht vorhersehbar war. Bevor man den Raum verlässt, sollte man eine ungefähre Zeitangabe machen, wann die Untersuchung voraussichtlich fortgesetzt werden kann.

2.2.6 Zeitlicher Rahmen

Zeit ist in der klinischen Realität ein knappes Gut, und viele Kliniker haben den Eindruck, zu wenig Zeit für eine gute klinische Untersuchung zu haben. Nach Ansicht der Autoren steht jedoch mithilfe einer guten Struktur in den meisten Situationen genügend Zeit für eine suffiziente Untersuchung zur Verfügung. In 30 Minuten lässt sich in vielen Fällen eine ausführliche und vollständige klinische Untersuchung in Psychiatrie und Psychotherapie durchführen, die zu einer validen Arbeitsdiagnose führt. Günstiger ist sicher ein Zeitrahmen von 45 oder 60 Minuten – notwendig ist er oft nicht. Manchmal stehen nur 15 Minuten oder sogar noch weniger Zeit zur Verfügung. Wenn auch nach einstündiger Exploration die Diagnose des Patienten unklar ist, liegt dies meist daran, dass der Untersucher klinisch unerfahren ist oder der Ablauf der klinischen Untersuchung nicht effektiv war.

▶ **Fehlendes Wissen des Untersuchers.** Gründe für Zeitmangel sind fehlendes Wissen, fehlende Erfahrung und fehlende Fertigkeiten des Untersuchers. Wenn der Untersucher nicht weiß, welche Struktur die Untersuchung haben soll, welche Punkte schon geklärt sind, welche Informationen noch benötigt werden, ist es eher Zufall, wenn zum Ende der vorgesehenen Zeit das Untersuchungsergebnis vollständig ist. Man kann dann weitere Stunden vereinbaren, und mit etwas Glück hat der Patient irgendwann von sich aus das Nötige berichtet. Effizient ist ein solcher Ansatz natürlich nicht, wenngleich er im Zweifelsfall immer noch besser ist als auf weitere Exploration zu verzichten. Dieses Buch versucht Kenntnisse in guter Untersuchungstechnik zu vermitteln. Wie weiter unten dargelegt wird, sind hierzu allerdings noch zwei weitere Faktoren notwendig: fundierte Kenntnisse über psychische Erkrankungen und konkrete Erfahrungen in der klinischen Praxis.

▶ **Strukturierung und Lenkung der Untersuchung.** Ein weiterer Grund für Zeitmangel liegt in der fehlenden Begrenzung des Redeflusses von Interviewpartnern im Hinblick auf nicht notwendige oder redundante Informationen. Zwar ist es richtig, dass zu Beginn der Anamnese, bei der Schilderung der akuten Problematik, der Kliniker den Patienten auch frei reden lassen muss und nicht durch vorschnelle Zuordnung falsche Assoziationen ziehen darf und womöglich dadurch Fehldiagnosen produziert. Es ist aber auch richtig, dass große Teile der Exploration intrinsischen Strukturen folgen. Der Kliniker sollte sich auch vor Augen halten, dass fruchtlose Gespräche alle Anwesenden ermüden und den Informationsgewinn beeinträchtigen. Es ist qualitativ nachteilig, wenn die notwendigen Informationen nicht in der zur Verfügung stehenden Zeit gewonnen werden können und später oft auch nicht mehr Zeit zur Verfügung steht.

Der Kliniker muss sich also immer vergegenwärtigen, welche Aspekte innerhalb des Zeitrahmens noch untergebracht werden müssen, und das Gespräch entsprechend lenken. Zeit wird auch dadurch gewonnen, dass Effizienzreserven erkannt und genutzt werden: Die Fremdanamnese beispielsweise ist oft kurz, wenn der Angehörige den Bericht des Patienten selbst ohne eigene Unterbrechungen mitgehört hat.

▶ **Hilfreiche Strategien des Untersuchers.** Der federführende Untersucher hat die Aufgabe, die Regeln der Untersuchung festzulegen und deren Einhaltung auch sicherzustellen. Für die wirksame Begrenzung des Redeflusses des Interviewpartners ist es wichtig, dass der Kliniker nicht als persönlich autoritär wahrgenommen wird, sondern seine Eingriffe als sachlich geboten und adäquat empfunden werden. Autorität entsteht hier durch die kompetent wahrgenommene Funktion. Dem Untersucher, der die Arzt- bzw. Therapeutenrolle glaubwürdig ausfüllt, wird die Leitungsfunktion in der Regel ohne Einschränkung zugestanden.

Die Leitung des Gespräches auf Beziehungsebene sollte mit der Leitung auf Ebene der Gesprächstechniken einhergehen. Neben kontinuierlicher Rückmeldung an den Sprecher wie „ja", okay", „was ist damit", „okay, nächste Frage" sind folgende Sätze hilfreich: „Das genügt an dieser Stelle", „ich möchte nun zu diesem Punkt kommen", „hierzu habe ich keine weiteren Fragen", „ich möchte nun hierzu überleiten". Deutlichere Strukturierungen können sein: „Mir genügen die Überschriften", „bitte in nur wenigen Sätzen zusammenfassen", „die drei wichtigsten Punkte", „ich muss auf die Zeit achten", „hier müssen wir aufhören".

Nur in dem eher unwahrscheinlichen Fall, dass solche sachlichen Strategien nicht zum Erfolg führen und die Autorität des Untersuchers angezweifelt oder getestet wird, ist es ausnahmsweise notwendig, die Respektierung der Autorität explizit einzufordern: „Liebe Frau X/ lieber Herr Y – ich leite diese Untersuchung", „ich möchte klarstellen – es ist meine Aufgabe, die Gesprächsregeln vorzugeben".

2.3 Beziehungsgestaltung, Arztrolle, Professionalität

Die klinische Untersuchung ist Teil der Interaktion und professionellen Beziehung zwischen Patient und Arzt bzw. Therapeut (im Folgenden aus Gründen der besseren Lesbarkeit nur „Arzt" genannt). Die Arzt-Patient-Beziehung ist Gegenstand zahlreicher Betrachtungen, deren zeitlicher Beginn länger zurückreicht als das Bestehen der Disziplinen Psychiatrie, Psychosomatik und Psychotherapie.

Sieht man nur auf den Aspekt der *Informationsgewinnung*, ist der Prozess der klinischen Untersuchung eine Befragung des Patienten und seiner Angehörigen durch den Arzt. Das inhaltliche Ziel dieser Befragung ist die Erhebung von Informationen, aus denen sich eine valide Diagnose stellen lässt.

Weder Patient, Angehöriger noch Arzt sind aber Computer, zwischen denen die Informationen über ein Datenkabel ausgetauscht werden. Stattdessen fließt die Information von Mensch zu Mensch. Die Qualität der „*Informationsübertragung*" hängt auch von den Techniken, dem klinischen Wissen und der klinischen Erfahrung ab, mit denen der Kliniker den Patienten untersucht. Menschen tauschen sich jedoch primär in sozialen Kontexten aus. Die Inhalte, um die es in der klinischen Untersuchung geht, sind oft hochsensibel. Viele Menschen würden diese von sich aus nicht einmal ihren engsten Familienangehörigen mitteilen. Damit der Patient dem Kliniker diese sensiblen Daten offenbart, muss dieser für den Patienten *vertrauenswürdig* sein. Ein vertrauenswürdiger Kliniker zu sein, setzt zwar auch Technik und Erfahrung voraus, ist aber möglicherweise zum größeren Teil Ausdruck von Persönlichkeit und sozialer Begabung. Vertrauenswürdig sind für viele Menschen im klinischen Kontext Personen, die wie eine positiv besetzte Arzt- oder Therapeutenfigur wirken. Dies gilt auch in den Disziplinen Psychiatrie und Psychotherapie, Psychosomatik sowie Kinder- und Jugendpsychiatrie.

Auch wenn Technik, Wissen und Erfahrung noch so groß sind, die Arzt-Patient-Interaktion auf menschlicher Ebene aber nicht passt, wird das Ergebnis zwangläufig qualitativ beeinträchtigt oder ist im schlimmsten Fall nicht mehr valide. Der Kliniker ist selbst ein Mensch und die Beziehungsqualität hängt auch von Fragen der interpersonellen Passung ab, die der Kliniker nicht gänzlich beeinflussen kann.

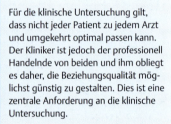

Merke

Für die klinische Untersuchung gilt, dass nicht jeder Patient zu jedem Arzt und umgekehrt optimal passen kann. Der Kliniker ist jedoch der professionell Handelnde von beiden und ihm obliegt es daher, die Beziehungsqualität möglichst günstig zu gestalten. Dies ist eine zentrale Anforderung an die klinische Untersuchung.

2.3.1 Beziehungsgestaltung

Beziehung und Bindung sind Fragen, die sich zuerst am Beginn des Lebens stellen und dort auch intensiv beforscht wurden. Der Säugling bzw. das Kleinkind sind von der Zuwendung und Fürsorge seiner Eltern abhängig. Im Zuge des Erwachsenwerdens gewinnt der Mensch immer mehr Selbstverantwortung und Autonomie, aber auch jeder Erwachsene ist weiterhin von anderen Menschen abhängig. Psychisch Kranke haben oft Beeinträchtigungen in ihrem Beziehungs- und Bindungsverhalten. In der klinischen Untersuchung trifft ein Patient oder möglicher Patient auf den Arzt. Der Patient mag sich objektiv in einem Abhängigkeitsverhältnis zum Kliniker befinden oder auch nicht; in vielen Fällen wird er dies zumindest aber so empfinden.

▶ **Sichtweise des Klinikers.** Der Kliniker wiederum übt seinen Beruf professionell aus. Die konkrete Begegnung mit dem konkreten Patienten hat er in der Regel nicht beeinflusst – so wie dieser oft auch nicht die konkrete Person des Klinikers beeinflussen konnte. Die Untersuchung ist für den Kliniker auch ein Arbeitsprozess; die Untersuchung kann für ihn persönlich für den betreffenden Tag ungewollte Mehrarbeit bedeuten. Der Kliniker geht also auch mit der Vorstellung in die Untersuchung hinein, mit seinen Ressourcen haushalten zu müssen. Dem entgegengesetzt hat die Untersuchung für den Patienten nichts mit Arbeit zu tun, sondern es geht um höchstpersönliche und private Dinge. Er sucht Hilfe und wünscht sich gerade keine Begrenzung von ihm zur Verfügung gestellten Ressourcen.

▶ **Sichtweise des Patienten.** Die subjektive Position des Patienten, Hilfe zu suchen, Unterstützung zu benötigen, Ressourcen gewährt bekommen zu wollen, löst typischerweise in ihm Ängste aus. Die Untersuchungssituation kann für ihn auch ungewollt oder unfreiwillig sein, er kann frühere subjektiv schlechte Erfahrungen gesammelt haben oder Vorurteile und falsche Eindrücke über die bevorstehende Untersuchungssituation haben. Das Gefühl von Angst kann daher auch mit Gefühlen von Ärger verbunden sein oder sogar ganz in dieses umschlagen. Psychiatrie, Psychotherapie und psychische Erkrankungen sind mehr oder weniger in fast allen Gesellschaften mit Stigmatisierung behaftet. Dennoch begegnen die meisten Patienten, unbeschadet von Ängsten, Ärger und Stigma, dem Arzt in Psychiatrie und Psychotherapie mit einem deutlichen Vertrauensvorschuss.

▶ **Aufgaben des Untersuchers.** Der Patient ist der Patient, der Untersucher der Experte – nicht nur in fachlicher Hinsicht, sondern auch im Hinblick auf die Gestaltung der Untersuchungssituation und der

Beziehung. Es ist Aufgabe des Untersuchers, dem Patienten für den Aufbau einer therapeutischen Beziehung die angemessenen Angebote und Ressourcen bereitzustellen. Jeder Patient hat zwar auch die Verpflichtung, seinen Beitrag zum Gelingen der persönlichen Beziehung zwischen Arzt und ihm selber, dem Patienten, zu leisten. In Psychiatrie und Psychotherapie erfährt diese Verpflichtung jedoch die Einschränkung, dass der Patient mutmaßlich an einer psychischen Erkrankung leidet, wodurch krankheitsbedingt die Beziehungsfähigkeit und die soziale Kompetenz eingeschränkt sein können. Soweit diese Einschränkung krankheitsbedingt ist, muss der Patient diese nicht selbst kompensieren: Wer sich das Bein gebrochen hat, muss auch nicht selbst zum Arzt laufen. Es ist also auch Aufgabe des Untersuchers, mit Einschränkungen des Patienten aufgrund psychischer Erkrankung angemessen umzugehen und diese nicht zu Störfaktoren beim Aufbau der therapeutischen Beziehung werden zu lassen.

> **Merke**
>
> Dem ersten Gespräch kommt eine besondere Bedeutung zu. Die erste Begegnung ist als solche nicht wiederholbar und die Basis für die Arzt-Patient-Beziehung sowie die Diagnostik. Die Beziehungsgestaltung durch den Kliniker lässt sich ansonsten aber auf die Beherrschung von und die Balance zwischen zwei Polen herunterbrechen: die Annahme der Arztrolle und das professionelle Verhalten. Die *Arztrolle* beschreibt das positive Ideal des Patienten, das dieser benötigt, um seinerseits die Patientenrolle einnehmen zu können. Die *Professionalität* beschreibt die Summe der Verhaltensweisen, mit denen der Kliniker auf den Patienten als Patient reagiert und nicht als Privatperson.

2.3.2 Arztrolle

Die Arztrolle ist das, was Patienten dem Arzt als Eigenschaften zuschreiben und was sie in ihm suchen. Die Rolle wird traditionell nach Parsons mit fünf Eigenschaften bzw. Verhaltenserwartungen beschrieben:

- *Affektive Neutralität*: Der Arzt begegnet dem Patienten neutral und behandelt unabhängig von persönlichen Gefühlen wie Zu- oder Abneigung.
- *Universale Hilfsbereitschaft*: Hilfe wird unabhängig von der Person und dem Status des Hilfesuchenden zuteil, jede Person wird nach den gleichen Grundsätzen behandelt.
- *Kompetenz*: Der Arzt verfügt in seinem Fachgebiet über fundiertes Wissen und Können.
- *Funktionale Spezifität*: Der Arzt beschränkt sein Handeln auf die eigene ärztliche bzw. therapeutische Kompetenz und überweist den Patienten bei Bedarf an einen Spezialisten.
- *Altruismus*: Der Arzt ist im Rahmen seines Berufes uneigennützig und richtet die Behandlung nicht an seiner persönlichen Bereicherung aus.

▶ **Rollenerwartung noch aktuell?** Diese Rollenerwartung des Patienten wurde vielfach infrage gestellt; es wurden Bedenken geäußert, ob diese noch einer modernen arbeitsteiligen Gesellschaft entspräche, in der der Arzt eine Funktion als Dienstleister im ökonomischen Prozess des Gesundheitswesens darstelle. Auch wurden Bedenken geäußert, ob diese Rollenbeschreibung nicht ein letztlich autoritäres Bild des Arztes vermittle. Schließlich wurde geäußert, dass die hohe Erwartungshaltung an den Arzt diesen überfordere und eine Fehlentwicklung im Sinne eines „Helfersyndroms" begünstige. Aus Sicht der Autoren besteht die Rollenerwartung, wie sie von Parsons beschrieben wird, jedoch unverändert und kulturübergreifend. Dies ist eine Tatsache und es kommt darauf an, die Rollenerwartung in geeigneter Form in die Beziehungsgestaltung zu integrieren.

▶ **„Vernünftiges Mitgefühl".** Im Arzt-Patient-Gespräch spielt Empathie eine große Rolle, allerdings darf diese beim Arzt nicht dazu führen, dass er nur „emotional mitleidet" und rationale Gesichtspunkte vernachlässigt. Empathie bevorzugt das Nahe dem Fernen, so dass größere Zusammenhänge ausgeblendet werden und abstrahierendes Nachdenken (Ratio) zu kurz kommen kann. Auch Moralität hat weniger mit Einfühlung zu tun als mit Vernunft, dem Erkennen universalistischer Prinzipien, die für jeden gelten. Das Ziel lautet: „vernünftiges Mitgefühl" („rational compassion" nach Bloom).

▶ **Autoritativer Erziehungsstil.** Die Diskussion um die Arztrolle erinnert an die jahrzehntealte Diskussion um den richtigen Erziehungsstil von Kindern und Jugendlichen. Auch hier geht es darum, dass eine Person mit einem prinzipiellen Status an Kompetenzen sich fürsorglich um die Bedürfnisse einer anderen, potenziell hilfsbedürftigen Person kümmern soll. In der Pädagogik gibt es einerseits einen autoritären Stil, der althergebracht erscheint und zunehmend infrage gestellt und abgelehnt wurde; andererseits existiert der permissive Stil, der eine Antwort auf den autoritären Stil war, seinerseits jedoch in der Realität vergleichbare Mängel aufgrund von Vernachlässigung und Inkonsequenz hervorrief. Abgesichert durch Forschungsergebnisse, hat sich der autoritative Erziehungsstil, eine Art situationsadäquate Mischung der vorgenannten Stile, als der erfolgversprechendste herauskristallisiert.

▶ **Akzeptanz der Rolle eines verantwortungsvollen Helfers.** In gewisser Weise entspricht das Arztideal einer positiv besetzten Elternrolle – dem Bild des guten Vaters oder der guten Mutter, der oder die sich selbstlos um das Wohl des Patienten kümmern. Ein positiv besetzter Vater oder eine positiv besetzte Mutter haben jedoch nicht nur Kenntnisse und handeln altruistisch, sondern auch gute kommunikative und interaktionelle Fähigkeiten. Die Eltern-Kind-Beziehung ist zwar kein realistisches Szenario für die reale Interaktion zwischen Patient und Arzt. Insofern ist eine abgeschwächte Rolle, beispielsweise die Funktion eines Paten oder eines Anwalts, sicher eine zutreffendere Erwartung. Die Arztrolle ist aber ein Ideal, das der Untersucher in seiner Beziehungsgestaltung berücksichtigen muss.

Eine direkte Umsetzung des Ideals würde den Arzt überfordern und ihrerseits eine Schieflage in der professionellen Arzt-Patient-Beziehung hervorrufen. Entscheidend ist aber, den Status als verantwortungsvoller Helfer anzunehmen. Dies ist ein Prozess, der weite Phasen der Berufsausbildung des Klinikers durchschreitet. Studenten in Medizin und Psychologie beginnen oft mit dem starken Motiv, anderen zu helfen. Dieses Motiv wird im Zuge der Konfrontation mit der Realität der Gesundheitsversorgung meist hinterfragt, konsolidiert sich dann aber im Zuge der Berufserfahrung.

▶ **Vertrauenswürdige Wirkung.** Ein Kliniker, der die Arztrolle in diesem Sinne für sich angenommen hat, wird vom Patienten als vertrauenswürdig empfunden – dies deutlich stärker, als es dem Arzt oft bereits aufgrund seiner Funktion zugesprochen wird. Die innere Einstellung, tatsächlich helfen zu wollen, ist entscheidend. Psychisch Kranke erkennen die tatsächliche Einstellung des Klinikers manchmal schneller als somatisch Kranke und sind zum Teil mit besonders sensiblen „Antennen" ausgestattet. Besonders glaubwürdig ist derjenige, der tatsächlich seine Rolle repräsentiert und sie nicht nur vordergründig vorspielt. Zu einem gewissen Grad kann der Kliniker diese Einstellung und sein Geschick in der Kommunikation und Interaktion zwar lernen, aber auch Begabung und Persönlichkeit sind wichtig.

Merke

Patienten suchen fast immer einen empathischen, dabei autoritativen und fachlich kompetenten Arzt, der seine Rolle neutral und altruistisch wahrnimmt. Dies betrifft Kinder, Jugendliche und Erwachsene aller Altersgruppen sowie gleichermaßen psychisch und somatisch Kranke. Die Arztrolle ist ein Ideal, das der Kliniker berücksichtigen sollte. Eine hieran orientierte Beziehungsgestaltung durch den Kliniker ist bereits in der klinischen Untersuchung für den Vertrauensaufbau wichtig.

2.3.3 Professionalität

Die Professionalität beschreibt die Summe der Verhaltensweisen, mit denen der Kliniker auf den Patienten als Patient und nicht als Privatperson reagiert. Was ist damit gemeint? Die Begegnung zwischen Arzt und Patient ist zwar immer auch eine solche zwischen zwei Menschen und ihren Persönlichkeiten, prinzipiell aber eine Begegnung mit therapeutischer Ursache, Umfeld und Zielsetzung. Dies ist für den Kliniker, der für die Beziehungsgestaltung verantwortlich ist, stets Maßgabe. Der Arzt nimmt die Rolle als Arzt ein, der Patient die Rolle als Patient. Der Patient hat im Kontext von Psychiatrie und Psychotherapie jedoch entweder zusätzlich eine mögliche oder bereits gesicherte psychische Störung oder Erkrankung. In diesem Szenario sind beim Arzt und Patienten bestimmte Verhaltensschichten zu berücksichtigen (▶ Abb. 2.5).

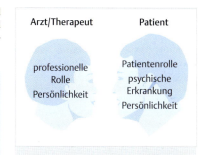

Abb. 2.5 Arztrolle und Patientenrolle.

Der Arzt hat seine eigene Persönlichkeit und es wäre auch falsch, diese vollständig zu maskieren oder zu verleugnen. Zu einem Roboter kann der Patient keine therapeutische Beziehung aufbauen. Der Arzt muss auch authentisch sein. Es ist Bestandteil der wirksamen Arztrolle, dass der Patient das echte Angebot spürt, sich ihm zuzuwenden und ihm zu helfen. Der Patient kann auch nur dann eine zwischenmenschliche Beziehung aufbauen – denn die therapeutische Beziehung ist auch eine solche –, wenn der Arzt als Mensch erkennbar ist.

Die Forderung nach einer authentischen Begegnung steht jedoch in der Balance zu zwei anderen Forderungen. Die eine betrifft die Begegnung zwischen der Persönlichkeit des Arztes und der Persönlichkeit des Patienten. Die andere betrifft den richtigen Umgang mit dem störungsspezifischen Verhalten des Patienten in Psychiatrie und Psychotherapie. Das Einhalten der richtigen Balance in der jeweiligen Situation und die Sicherheit des Arztes im richtigen eigenen Verhalten machen die Professionalität aus.

▶ **Übertragung, Gegenübertragung.** Die Beziehung zwischen dem Arzt als Persönlichkeit mit dem Patienten als Persönlichkeit entspricht der klassischen Arzt-Patient-Beziehung in der somatischen bzw. psychosomatischen Medizin und wurde tiefenpsychologisch mit den Begriffen der Übertragung und der Gegenübertragung beschrieben. Übertragung meint, dass der Patient in der Person des Arztes Eigenschaften und Bilder sieht, die aus früheren Begegnungen stammen und sich als störend in der therapeutischen Beziehung äußern. Gegenübertragung meint einen umgekehrten Mechanismus in der Sicht des Arztes auf die Person des Patienten. Die tiefenpsychologische Behandlung sieht in der Deutung von Übertragung und Gegenübertragung wichtige therapeutische Wirkmechanismen.

Diese Aspekte werden hier jedoch aus einer anderen Sichtweise betrachtet. Sowohl Arzt als auch Patient sehen in dem jeweils anderen nicht nur Eigenschaften und Bilder, die das Gegenüber nicht oder nicht ausgeprägt hat, da es sich um Übertragungen handelt, sondern beide haben tatsächlich Eigenschaften und Verhaltensmuster, die sich real störend auf die Beziehung auswirken können – wenn auch in unterschiedlichem Ausmaß. Störend sind hier nicht nur Defizite in interpersonellen Fähigkeiten und Eigenschaften. Störend ist auch, wenn „die Chemie nicht stimmt" oder wenn die eine Person gerechtfertigt gekränkt oder verstimmt auf problematisches Verhalten der anderen Person reagiert. Derartige Störungen und deren Analyse können therapeutische Wirkungen in längeren Psychotherapien haben, im Erst- oder Folgekontakt führen sie primär dazu, den Aufbau einer therapeutischen Beziehung zu beeinträchtigen oder zu vereiteln. Arzt und Patient trennen sich wieder oder die therapeutische Beziehung ist irritiert. Eine valide klinische Untersuchung lässt sich hierauf potenziell nur eingeschränkt oder gar nicht aufbauen.

▶ **Professionelle Verhaltensmuster.** Da der Arzt die Verantwortung für die Beziehungsgestaltung hat, muss er zum einen die von ihm ausgesendeten Signale kontrollieren, zum anderen muss er die Wirkung der vom Patienten empfangenen Signale auf sich selbst filtern. Er darf eben nicht als Privatperson, sondern muss mit einer professionellen Schale in die Interaktion treten. Das ist auch Teil der Arztrolle: Auch wenn diese im Kern authentisch sein muss, ist sie nach außen hin eine Schicht von gelernten professionellen Verhaltensweisen und Interaktionsstilen. Der professionell handelnde Arzt ist zwar im Kern seines Wesens weiterhin Arzt, gleichzeitig spielt er aber auch die Rolle eines guten und kompetenten Arztes. Nur hierdurch kann er gewährleisten, dass er interpersonelle und interaktionelle Störfaktoren reduziert, den Aufbau der therapeutischen Beziehung fördert und auch seine eigene Person und Persönlichkeit vor emotionalem Stress und persönlichen Verletzungen schützt. In der Rolle des professionellen Arztes wird dann auch das Verhalten des Patienten primär als Rolle des Patienten und nicht als persönliche Interaktion verstanden – auch wenn umgekehrt die Interaktion mit dem Arzt für den Patienten selbst eine höchstpersönliche sein mag.

Im Rahmen seiner professionellen Verhaltensmuster kann der Arzt auf unterschiedliche Patienten und Patientengruppen eingehen. Es gibt Verhaltensmuster für Kinder, Jugendliche, junge und ältere Erwachsene, alte Menschen sowie für Männer und Frauen, Obdachlose und Migranten. Es gibt Verhaltensmuster für die Begrüßung und den ersten Kontaktaufbau, für die Einnahme einer freundlichen, aber führenden Rolle, den Umgang mit Zweifeln und Kritik, Lob, Aufmerksamkeitstiefs und schließlich für die Verabschiedung. Der Arzt hat in fast allen sozialen Schichten und Kulturen eine gehobene Stellung, gilt als Vertrauensperson, ist freundlich, belastbar, hat Autorität und wird respektiert. Dieser Rollenerwartung sollte der professionelle Arzt entsprechen.

▶ **Störungsspezifisches Verhalten des Patienten.** Neben seinen professionellen Verhaltensmustern berücksichtigt der Arzt gegenüber Patienten in Psychiatrie und Psychotherapie eine zweite Ebene, das störungsspezifische Verhalten des Patienten. Es wäre keine psychische Störung, wenn der Patient nicht eine Schicht von Verhaltensweisen in sich trüge, die sich aus der psychischen Störung ergeben. Ein Patient mit einer Angststörung reagiert ängstlich in Situationen, in denen ein Gesunder keine oder nur wenig Angst verspürt. Ein Patient mit einer Depression reagiert auf das therapeutische Beziehungsangebot des Arztes möglicherweise in der Interaktion ohne als angenehm empfundenes Mitschwingen, sondern zurückhaltend, zäh und für den Arzt anstrengend. Ein Patient mit einer paranoiden Schizophrenie reagiert auf das therapeutische Beziehungsangebot des Arztes möglicherweise misstrauisch und unverständlich abwehrend. Es ist sehr wichtig, dass sich der Arzt dieser Ebene stets bewusst ist.

Indem er es als störungsspezifisches Verhalten einordnet, kann er es in seiner Wahrnehmung – neben dem diagnostischen Aspekt – aus dem Beziehungsverhalten des Patienten ihm gegenüber herausnehmen. Das störungsspezifische Verhalten wirkt sich dann nicht schädlich auf die therapeutische Beziehung aus, anders als bei sonstigen Kontakten des Patienten, wo es sich bei psychischer Erkrankung typischerweise schädlich auf eine Beziehungsgestaltung auswirkt. Die Arzt-Patient-Beziehung kann also intakt bleiben. Der Arzt schützt seine eigene Person auch dadurch, dass er das Verhalten als störungsbedingt einstufen kann. Der paranoide Patient greift ihn nicht persönlich an, sondern es handelt sich um einen Ausdruck der Erkrankung. Seine Beziehungsangebote sind keine Einbahnstraße; es ist störungsspezifisch, dass die Interaktion mit dem depressiven Patienten mühselig und anstrengend

ist. Die professionelle Schale ist wichtig, um als für die Beziehungsgestaltung Verantwortlicher nicht seinerseits mit Angst, Ärger oder Wut zu reagieren.

Professionalität zeigt sich generell auch im Einhalten von Distanz, ohne sich vom Patienten zu distanzieren. Der Arzt achtet auf ein gepflegtes Äußeres. Er ist freundlich zugewandt und lässt sich von ungünstigen Verhaltensweisen des Patienten nicht über Gebühr irritieren. Er reagiert nicht seinerseits mit Ärger und Ablehnung auf problematisches Verhalten des Patienten, sondern behält seine Autorität, ohne unnötig autoritär zu wirken. Der Arzt nimmt, zusammengefasst, gegenüber dem Patienten eine professionelle Position ein.

Merke

Professionalität ist unerlässlich für eine funktionierende Interaktion zwischen Arzt und Patient in Psychiatrie und Psychotherapie. Der Arzt berücksichtigt zum einen die Ebene der beruflichen Interaktion zwischen ihm und dem Patienten und zum anderen die Ebene des störungsspezifischen Verhaltens beim Patienten.

2.4 Theoretische Grundlagen

Das intrinsische Ziel der Erhebung von Anamnese und Befund bei psychischen Erkrankungen ist, Informationen zu gewinnen, aus denen eine korrekte Diagnose nach ICD-10 bzw. DSM-5 abgeleitet werden kann. Dieses Unterkapitel befasst sich mit theoretischen Hintergründen dieses Prozesses.

2.4.1 Psychisches Erleben und Verhalten

▸ **Normales psychisches Erleben.** Die Wahrnehmung gestörten psychischen Erlebens setzt zunächst die Erkenntnis des normalen Erlebens voraus. In der somatischen Medizin erforscht die Physiologie die normalen Funktionen des Körpers. Das normale psychische Erleben wird in der Theorie von der Psychologie beschrieben. Bereits das normale psychische Erleben ist jedoch außerordentlich komplex und vielgestaltig. Der Begriff „Psychologie" ist hier nicht eindeutig. Es gibt die Psychologie als akademische Disziplin. Die Neurobiologie als Teil primär von Medizin und Biologie erhebt den Anspruch, die biologischen Grundlagen der Psyche zu ergründen. Die Soziologie als Geisteswissenschaft erhebt den Anspruch, die sozialen Aspekte der menschlichen Psyche zu beschreiben.

Theoretisch klingt es plausibel, dass sich eine korrekte Beschreibung der psychischen Normalität – in Analogie zur Physiologie – aus den oben genannten Disziplinen der wissenschaftlichen Psychologie ergeben sollte. In der zumindest gegenwärtigen Praxis trifft dies jedoch nicht zu. Das psychische Sein und Funktionieren ist derartig komplex und vielgestaltig und zusätzlich einem kontinuierlichen Wandel der Zeit unterworfen, dass die psychologischen Disziplinen das psychisch Normale nicht hinreichend erfassen und definieren können. Hinzu kommt, dass kaum ein Kliniker in der Lage sein dürfte, den Wissenskanon dieser mindestens drei Disziplinen in ihrem aktuellen Stand hinreichend zu überschauen.

Der Kliniker in Psychiatrie und Psychotherapie ist aber im Hier und Jetzt auf eine Definition des normalen psychischen Erlebens angewiesen. Ohne diese Definition lässt sich das Abnorme schwer erkennen. Faktisch ergibt sich für den Kliniker die Definition psychischer Normalität vor allem aus der Auseinandersetzung mit den Pa-tientengruppen, die er behandelt. Dieses *soziale Wissen* entsteht aus der Erfahrung über die sozialen Realitäten seiner Patienten. Ein Kliniker für kindliche und jugendliche Patienten lernt die Lebenswelten von Kindern, Jugendlichen und deren Familien kennen und muss sie kennen, ein Kliniker für geriatrische Patienten die Lebenswelten älterer Menschen. Dieses Wissen tauscht der Kliniker mit anderen Klinikern aus, aber auch mit anderen Personen aus seiner eigenen sozialen Umgebung. In der klinischen Praxis ist die Definition des psychisch Normalen letztlich auch eine *soziale Vereinbarung* unter Klinikern und der persönlichen Wahrnehmung des individuellen Klinikers. Dies ist keine Beschreibung eines Idealzustands, sondern der aus Sicht der Autoren pragmatischen Realität.

▸ **Gestörtes psychisches Erleben.** Die Beschreibung und Definition des gestörten psychischen Erlebens hat ebenfalls eine lange akademische Tradition. Im 19. und 20. Jahrhundert wurden hiervon ausgehend psychiatrische Krankheitsbeschreibungen erarbeitet, die bestimmte Konstellationen von Symptomen als regelmäßig in Populationen psychisch Kranker auftretend erkannten und diesen bestimmte Krankheitsnamen gaben. Die Weiterentwicklung dieser Krankheitsbegriffe erfolgte ab Mitte des 20. Jahrhunderts durch Vereinbarungen unter Experten, in denen diese Krankheitsbeschreibungen und Symptomcluster kanonisiert wurden. In den meisten Teilen der Welt gilt nunmehr aufgrund dieser Übereinkünfte die Klassifikation psychischer Störungen der Weltgesundheitsorganisation, aktuell in der 10. Version (ICD-10). Die USA haben eine eigene Klassifikation (gültige Fassung: DSM-5). Sowohl ICD-10 als auch DSM-5 trennen nicht mehr zwischen psychischer Erkrankung und psychischer Störung, sondern kennen nur noch deskriptiv den Begriff der psychischen Störung.

Zum Problem des psychiatrischen Krankheitsbegriffs, der Definition „psychisch krank" wird auf die Ausführungen in Kap. 10 verwiesen.

Während das Wissen des Klinikers über das psychisch Normale zu erheblichen Teilen auf seiner intuitiven Wahrnehmung der Psyche und der sozialen Übereinkunft über das psychisch Normale beruht, gilt dies nicht für das Wissen über psychische Störungen. Im Gegensatz zum psychisch Normalen sind die psychischen Störungen in ICD-10 und DSM-5 *allgemeingültig definiert*. Dies mag zunächst überraschen, denn man könnte denken, dass die Definition von psychischer Störung mehr Schwierigkeiten bereitet als von psychischer Normalität. Tatsächlich besteht aber in dieser auf Jahrzehnte klinischer Erfahrung beruhenden Kanonisierung in Psychiatrie und Psychotherapie weitgehende Übereinstimmung darin, was psychische Störung ist. Dieser Kanon unterliegt allerdings einer ständigen Weiterentwicklung und Aktualisierung.

Wenn man akzeptiert, dass die Definition von psychischer Störung offenbar weniger Schwierigkeiten bereitet als die umfassende Beschreibung des psychisch Normalen, könnte dies auch Folgendes bedeuten: Das Gehirn und die Psyche haben bei aller Komplexität eine offenbar nur begrenzte Anzahl von Reaktionsmustern, um auf biologische Krankheitsursachen und umweltbedingte Stressoren zu reagieren.

2.4.2 Erkenntnisprozess, Informationsgewinnung

Während der Erhebung der Anamnese sammelt der Untersucher Informationen über das psychische Erleben und Verhalten des Patienten. Er bewertet die Informationen und sortiert sie in normale und pathologische psychische Erlebnisweisen. Aus den Informationen über pathologische Erlebnisweisen erkennt er Muster und fügt die Muster zu Krankheitshypothesen zusammen, aus denen die Diagnose formuliert wird.

▶ **Informationsfluss zwischen Sender und Empfänger.** Wie in Kap. 4 ausführlich dargelegt wird, erfordert die Anamneseerhebung bestimmte Techniken, die sicherstellen sollen, dass die gewonnenen Informationen ein sowohl hinreichend vollständiges als auch zielgerichtetes Bild darstellen. Die Anamnese ist eben nicht eine Art Stenogramm einer freien Schilderung des Patienten. Eine solche Aufzeichnung nach dieser Lesart bedürfte neben sprachlich korrektem Hören und Schreiben keiner weiteren Qualifikation mehr. Die Anamnese könnte dann von jedem erhoben werden, ohne dass Fachkenntnisse notwendig wären.

Diese Sichtweise reduziert den Prozess der Anamneseerhebung auf einen Informationsfluss zwischen dem Patienten als Sender und dem Untersucher als rein rezipierendem Empfänger. Dies würde die Untersuchungssituation jedoch in fundamentaler Hinsicht verkennen. Folgendes Szenario soll dies verdeutlichen: Im Histologiekurs werden Schnittpräparate von Geweben betrachtet. Diese sind oft mit der einfachsten Färbetechnik angefertigt, der Hämatoxylin-Eosin-Färbung. Der Medizinstudent erkennt Zellkerne und Zellmembrane als die Außenränder der Zellen, in der Regel nicht viel mehr, vergleichbar dem Mikroskopieren im Biologieunterricht an der Schule. Ein Facharzt für Pathologie sieht sich im Regelfall ebenfalls mit Hämatoxylin-Eosin gefärbte Schnittpräparate an, um anhand von Gewebeproben zu untersuchen und zu entscheiden, ob ein normales Gewebe vorliegt oder sich Muster und Zeichen eines pathologischen Prozesses finden, aus denen er eine Diagnose formuliert. Und tatsächlich sieht der Pathologe mit großer Präzision und Treffsicherheit in

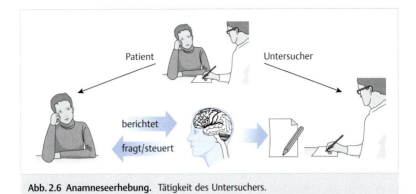

Abb. 2.6 Anamneseerhebung. Tätigkeit des Untersuchers.

den gleichen Schnittpräparaten Informationen, die der Medizinstudent nicht einmal wahrnimmt, geschweige denn zu deuten versteht. Der Experte sieht also in dem gleichen Material ganz andere Inhalte als der Nichtexperte. Dies bedeutet: Man sieht und kann nur das sehen, was man auch erkennt. Und erkennen kann nur, wer spezifisches Wissen hat. Das Lesen von Röntgenbildern durch den Radiologen und das Führen von Interviews durch einen Journalisten sind vergleichbare Beispiele.

▶ **Interaktion zwischen Patient und Untersucher.** Was bedeutet dies in der Übertragung auf die psychiatrisch-psychotherapeutische Untersuchung? Zwar fließt im Resultat die Information vom Patienten an den Untersucher. Dieser Prozess beruht jedoch auf einer nicht nur sozialen, sondern auch technischen Interaktion zwischen Patient und Untersucher. Der Patient berichtet, der Untersucher steuert das Gespräch durch seine Fragen, Rückfragen und auch Begrenzungen. Die Tätigkeit des Untersuchers ist einerseits Ausdruck sozialer Intelligenz, in der Gestaltung der therapeutischen Beziehung und der Interaktion, andererseits ein kognitiver Prozess. Kognitiv ist das Wahrnehmen, Einordnen und Be-

werten der vom Patienten dargebotenen Informationen. Die im Zuge der Interaktion hervorgerufenen und anschließend eingeordneten Informationen der Anamnese dokumentiert der Untersucher. ▶ Abb. 2.6 stellt den Prozess der Anamneseerhebung mit Fokus auf die Tätigkeit des Untersuchers dar.

Die kognitiven Fähigkeiten beinhalten als essenzielle Bestandteile Wissen über normales sowie pathologisches psychisches Erleben und Verhalten. Nur dadurch kann der Untersucher in dem vom Patienten dargebotenen Material die notwendigen Informationen erkennen und sehen.

2.4.3 Benötigte Fähigkeiten und Kenntnisse des Untersuchers

Welche kognitiven Fähigkeiten und Kenntnisse benötigt der Untersucher in Psychiatrie und Psychotherapie, um die Anamnese fundiert erheben zu können? Um sich dieser Frage zu nähern, wird erneut ein analoges Szenario aus der somatischen Medizin betrachtet.

Ein Psychiater oder Psychotherapeut spricht oft „nur" mit dem Patienten. Dies ist scheinbar eine Fähigkeit, die fast jeder Mensch besitzt: mit anderen Menschen sprechen. Wie sieht es aber bei einem anderen Heilberuf aus, dessen Expertenstatus den meisten Menschen unmittelbar plausibel ist? Ein Chirurg benötigt zweifellos für seine erfolgreiche Tätigkeit besondere Fähigkeiten und Kenntnisse. Was macht der Chirurg aber? Im Kern trennt er Gewebe auseinander und fügt Gewebe zusammen. Ersteres oft durch Schneiden, Zweiteres oft durch Nähen. Schneiden und Nähen an sich sind keine besonderen Fähigkeiten.

Natürlich heißt das nicht, dass jedermann als Chirurg arbeiten könnte. Es ist ja nicht das Schneiden oder Nähen an sich, auf das es ankommt. Es kommt darauf an, zum richtigen Zeitpunkt, in der richtigen Situation, in der richtigen Reihenfolge und im richtigen Kontext zu schneiden und zu nähen. Es kommt auf die richtige Stärke, Sensibilität, Schnelligkeit, Geduld, Übersicht und den richtigen Fahrplan an, um die Operation richtig durchzuführen. Hierfür sind zweifellos bestimmte Fähigkeiten und Kenntnisse notwendig.

Welche Fähigkeiten braucht ein Arzt/ Psychotherapeut für die Anamnese?

Beispiel Chirurgie
- Oberflächliche Sicht: Der Psychiater spricht und hört zu.
- Analogie: Der Chirurg schneidet und näht.
- Der gute Chirurg schneidet oder näht nicht einfach, sondern er schneidet und näht dann, wenn es der Situation entspricht.

Der Chirurg benötigt für die korrekte Navigation durch das Operationsfeld und die gesamte Operation insbesondere folgende Fähigkeiten und Kenntnisse:
- *Anatomie*: Kenntnisse des normalen Körperaufbaus und der normalen Körperfunktion
- *Pathologie*: Kenntnisse des gestörten Körperaufbaus und der gestörten Körperfunktion sowie von Krankheiten
- *Operationstechnik*: Fähigkeit, einen bestimmten Schritt im Operationsplan konkret bzw. taktisch umzusetzen
- *Fahrplan*: Kenntnisse über den Ablauf und die Strukturierung der gesamten Operation

Hinzukommen allgemeine Fähigkeiten eines Operateurs wie kognitive, soziale und motorische Intelligenz sowie Kenntnisse über die richtige Dokumentation einer Operation im Operationsbericht.

Was bedeutet das in der Übertragung auf die psychiatrisch-psychotherapeutische Untersuchung und den Psychiater bzw. Psychotherapeuten? In Analogie zum obigen Beispiel sind folgende Kenntnisse erforderlich (▶ Abb. 2.7):
- „*Anatomie*": Kenntnisse über die normale Psyche und normale Erlebnisweisen
- *Pathologie*: Kenntnisse über die gestörte Psyche, gestörte Erlebnisweisen und psychische Erkrankungen
- *Technik*: Kenntnisse über spezifische Explorationstechniken
- *Fahrplan*: Kenntnisse über den Ablauf und die Strukturierung der psychiatrisch-psychotherapeutischen Untersuchung

Der Erwerb von Kenntnissen über die normale Psyche und normale Erlebnisweisen wurde in Kap. 2.4.1 erörtert. Die Kenntnisse hierüber hängen viel mit allgemeiner Lebenserfahrung und Wissen über die Lebenswelten der Patienten zusammen, die ein Kliniker betreut.

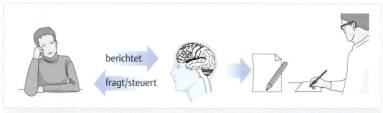

Abb. 2.7 Anamneseerhebung in der Psychiatrie. Erforderliche Fähigkeiten des Arztes.

Theoretisches Wissen über gestörte psychische Erlebnisweisen und psychische Erkrankungen findet sich in den Lehrbüchern der Psychiatrie und Psychotherapie sowie der Psychopathologie. Dieses Wissen muss durch die praktische Ausbildung an einer Klinik für Psychiatrie und Psychotherapie bzw. einer vergleichbaren Institution mit Behandlung von Patienten unter Aufsicht und Lehre durch erfahrene Kliniker untermauert werden. Allein aus Büchern kann dieses Wissen nicht erworben werden.

Kenntnisse über spezifische Explorationstechniken sowie den Ablauf und die Strukturierung der psychiatrisch-psychotherapeutischen Untersuchung sind Inhalt der praktischen Ausbildung zum Facharzt für Psychiatrie und Psychotherapie, Psychosomatik und Psychotherapie, Kinder- und Jugendpsychiatrie und -psychotherapie sowie zum Psychologischen Psychotherapeuten und Kinder- und Jugend-Psychotherapeuten. Sie werden in theoretischer Form in diesem Buch dargestellt.

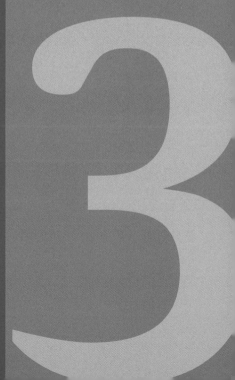

Kapitel 3

Techniken der klinischen Untersuchung

3 Techniken der klinischen Untersuchung

Gerd Laux

Die Kommunikation zwischen Arzt und Patient (sowie Angehörigen) findet auf drei Ebenen statt:
- verbale Ebene
- paraverbale Ebene (Stimme, Sprechweise und -tempo, Aussprache)
- extraverbale Ebene (Körpersprache – Mimik, Gestik, Kinetik, Blickkontakt)

Die nonverbale Kommunikation ist vor allem bei Patienten mit Migrationshintergrund und bei Demenzkranken von großer Bedeutung. Zu beachten ist auch ein „Nord-Süd-Gefälle" innerhalb Deutschlands und vor allem Europas; in südlicheren Regionen wird dem Körperausdruck viel mehr Bedeutung zugemessen, auch die körperliche Distanz ist geringer (z. B. Berührungen unter Gesprächsteilnehmern).

3.1 Gesprächs- und Explorationstechniken

Die Begegnung zwischen Patient und Arzt ist einmalig und nicht wiederholbar, die Anamnese ist die Basis für Diagnostik und Diagnose. Der Patient präsentiert seine Symptome, der Arzt perzipiert sie. Die gute Anamneseerhebung ist ein Teil der „ärztlichen Kunst", sie ist ein Unikat.

Der Arzt muss dem Patienten ein Gefühl von Empathie vermitteln, damit aus der Begegnung eine Arzt-Patient-Beziehung wird.

Merke

Der Beziehungsaufbau ist die Basis für ein vertrauensvolles Gespräch.

3.1.1 Regeln und Empfehlungen

Es ist wichtig, dem Patienten durch freundlich-zugewandtes Verhalten das Gefühl von Kompetenz und klarer Perspektive zu vermitteln.

Wichtig ist auch das *äußere Erscheinungsbild des Arztes*:
- gepflegte Kleidung, Kittel (legere Kleidung kann die Kompetenz infrage stellen)
- adäquate Körperhaltung
- positive Ausstrahlung (Gesichtsausdruck/Mimik, Gesten, Stimme)

Folgende *Grundregeln der Arzt-Patient-Kommunikation* sind zu beachten (▶ Tab. 3.1):
- Begrüßung mit Händedruck, Vorstellung mit Namen und Funktion, höflich im Stehen
- professionelle Kleidung
- formelle Anrede benutzen („Frau Maier")
- ruhige, positive Atmosphäre, keine Störungen durch Telefonate; passende Sitzposition, Blickkontakt, keine Konzentration auf den PC
- für den Patienten da sein, den Eindruck vermeiden unter Zeitdruck zu stehen (nicht im Stehen mit dem Patienten sprechen, kein nervös-unruhiges psychomotorisches Verhalten)

Grundstein ist es, das Vertrauen des Patienten durch mitfühlendes, zugewandtes, individuell angepasstes Zuhören zu gewinnen. Grenzen können die Persönlichkeit des Arztes und die Gefahr eines „Helfersyndroms" sein. Der Arzt muss eigene Grenzen der Belastbarkeit erkennen und ein Ende finden im Gespräch.

Tab. 3.1 Empfehlungen zum ärztlichen Verhalten.

zu beachten	zu vermeiden, aber bei sich wahrzunehmen
Blickkontakt (keine PC-Eingabe während des Gesprächs!)	Ungeduld und Unlust
einfache Wortwahl	schnelles Abhandeln
erklären, was den Patienten erwartet (Untersuchungen, Zeitaufwand)	Langeweile und Anstrengung
ruhige und entspannte Atmosphäre (Störungen vermeiden)	Bagatellisieren, Verurteilen
„aktives" Zuhören	Verallgemeinern, Interpretieren
	Monologisieren
	Emotionalisieren
	Moralisieren

3

Bei umständlichen, weitschweifigen Patienten kann es schwer sein, die Contenance zu bewahren. Es kann erforderlich sein, den Patienten in seinem Redefluss zu unterbrechen, vor allem wenn er sich in irrelevante Informationen und Schilderungen verliert (Kap. 3.3). Der Arzt muss vermitteln, dass die Zeit begrenzt ist. Hierzu empfiehlt es sich, eine gut sichtbare Tischuhr zu verwenden und einen ersten Zeitrahmen von 20, 30 oder 45 Minuten vorzugeben.

Merke

Der Arzt kann die Rolle als Ratgeber, Therapeut, Vorbild und Freund einnehmen. Durch allzu große Nähe und beliebige Verfügbarkeit beraubt er sich selbst seiner ärztlichen Autorität.

Adäquat sind eine „distanzierte Nähe" und die Ausstrahlung von Kompetenz und Charisma (!). Keinesfalls sollten Familienangehörige mit behandelt werden. Sind die Persönlichkeit des Arztes und die des Patienten zu diskrepant, ist keine vertrauensvolle Basis gegeben. In diesem Fall sollte der Patient an einen Kollegen abgegeben werden.

3.1.2 Gesprächsabschnitte und -inhalte

Jedes Gespräch kann in mindestens drei Abschnitte unterteilt werden: Gesprächseröffnung, Gesprächskern und Gesprächsabschluss.

▶ **Einleitung des Gesprächs, Herstellung der Beziehung.** Die ersten Minuten des anamnestischen Gesprächs sollten dem Patienten gehören, d. h., er kann seine Beschwerden frei und ohne Unterbrechung vortragen (Spontanschilderung). Hieraus wird rasch ersichtlich, welchen Informationsgrad und welches Selbst- und Krankheitsverständnis der Patient hat (gut informiert, Selbstreflexion, hypochondrische Tendenzen, Esoterik, Bildungshintergrund). Neben der Erwartungshaltung des Patienten spielt seine psychische Verfassung eine wichtige Rolle – mit dem angstbesetzten oder verwirrten Patienten entsteht z. B. eine völlig andere Kommunikationssituation.

Tab. 3.2 Orientierendes Explorationsschema.

Thema	Beispiele
aktuelle Beschwerden	Hauptproblem
	Auslöser
	Folgen (beruflich, privat)
Eigenanamnese	Ersterkrankung, Verlauf
	frühere Erkrankungen (neuropsychiatrisch, somatisch)
	Medikamentenanamnese, Alkoholkonsum
aktuelle Lebenssituation	psychosozial, besondere Probleme und Konflikte, z. B. mit dem Gesetz
äußere Lebensgeschichte	Kurz-Lebenslauf
innere Lebensgeschichte	Kurzbiografie
Familienanamnese	z. B. ähnliche Beschwerden bei Familienangehörigen
Fremdanamnese	Befragung von Angehörigen, Kollegen, falls möglich

Kern des ersten Gesprächs ist der Informationsgewinn – im Zentrum steht die Schilderung der führenden Symptome. Immer sollte durch gezieltes Nachfragen dem Patienten die Möglichkeit gegeben werden, seine Krankheit in Bezug auf seine gesamte Lebenssituation zu sehen.

Besonderheit: Bei ausländischen Patienten kann eine Sprachbarriere erschwerend hinzukommen. Der Patientenname ist korrekt auszusprechen.

Merke

Patienten bewerten den Arzt nach dem allerersten Eindruck.

▶ **Strukturierte Exploration.** Im stärker vom Arzt strukturierten, systematischen Teil des Gesprächs versucht der Arzt, sich ein genaueres Bild von den Krankheitssymptomen, deren zeitlichen Abläufen und möglichen Hintergründen zu machen. Orientierend wird das gesamte Spektrum psychopathologischer Symptomatik explo-

riert, um so eine eventuell bereits beim spontanen Bericht des Patienten gestellte Verdachtsdiagnose weiter zu erhärten oder auszuschließen und gleichzeitig entsprechenden Differenzialdiagnosen nachzugehen. Vor allem für den Anfänger ist es hilfreich, dieser strukturierten Exploration Listen mit den wesentlichen Gesichtspunkten oder aber Explorationsschemata zugrunde zu legen (▶ Tab. 3.2; Einzelheiten in Kap. 4).

Um das Explorationsgespräch kompetent zu führen, muss der Arzt fundierte Kenntnisse der im Rahmen psychischer Erkrankungen auftretenden Symptome haben und wissen, wie man nach diesen Symptomen fragt.

▶ **Atmosphäre.** Auch im systematischen Teil des Explorationsgesprächs versucht der Arzt, ein für den Patienten angenehmes Klima bestehen zu lassen. Ein bohrendes, verhörartiges Befragen ist in jedem Fall zu vermeiden. Für den Patienten eventuell peinliche Fragen sollten in eine möglichst angenehme Form gekleidet werden, so kann z. B. die Exploration bezüglich Alkoholabusus mit der Frage: „Wie viel Alkohol vertragen Sie?" eingeleitet werden. Wahrscheinlich unangenehme Erlebnisse kann man aus der gleichen Rücksichtnahme als bekannt voraussetzen (sofern man darüber vorinformiert ist oder etwas ahnt) und das Gespräch darüber lediglich mit der Frage nach dem Zeitpunkt des Auftretens dieses Ereignisses einleiten.

Durch einfühlsames Zuhören gelingt es dem Erfahrenen, Fragen so zu stellen und im Gesprächsverlauf zu platzieren, dass der Patient auch diesen Teil nicht als Verhör, sondern als verständnisvolles Gespräch erlebt. Es sollte nicht immer „wie aus der Pistole geschossen" geantwortet werden, eine bewusste „Denkpause" vor der Antwort auf eine Frage wirkt positiv. Die freundlich-gelassene, nüchterne Hilfsbereitschaft des Arztes vermittelt dem Patienten das Gefühl, dass sein individuelles Leiden aus professioneller Sicht in einen größeren Zusammenhang von Erfahrungswissen gestellt und dadurch prinzipiell therapierbar gemacht wird. Wie auch im ersten Teil des Gesprächs sollten die Fragen möglichst offen gestellt werden, also ohne implizite Bevorzugung einer bestimmten Antwort. Zu direkte Fragen, Alternativfragen oder Suggestivfragen sind zu vermeiden.

An eine Antworttendenz des Patienten im Sinne der sozialen Erwünschtheit sollte kritisch gedacht werden. So antworten beispielsweise viele Patienten auf die viel zu direkt gestellte Frage, ob die Ehe/Partnerschaft in Ordnung ist, vorschnell mit „Ja". Besser wäre die folgende Formulierung: „In jeder Ehe/Partnerschaft gibt es irgendwann Probleme. Wie ist das bei Ihnen?"

Trotz aller Rücksichtnahme sollte allerdings die für Diagnostik und Therapie notwendige Aufdeckung der realen Gegebenheiten nicht verhindert, sondern muss gegebenenfalls durch insistierende Exploration und eventuell fremdanamnestische Informationen gewährleistet werden, insbesondere z. B. bei paranoid-halluzinatorischer Symptomatik, Fragen zur Sexualität sowie zum Suchtverhalten. Wichtig sind aber nicht nur die Erfassung der Symptomatik, sondern auch deren zeitliche Entwicklung und Verlauf. Es muss beispielsweise geklärt werden, ob die Symptomatik akut oder schleichend aufgetreten ist, ob sie kurz oder lange besteht, ob und wann sie bereits früher aufgetreten ist, ob sie sich damals voll zurückgebildet hat oder ob eine Restsymptomatik dauernd vorhanden ist.

▶ **Gesprächsabschluss.** Am Ende des ersten Gesprächs sind mit dem Patienten die Befunde und das weitere Vorgehen (Diagnostik, Therapie) zu besprechen. Anhand der Reaktion des Patienten wird seine Grundeinstellung zur Medizin deutlich („Schulmedizin", Umfang von Untersuchungen, Medikamente, Alternativmedizin).

Der Arzt ist jetzt meist in der Lage, die Symptomatik des Patienten im psychopathologischen Befund zusammenzufassen, eine Verdachtsdiagnose zu stellen und darauf basierend eine Behandlung einzuleiten. Dem Patienten sollte die Gelegenheit zum Nachfragen geboten werden, idealiter sollte er das Gesagte mit eigenen Worten wiedergeben können („Hat der Patient das Gesagte richtig verstanden?"). In schwierigeren Fällen sind weitere diagnostisch orientierte Gespräche erforderlich. Der Arzt sollte eine Brücke zum weiteren Vorgehen schlagen.

3.1.3 Explorationsinhalte und -techniken

▶ **Formulare, Patientenbroschüren.** Ein vom Patienten angefertigter, schriftlicher ausführlicher Lebenslauf kann die Exploration vorbereiten oder sinnvoll ergänzen.

Tagebuchartige Protokolle helfen, z. B. Essstörungen oder gestörten Schlaf zu objektivieren, tageszeitliche Schwankungen der Symptomatik zu erkennen und gegebenenfalls Zusammenhänge mit speziellen Auslösesituationen zu entdecken.

Als Ergänzung können Patientenbroschüren (von Fachgesellschaften, Bundeszentrale für gesundheitliche Aufklärung u. a.) mit fundierten Informationen zum Krankheitsbild und den Therapiemöglichkeiten eingesetzt werden. Sie sind oft gut illustriert und können Internet-Fehlinformationen zurechtrücken.

Merke

Das äußere Erscheinungsbild (z. B. Verwahrlosung, Unterernährung, ungewöhnliche Kleidung) kann oft wichtige Hinweise für das mögliche Vorliegen einer schweren psychischen Erkrankung liefern.

▶ **Übertragung und Gegenübertragung, Perspektivenwechsel.** Mitfühlende Distanz und Empathie (Bereitschaft und Fähigkeit, sich in die Einstellung und Probleme anderer Menschen hinein zu fühlen) sind elementar. Hierbei darf der Arzt aber nicht in die emotionalen Regungen des Patienten „versinken" und auch nicht die Emotionen des Patienten wie Weinen unterdrücken.

Das Hineinversetzen in die Situation und die Konflikte des Patienten im Sinne eines Perspektivenwechsels ist in der „theory of mind" für die kognitiven Aspekte (wahrnehmen und zu verstehen versuchen), im Empathiekonzept für das Einfühlungsvermögen, d. h. die Fähigkeit des Nachempfindens der Gefühle des Patienten, beschrieben.

Umgekehrt muss der Arzt wahrnehmen, welche Themen für ihn selbst unangenehm

sind und auf welche er mit Abwehr, Rückzug, Verlegenheit oder auch Aggressivität reagiert.

▶ **Patientenadaptierte Kommunikation, Sprache des Arztes.** Alltagssprache versus Medizinsprache (Termini technici): Viele Kommunikationsstörungen resultieren aus dem Fachjargon der Ärzte. Eine aktuelle Untersuchung im Auftrag des Wissenschaftlichen Instituts der AOK ermittelte, dass mehr als 25 % der Patienten mit ärztlichen Empfehlungen nur wenig anfangen können.

Cave: Fachkauderwelsch, falscher Abstraktionsgrad, unverständliche Informationen, abstrakte Ausdrucksweise. *Besser*: Sprache des Patienten finden (eventuell Dialekt, Sprachkolorit). Eingängiges Beispiel: „Die dümmsten Bauern haben die dicksten Kartoffeln" und nicht: „Die Volumina von Solanum tuberosum sind reziprok proportional zur Intelligenz der Produzenten."

Merke

Wichtig sind Einfachheit und Klarheit in Ausdruck und Anteilnahme. Bagatellisieren, Ungeduld und Gelangweiltsein sind zu vermeiden.

Neben der rein sachlichen Ebene ist die menschliche Beziehung aufzubauen. Die Herausforderung besteht darin, ohne Tabus alle Patientenbelange erfragen zu dürfen.

▶ **Fragetechniken, Explorationsmodus.** *Offene Fragen*: Der Patient erhält Zeit, um seine Geschichte zu erzählen; die Informationen sind ungefiltert. Die Versionen können jedoch im Lauf der Zeit und bei wiederholter Befragung wechseln. Dem Patienten wird durch Zusammenfassen seiner Aussagen vermittelt, ihn verstanden zu haben. Wichtig sind einfache, klare Formulierungen und keine Suggestivfragen. Der Patient darf nicht mit langen Fragen, unscharfen, vagen Formulierungen und einer Auswahl an Alternativen überfordert werden.

Im weiteren Verlauf erfolgt eine Strukturierung z. B. durch geschlossene und gezielte Fragen. *Beispiel:* „Wann und unter welchen Umständen traten die Beschwerden zum ersten Mal auf?"

Gezielte Fragen orientieren sich an der Verdachtsdiagnose – Symptome werden nach Diagnosekriterien exploriert. Um bestimmte Details einer Erkrankung zu erfassen, bedarf es der Präzisierung im Rahmen der gezielten Befragung. *Beispiel:* Fragen nach Schlafstörung, Interessenverlust, Suizidalität bei Verdacht auf depressive Episode, Häufigkeit und Dauer von Panikattacken, täglich konsumierter Alkoholmenge.

Die Gesprächsführung sollte sich an den Prinzipien der Gesprächspsychotherapie orientieren, d. h.:
- verständnisvolles Zuhören
- Paraphrasieren (Äußerungen des Patienten mit eigenen Worten wiederholen)
- Verbalisieren von Gefühlen (Arzt teilt mit, welche Gefühle er heraushört und spiegelt dies wider)

▶ **„Symptomcheckliste".** In Zeiten der operationalisierten Diagnostik nach ICD-10-/DSM-5-Kriterien ist dies weit verbreitet. Hierbei besteht jedoch die Gefahr nur „Symptome zu sammeln": Um die Diagnose einer mittelschweren Depression zu erfüllen, sind beispielsweise 7 von 14 vorgegebenen Symptomen zu erfüllen. Dieses mechanistisch-computerartige Vorgehen entbehrt jeder Qualität und wird dem heutigen Ziel einer individualisierten, personalisierten Medizin in keinster Weise gerecht!

Je nach Person und sozialer Rolle haben die einzelnen erhobenen Symptome sehr unterschiedliche Relevanz, wie sich am Beispiel der Depression zeigt: Für eine Lehrerin sind Konzentrations- und Merkfähigkeitseinbußen, für einen Feinmechaniker die psychomotorischen Symptome und für den Journalisten ein Interesseverlust von höchster Relevanz.

Sinnvoll ist die ergänzende Fragebogendiagnostik bei Verdacht auf eine bestimmte Störung/Krankheit (Kap. 8.1).

> **Merke**
>
> Die Erfassung der Persönlichkeitsstruktur des Patienten und ihrer funktionalen Rolle ist von höchster Bedeutung (Kap. 4.4).

Bei *älteren Patienten* muss das Interview von vornherein stark strukturiert, mit kurzen verständlichen Sätzen, ausreichend laut sprechend (Presbyakusis!) geführt werden.

▶ **Geschlechtsunterschiede.** Beachtenswert sind die häufig anzutreffenden Geschlechtsunterschiede in der Gesprächsführung und der Arzt-Patient-Beziehungsgestaltung. Für Gespräche eines männlichen Arztes mit männlichen Patienten gilt Folgendes als typisch:
- Der Patient spricht psychische Probleme von sich aus kaum an und ist einsilbig-wortkarg (große regionale Unterschiede auch bezüglich der Tendenz zu Über- und Untertreibung).
- Der Arzt redet mehr als der Patient, stellt eher Fragen, die der Patient nur mit Ja oder Nein beantworten kann (wenig offene Fragen).
- Der Arzt unterbricht den Patienten häufig.

3.2 Behandlungs-situationen

3.2.1 Behandlungssetting

▶ **Ambulante Behandlung.** Dem in eigener Praxis oder einem medizinischen Versorgungszentrum niedergelassenen oder in der psychiatrischen Institutsambulanz tätigen Facharzt liegt meist eine Überweisung, oft mit konkreter Fragestellung, vor. Vorteilhaft ist, dass er den Patienten häufig schon länger kennt (Verlauf, Längsschnitt) und ihm Umfeld, Milieu sowie familiäre und beruflich-soziale Situation bekannt sind. Hohe organisatorische Disziplin fordert die zeitliche Taktung durch kassentechnische Erstattungsvorgaben. Aus Zeiteffizienz bewährt haben sich vom Patienten vor dem Arztgespräch auszufüllende Anamnesebögen sowie Selbstbeurteilungsbögen (Kap. 8.1).

> **Merke**
>
> Aufgrund des Zeitlimits und bestehender Vordiagnosen besteht die Gefahr, dass die Sicht des Arztes eingeengt ist und ein „Routineprogramm abgespult" wird.

Angesichts langer Wartezeiten für einen Facharzttermin und der Häufigkeit psychischer Störungen kommt der Psychosomatischen Grundversorgung (PSGV) große Bedeutung zu. Hierbei führen in psychotherapeutischem Basisverhalten geschulte Allgemeinärzte (auch Internisten, Frauenärzte) verbale Interventionen in Form symptom- und konfliktzentrierter Gespräche durch.

▶ **Stationäre Behandlung.** Häufig erfolgt die Einweisung als Notfall mit hohem Handlungsdruck. Die Anamnese orientiert sich am akuten Geschehen und an Leitsymptomen; vor allem bei unklaren Bildern sind neben Befunden (Labor, EKG, eventuell CCT) Fremdanamnesen wichtig. Dies gilt vor allem für geriatrische Patienten und bei Verdacht auf Intoxikation/Entzug, bei Erregungszuständen und delirantstuporösen Bildern.

Vorteilhaft ist das Vorhandensein eines erfahrenen Stationsteams. Viele Patienten wünschen bei Wiederaufnahmen die Betreuung durch den vorbehandelnden Arzt. Dies sollte wenn möglich erfolgen; bei diagnostischer Unsicherheit kann es jedoch sinnvoll sein, die Meinung eines unbefangenen Kollegen einzuholen.

Akut selbst- und/oder fremdgefährdende Patienten werden üblicherweise auf „geschlossenen" Stationen (in Analogie zur Somatik besser: „Intensivstationen") untergebracht. Neben erforderlichen juristischen Maßnahmen ist auf eine bestmögliche, „humane" Stationsatmosphäre (Patienten- und Persönlichkeitsrechte) mit ungestörter, ruhiger Gesprächssituation (Arztzimmer, Sicherheitsmaßnahmen, Kap. 2) zu achten und die „Freiheitsbeschränkung" so kurz wie möglich vorzusehen.

Ein besonderes Struktursetting ist für die forensische Psychiatrie (Maßregelvollzug) erforderlich; auch für Suchtstationen und gerontopsychiatrische Stationen sind krankheitsorientierte Stationsausstattungen zu empfehlen.

Eine besondere Situation ist die *Patientenvorstellung im Rahmen der Visite.* Hier erfolgt meist vor dem Zimmer einer Besprechung über die Problematik des Patienten unter Einbeziehung zunehmend in elektronischer Form vorliegender Befunde (Labor, CCT). Auch sollte ein Austausch von Informationen erfolgen, die nicht für andere Patienten im Zimmer bestimmt sind oder mit denen der Patient selbst nicht konfrontiert werden sollte. Am Krankenbett sind keine medizinischen Streitgespräche zu führen! Teilnehmer neben

Ärzten sind Pflegepersonal, eventuell Ergotherapeuten, Studenten oder Famulanten.

Ablauf: Name und Alter des Patienten, Grund für die stationäre Aufnahme, wichtigste aktuelle Befunde, Diagnose, Wichtiges aus der Vorgeschichte, Begleiterkrankungen, Verlaufsbeurteilung, geplantes Prozedere. Eventuell erfolgt eine interdisziplinäre Visite zusammen mit einem Internisten, z. B. in der Gerontopsychiatrie.

3.2.2 Indirekter Kontakt

▶ **Telefon.** Für das Telefonieren gibt es unter anderem von der Deutschen Post Empfehlungen zum professionellen Verhalten. Wichtig sind deutliche Aussprache, das Festhalten von Daten des Gesprächspartners und die Klärung vertraulicher Angaben und Aussagen (Ärztliche Schweigepflicht – Wer ist am Telefon?). Gravierende Mitteilungen sollten nur persönlich vorgenommen werden.

Videoaufzeichnungen von Patientengesprächen sind für Ausbildung, Supervision und auch für therapeutische Interventionen (Selbstwahrnehmung, Rollenspiele) gut geeignet. Sie erfordern eine entsprechende Aufklärung und Zustimmung.

▶ **Internet.** Immer mehr Patienten „konsultieren" das Internet: Sie tippen ihre Symptome in die Google-Suchleiste ein und bedienen sich vor allem der Treffer der ersten Seite – primär Wikipedia, da die von Fachleuten empfohlenen Seiten (z. B. von der BÄK) im Google-Ranking weiter hinten erscheinen. Besonders fehleranfällig sind die verbreiteten Foren und Blogeinträge. Bei überzeugten „Selbstdiagnostizierern" muss der Arzt die falschen Informationen mit emotionalem Feingespür, aber auch mit Kompetenzbetonung „zurechtrücken" und in das „evidenzbasierte Gleichgewicht" bringen. Zu den problematischen „Dr.-Google"-Nutzern zählen „Besserwisser" und der „Cyberchonder" (eine

Art moderner Hypochonder, der sich hohe Trefferquoten via „Symptomchecker" holt).

Falsche Aussagen sollten nicht sofort korrigiert, sondern zunächst in Form einer Frage wiederholt werden. Anschließend sollte mit einer Mischung aus wissenschaftlicher Evidenz und persönlicher Erfahrung versucht werden zu überzeugen. Zu empfehlen sind Webtipps für die Patienten, z. B. zu evidenzbasierten Patientenleitlinien (www.awmf.org/leitlinien/patienteninformation.html), am besten in Form einer eigens recherchierten Liste vertrauenswürdiger Links, also qualitätsgesicherter Internetseiten. In vielen Fällen kann der Arzt von selbst informierten Patienten profitieren; sie können das Gespräch erleichtern, haben oft eine höhere Compliance und ein besseres Krankheitsverständnis.

Im Rahmen der Smartphone-Ära bringen Patienten immer häufiger ihre per App gesammelten elektronischen Gesundheitsdaten mit, was erhebliche Auswirkungen auf die Erhebung der Anamnese, das Explorationsgespräch, die Diagnostik- sowie die Therapieüberwachung mit sich bringt. Für das Therapiemonitoring kann dies vorteilhaft sein, auf hypochondrische Fehlentwicklungen ist aber zu achten.

3.2.3 Sprachbarriere, Migration

In Deutschland leben zirka 16 Millionen Menschen mit Migrationshintergrund, d. h. 20 % der Bevölkerung; hinzu kommt die Gruppe der Flüchtlinge und Asylbewerber. Unterschiede bestehen hinsichtlich der Herkunftsländer, kultureller und religiöser Hintergründe, der Staatsangehörigkeit, der Beweggründe für die Migration sowie des Aufenthaltsstatus.

Für Anamnese, Exploration und diagnostische Beurteilung dieser Patienten stellen eine häufig bestehende Sprachbarriere und die Erfassung des kulturellen Kontexts ihrer Krankheit eine große Herausforderung dar. In DSM-5 findet sich das Cultural Formulation Interview (CFI), bestehend aus 16 Fragen in Form eines halbstrukturierten Interviews für die systemische Einschätzung kultureller Faktoren in der klinischen Begegnung. Es enthält die Bereiche kulturelle Definition des Problems, kulturelle Wahrnehmung der Ursachen, des Kontextes und der Unterstützung, kulturelle Einflussfaktoren auf Selbstbewältigung und früheres Hilfesuchverhalten sowie kulturelle Einflussfaktoren auf aktuelles Hilfesuchverhalten.

Empfehlungen für die Praxis

▶ **Kulturspezifische Anamnese.** Ursprungskultur (Glaubensgemeinschaft, Riten, religiöse Bindung und Prägung), migrationsspezifische Belastungen und Stressoren sind zu eruieren. Cave: Klischees und stereotype Vorstellungen sind zu vermeiden.

▶ **Verständigung, Untersuchungs- und Behandlungssetting.** Zentrale Probleme sind Sprachbarrieren oder divergierende Krankheits- und Heilvorstellungen. Die Kommunikation erfordert einen kulturangemessenen Interaktionsstil. Auch aus juristischer Sicht („informierte Einwilligung", Aufklärung) sollten Hilfsmittel wie muttersprachliche Merkblätter und mehrsprachige bebilderte Verständigungshilfen mit Piktogrammen (z. B. „tip doc Psychiatrie") eingesetzt werden; es liegt auch ein „Quick-Symptom-Screeningbogen" in verschiedenen Sprachen mit Bildtafeln und Piktogrammen für Anamnese- und Therapiegespräch vor (▶ Abb. 3.1)

Ein Dolmetscher kann das Arzt-Patient-Verhältnis beeinträchtigen. Angehörige können dazu tendieren, Informationen zu verschweigen, das Gespräch selbst zu übernehmen und Konflikte aus ihrer Sicht zu interpretieren. Begleitende Familienangehörige sind oft eine wichtige Unterstützung, aber nicht immer geeignete Übersetzer. Es sollten daher möglichst gleich geschlechtliche, neutrale, professionelle Dolmetscher ähnlichen Alters hinzugezogen werden, deren Kosten pflegesatzfähig sind. Der Dolmetscher sollte in der Ich-Form möglichst wortgetreu übersetzen, ein Vor- und Nachgespräch mit ihm ist empfehlenswert.

▶ **Kultursensitive Diagnostik.** Das mögliche Vorliegen eines kulturabhängigen Syndroms sollte bedacht werden. Dazu zählen beispielsweise „Susto" (Schreck – die Seele verlässt aufgrund des Schreckerlebnisses den Körper) oder das Brain-Fag-Syndrom (Überforderung/Übermüdung des Gehirns/Kopfes) durch „zu viel Denken". Der behandelnde Arzt sollte differenzieren, welche Probleme kultur- und migrationsspezifisch sind.

Die Unterschiede bei Menschen mit Migrationshintergrund im Vergleich zu den übrigen Patienten, die sich in Psychiatrie und Psychotherapie vorstellen, sind vielfältig. Diese hängen mit dem kulturellen Hintergrund an sich, den Zeiten unterschiedlich erlebter Kulturen und bereits erfolgter Assimilation des Patienten zusammen. Dabei sollte jedoch nicht vergessen werden, dass es immer auch grundsätzliche Gemeinsamkeiten gibt. In jedem kulturellen Hintergrund ist das Szenario bekannt und etabliert, dass sich ein kranker Mensch bei einem Arzt oder Heiler vorstellt, um Hilfe und Unterstützung zu erhalten. Die Kernelemente der Arzt- bzw. Therapeutenrolle und der Patientenrolle sind in allen Kulturen vorhanden und unterscheiden sich nicht prinzipiell. Dennoch liegen klar erkennbare Unterschiede und Schwierigkeiten für die klinische Untersuchung oft in vier Hauptbereichen vor:

1. Name

2. Geburtstag

3. Sind Sie verheiratet?   Ja ○   Nein ○

4. Haben Sie Kinder? Wie alt sind sie?   Ja ○   Alter: Nein ○

5. Haben Sie Geschwister?

Bitte bewerten Sie:

	1	2	3	4	5	6	7	8	9	10
6. Stimmung										
7. Kraft, Energie										
8. Konzentration										
9. Unruhe										
10. Angst										
11. Schlaf, Albträume										
12. Grübeln										

13. Hatten Sie traumatische Erlebnisse?   Ja ○   Nein ○

14. Haben Sie Selbstmordgedanken?   Ja ○   Nein ○

15. Gibt es in Ihrer Familie psychische Erkrankungen?   Ja ○   Nein ○

16. Gab es in der Vergangenheit Selbstmordversuche?   Ja ○   Nein ○

17. Können Sie versprechen, auf unserer Station keinen   Ja ○   Nein ○
    Selbstmordversuch durchzuführen?

18. Haben Sie Verfolgungs-oder Beobachtungsgefühle?   Ja ○   Nein ○

29. Haben Sie Halluzinationen (optisch, akustisch)?   Ja ○   Nein ○

20. Trinken Sie häufig Alkohol?   Ja ○   Nein ○

21. Konsumieren Sie Drogen?   Ja ○   Nein ○

22. Haben Sie Schmerzen? Wenn ja, wo? (grün)
              Ja ○   Nein ○

23. Hatten Sie Operationen? Wenn ja, wo? (rot)
              Ja ○   Nein ○

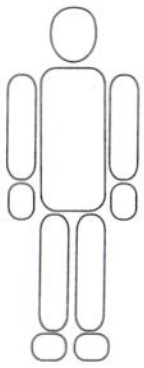

24. Nehmen Sie Medikamente?   Ja ○   Nein ○
    Wenn ja, welche?

Abb. 3.1 Piktografisches Symptom-Screening.

- *Sprachbarriere*: Die klinische Untersuchung in Psychiatrie und Psychotherapie ist in hohem Maße von sprachlichem Austausch gekennzeichnet. Schon Sprachhindernisse aufgrund eine Dialekts können sich ungünstig auswirken. Umso mehr gilt dies bei eingeschränkten und erst recht bei fehlenden Deutschkenntnissen.
- *Kulturelle Barriere*: Die Normalität des Patienten weicht kulturell so weit von den Vorstellungen und dem Wissen des Untersuchers über normales psychisches Erleben und Verhalten ab, dass es dem Untersucher schwer fällt, die Schilderungen des Patienten kulturell nachzuvollziehen und einzuordnen.
- *Sichtweise auf die Untersuchungssituation*: Trotz genereller Anerkennung der Arzt- bzw. Therapeutenrolle und der Patientenrolle gibt es Schwierigkeiten des Patienten, das Untersuchungsszenario zu akzeptieren. Dies liegt oft auch in kulturell bedingten Vorstellungen über die Geschlechterrollen (siehe Genderthematik). So kann der männliche Patient die weibliche Untersucherin nicht akzeptieren und die weibliche Patientin nicht den männlichen Untersucher.
- *Sichtweise auf Psychiatrie und Psychotherapie*: Weltweit besteht eine Stigmatisierung psychischer Erkrankungen und der Institutionen, die sich mit psychischen Erkrankungen befassen und diese behandeln. Dabei sind nicht immer die Industrieländer diejenigen, in denen weniger Stigmatisierung vorliegt. Menschen mit Intelligenzminderung und auch mit Psychosen sind in ländliche Regionen von Nichtindustrieländern oft besser sozial integriert als in den Industrieländern. Im Allgemeinen sind die Ablehnung psychischer Erkrankungen und die Furcht vor Institutionen der Psychiatrie und Psychotherapie in den nicht industrialisierten Kulturen aber oft größer.

Der kultursensiblen Kommunikation kommt große Bedeutung zu. Aktuell wurde von der Bundesärztekammer ein Kommunikationsleitfaden zum Erwerb „interkultureller Kompetenz" entwickelt, mit dem migrationssensible Aspekte im üblichen Anamnesebogen ergänzt werden.

Die Migrationsanamnese sollte umfassen:
- bisherige Aufenthaltsorte
- ungesicherte Aufenthalte, Belastungssituationen
- Umstände und Hintergründe der Migration
- Glaube – Religion
- psychosoziale Anamnese: Schulbesuch, Tätigkeit im Herkunftsland
- Übernahme von Ritualen oder Behandlungsweisen außer dem Herkunftsland

Besonderheiten bei Patienten mit Migrationshintergrund

Die in der ICD-10 definierten und beschriebenen psychischen Erkrankungen sind durch Konsensuskonferenzen international besetzter Experten entstanden und gelten prinzipiell weltweit und kulturübergreifend. Spezifische kulturell bedingte Störungsbilder sind in der ICD-10 beschrieben. Der Arzt bzw. Therapeut sollte es vermeiden, den Patienten mit Migrationshintergrund fremder zu machen, als er ist. Im Hinblick auf psychische Erkrankungen ist bei Patienten mit Migrationshintergrund grundsätzlich nichts anderes zu erwarten als bei den übrigen Patienten.

▶ **Anderes Krankheitsverständnis.** Trotzdem bestehen im Detail natürlich Unterschiede. Wichtige Unterschiede sind ein häufig anderes Krankheitsverständnis durch andere soziokulturelle Prägung und eine Verschiebung von Krankheitssymptomen. Es finden sich bei Patienten aus Nichtindustrieländern mehr traditionell magisch-religiöse oder der Person des Patienten schuldzuweisende Sichtweisen auf psychische Erkrankungen und weniger Vertrauen in naturwissenschaftliche, geisteswissenschaftliche und evidenzbasierte Erklärungsmuster und Krankheitskonzepte. Migranten mit Herkunft aus dem Mittelmeerraum wird eine vermehrte Tendenz zur Schmerzbetonung und Emotionalisierung zugeschrieben. Depressive Symptome werden von Patienten mit Migrationshintergrund häufig durch somatoforme Beschwerden ausgedrückt.

▶ **Andere Definition von Normalität, kulturabhängige Syndrome.** Ein anderer Unterschied ist die bereits oben erwähnte kulturell andere Definition von Normalität. Das Erkennen des normalen psychischen Erlebens und Verhaltens durch den Untersucher ist notwendig, um das Pathologische abgrenzen und erkennen zu können. In unserem Kulturkreis ist die Kommunikation mit Geistern oder das Erleben einer Anwesenheit von Geistern etwas, das die meisten Menschen als nicht realistisch bezeichnen würden. Diese Erlebnisweise beschreibt ein potenziell psychotisches Erleben. In anderen Kulturen kann dies dagegen etwas durchaus Normales sein.

Weiterhin ist das Vorliegen kulturabhängiger Syndrome zu beachten (z. B. Susto oder Brain-Fag-Syndrom).

Spezifische Techniken für die klinische Untersuchung

▶ **Verwendung eines Dolmetschers.** Bei einer bestehenden Sprachbarriere kann das Hinzuziehen eines Dolmetschers erforderlich sein. Die Qualität der Dolmetscher ist erfahrungsgemäß sehr unterschiedlich. Ein professioneller Dolmetscher, der auch von einem Gericht beauftragt wird, bietet zumeist eine hohe Qualität. Bei einem dolmetschenden Bekannten des Patienten kann sich die Situation völlig anders darstellen. Der Untersucher muss im Einzelfall

beurteilen, ob eventuell eine ausreichende Verständigung auf Deutsch oder beispielsweise Englisch möglich ist.

Im Zweifelsfall sollte ein Dolmetscher hinzugezogen werden, sofern dieser verfügbar ist. Dabei sind folgende Aspekte zu beachten:

- Wenn irgend möglich sollten keine Angehörigen als Dolmetscher fungieren.
- Wichtig ist, dass der Dolmetscher nur übersetzen und kein eigenes Gespräch mit dem Patienten führen darf. Vor allem unprofessionelle Dolmetscher neigen dazu, von sich aus mit dem Patienten zu sprechen. Wenn der Dolmetscher das Gespräch mit dem Patienten führt und dem Untersucher nach einiger Zeit nur eine Zusammenfassung oder Interpretation mitteilt, findet keine Exploration im eigentlichen Sinne mehr statt.
- Da sich Patient und Dolmetscher kulturell näher sind als Patient und Untersucher, besteht oft die Tendenz, dass der Patient das Gespräch mit dem Dolmetscher führen will und nicht mit dem Untersucher.
- Der Untersucher muss kontinuierlich darauf achten und auch durchsetzen, dass das Gespräch ausschließlich zwischen ihm und dem Patienten stattfindet und der Dolmetscher nur das Sprachliche übersetzt. Der Untersucher sorgt dafür, dass die nonverbale Kommunikation – Blickkontakt, Gesten – zwischen ihm und dem Patienten abläuft. Der Dolmetscher darf immer nur wenige Sätze des Patienten und des Arztes übersetzen. Der Dolmetscher darf nicht eigenständig interpretieren, sondern muss möglichst wortwörtlich den verbalen Teil der Kommunikation übersetzen.
- Vor allem bei einem unprofessionellen Dolmetscher sollten diese Rahmenbedingungen vor dem Untersuchungsgespräch separat erörtert werden. Oft reicht es aus, während des Gespräches den Dolmetscher auf das gewünschte

Verhalten hinzuweisen. Bei einer misslungenen Exploration kann das Untersuchungsgespräch im äußersten Fall unterbrochen werden, um mit dem Dolmetscher die Rahmenbedingungen erneut zu klären.

- Der Name des Dolmetschers muss in der Dokumentation der Untersuchung unbedingt aufgezeichnet werden.
- Der Untersucher kann den Dolmetscher seinerseits dafür nutzen, um die Normalität des berichteten Erlebens und Verhaltens vor dem kulturellen Hintergrund des Patienten nachzufragen und zu besprechen. Die Beurteilung und Einschätzung verbleibt aber beim Untersucher.

▶ **Einbeziehung von Angehörigen.** Bei Patienten mit Migrationshintergrund hat die Einbeziehung der Familie und anderer Angehöriger einen höheren Stellenwert als bei anderen Patienten. Einerseits sind diese Patienten aufgrund ihrer kulturellen Prägung in der Regel mehr in familiäre Netzwerke eingebunden und empfinden sich als dazu gehörend. Da Familie und Angehörige dem gleichen kulturellen Milieu angehören, stellen sie andererseits einen wichtigen Stabilitätsanker dar.

Die Fremdanamnese hat in diesem Kontext auch die Funktion einer kulturspezifischen Anamnese. Ziel ist die Eruierung der Ursprungskultur sowie von migrationsspezifischen Belastungen und Stressoren. Zu vermeiden ist das unreflektierte Antizipieren von Klischees und stereotypen Vorstellungen. Generell ist auch immer zu erfassen, inwieweit das psychische Erleben und Verhalten des Patienten kulturspezifisch normal ist oder in eine pathologische Richtung abweicht.

▶ **Einstellung, Planung von Ressourcen.** Die klinische Untersuchung von Patienten mit Migrationshintergrund erfordert in der Regel ein größeres Ausmaß an zeitlichen, emotionalen und kognitiven Ressourcen

des Klinikers. Der Kliniker sollte stets eine professionelle Haltung einnehmen und diese Umstände bei der Planung seiner Arbeitsabläufe berücksichtigen.

Die oft mühsamere klinische Untersuchung kann dazu führen, dass der Untersucher die Begegnung mit dem Patienten an sich als beschwerlich empfindet. Selbstverständlich entspricht es der professionellen Haltung des Klinikers, auch in diesen Situationen dem Patienten eine authentische, stets positiv orientierte und empathische Einstellung entgegen zu bringen.

Der Kliniker sollte es vermeiden, in Patienten mit Migrationshintergrund mehr Unterschiede wahrzunehmen, als tatsächlich vorhanden oder geboten sind. Zusammenfassend sollte der Kliniker die Bedürfnisse von Patienten mit Migrationshintergrund wahrnehmen und angemessen berücksichtigen, aber weder eine ablehnende noch eine überfürsorgliche Haltung einnehmen.

3.3 Patiententypologien

▶ **Der „typische" Patient.** Ärzte in Klinik und Praxis haben geprägt durch ihren Alltag eher jargonhafte Beschreibungen typischer Patienten entwickelt. Viele Ärzte nehmen an, dass ihre zahlreichen Patienten in ein überschaubares Typenspektrum passen – mit der Gefahr, dass alle nach einem Schema abgearbeitet werden und keine individuelle, personalisierte Medizin erfolgt. Ein Beispiel hierfür ist „Doktor Blocks Patiententypologie" (von A–Z); beschrieben werden hier unter anderem der Alternativmedizinpatient, der Burnoutpatient, der Hypochonder, der Mobbingpatient, der Protokollant, der Schuldsucher, der Telemedizinpatient, der Verdränger und der Vertrauende.

Merke Ⓜ!

Anhand von Anamnese, Exploration und Verhalten im Gespräch lassen sich charakteristische, zum Teil typische allgemeine, verbreitete Persönlichkeitscharakteristika im Sinne eines Typus eruieren.

Wenn möglich wählen Patienten zumindest für eine Psychotherapie denjenigen Arzt aus, der ihnen aufgrund seines Stils, seiner Einstellung und seines Verhaltens sympathisch ist. Die meisten Ärzte haben daher die Patienten, die am besten zu ihnen passen.

▶ **Der „schwierige" Patient.** Er löst bei seinem Gegenüber negative Gefühle wie Ärger, Wut, Frustration oder Hilflosigkeit aus. Etwa 20 % der Patienten werden von Ärzten als belastend erlebt, darunter befinden sich in bis zu 40 % der Fälle Patienten mit psychiatrischen Diagnosen.

Eine einheitliche Definition des schwierigen Patienten gibt es nicht; schwierig ist die Interaktion – vor allem bei Sprachbarrieren. Zu berücksichtigen sind die Persönlichkeit des Patienten, seine Motive und Handlungen sowie spezifische Situationsfaktoren im therapeutischen Setting. Der schwierige Patient hält sich an keine Regeln, zeigt bei hohen Ansprüchen wenig Therapiemotivation und ist nicht compliant. Patienten mit Cluster-B-Persönlichkeitsstörungen (dramatisch, emotional, launisch, unberechenbar) sowie mit dissozialen und Borderline-Persönlichkeitszügen dominieren in dieser Gruppe. Die Schwierigkeiten im Therapieprozess ergeben sich aus der Diagnose (Persönlichkeitsstörung, somatoforme Störung/chronische Schmerzstörung), dem chronischen Verlauf, der oft vorliegenden Komorbidität/Multimorbidität, der eingeschränkten Veränderungsmotivation und Compliance sowie der limitierten Fähigkeit zur selbst reflektierenden, kritischen Betrachtung eigener emotionaler und verhaltensbezogener Ressourcen.

Informell gibt es zahlreiche Beschreibungen schwieriger Patienten: Sie kommen nicht auf den Punkt, wissen alles besser, weil sie umfassend „gegoogelt" haben, sprechen vor allem dem jüngeren Arzt die Kompetenz ab, sind eventuell aggressiv. Sie werden beschrieben als fordernd, jammernd-klagsam, aufmerksamkeitsheischend, ablehnend, exzentrisch selbstzentriert bis selbstdestruktiv, zum Agieren mit geringer Frustrationstoleranz neigend, eventuell mit Suiziddrohung. Sie zeigen oft hohes Aufklärungsbedürfnis, demonstrativ-theatralisches Verhalten, misstrauische Grundhaltung, Rückversicherungsdrang, beharrliches Schweigen, machen vage Angaben, verweigern die Mitarbeit, bestehen auf eigenen Rechten und sind oft nicht gruppenfähig.

Es gibt folgende „Problemtypen":

- ausschweifende, theatralische Patienten
- anspruchsvolle, rechthaberische Patienten
- misstrauische, skeptische, abweisende Patienten
- unsichere, devote Patienten
- schweigsame, undurchsichtige, „reservierte" Patienten (Konsultationsgrund?)
- demente Patienten
- Patienten mit Migrationshintergrund/ Sprachbarriere

„Weil es schwierige Menschen gibt, gibt es auch schwierige Patienten – und auch schwierige Therapeuten". Diese Patienten erwarten und fordern häufig das Maximale, „bestellen" ihnen zusagende Leistungen und lehnen das Empfohlene ab. Die Therapeuten werden oft verunsichert, reduzieren die Gesprächskontakte, resignieren und begegnen der geschilderten Haltung zunehmend mit der Angst, dem Patienten nicht zu gefallen, seinen Vorstellungen und Erwartungen nicht gerecht werden zu können, Fehler gemacht zu haben. Durch inkonsequente therapeutische Haltung und Handlung wird die adäquate Interaktion mit schwierigen Patienten eingeschränkt bzw. erschwert oder gestört.

▶ **Prozedere.** Patientenbeschwerden nicht persönlich nehmen, Zuhören und das Gehörte in eigenen Worten wiederholen; den Patienten ausreden lassen; Verständnis und Bedauern zeigen; offensichtliche Emotionen benennen und ansprechen („Sie sind enttäuscht, verärgert etc."); Ich-Aussagen nutzen; langatmig-ausschweifende Patienten im Gespräch „sanft lenken"; betonen: „Entscheiden werden das immer Sie"; Aggressionen wie eine Welle auslaufen lassen; den Patienten fragen, wie aus seiner Sicht eine Problemlösung aussehen würde; spiegeln, dass der Patient angsteinflößend wirkt (?).

Aushändigen von Informationsmaterial (Ratgeber); kein Einzelkontakt mit aggressiven, gewaltbereiten Patienten; Risikoabschätzung vornehmen (Gewaltvorgeschichte, Alkohol-/Drogeneinfluss, aktuelle Belastungssituation, Fremdanamnese); Sicherheitsplanung (Fluchtweg); „Filzen" (Waffen).

Übergabe an (gleich geschlechtlichen) Kollegen erwägen.

Leitfaden im Internet:
http://d.aerzteblatt.de/RG65ZP26

Kapitel 4

Anamnese - Exploration

4 Anamnese - Exploration

Robert Waltereit, Gerd Laux

4.1 Einleitung

Es gibt eine lange Tradition in der Psychiatrie und Psychotherapie, psychische Störungen im Sinne von Erkrankungen und Störungen der Persönlichkeit getrennt zu betrachten. Dies findet sich in der klassischen Monografie von Kurt Schneider „Klinische Psychopathologie" gleich im allerersten Satz: „Man kann in die klinische Psychopathologie keinerlei Einsicht haben, wenn man sich nicht (…) klar gemacht hat: Es gibt seelisch Abnormes einerseits als abnorme Spielart seelischen Wesens und andererseits als Folge von Krankheiten (und Missbildungen)." [37]

Das DSM-IV teilte psychische Erkrankungen und Störungen der Persönlichkeit in Achse I und Achse II. Hierbei darf eine Störung der Achse II nicht gestellt werden, sofern eine aktuelle Achse-I-Störung diese überlagert. Das Erstgespräch fokussiert auf das Erkennen einer psychischen Störung im Sinne einer Erkrankung, eine Störung der Persönlichkeit lässt sich oft erst im Verlauf erkennen. Hieraus ergeben sich unterschiedliche Techniken und Dynamiken in der Exploration von psychischen Erkrankungen und Störungen der Persönlichkeit. Dieser Trennung folgend, wurden die beiden unterschiedlichen Herangehensweisen auf zwei Unterkapitel aufgeteilt. Im Unterkapitel *Anamneseschema* (4.3) wird beschrieben, wie im Erstgespräch das psychopathologische Syndrom mit dem Ziel der Erkennung psychischer Erkrankungen erfragt wird. Im Unterkapitel *Persönlichkeit* (4.4) wird die Erfassung von Persönlichkeitsmerkmalen beschrieben.

4.2 Datenerhebung, Aufnahmeumstände

Am Beginn jeder Anamnese stehen die Erhebung von Basisdaten zur Person des Patienten sowie die Erfassung der Umstände der Patientenvorstellung. Diese Daten müssen nicht vom Kliniker selbst erhoben werden. Oft finden sie sich bereits auf dem Einweisungsschein, dem Überweisungsbrief oder dem Notarztprotokoll. Die Gründe für die Konsultation bzw. Einweisung leiten inhaltlich jedoch zur aktuellen Anamnese über und sollten vom Kliniker zumindest zu Beginn des Explorationsgesprächs gelesen, besser jedoch kurz mit dem Patienten wiederholt werden.

4.2.1 Basisdaten

Hierzu zählen Name, Vorname, Geburtsdatum, Geburtsort, Wohnungsanschrift, Telefonnummer, E-Mail-Adresse, Kontaktdaten wichtiger Angehöriger, Haus- bzw. Kinderarzt, Facharzt und/oder Psychotherapeut, Krankenkasse.

4.2.2 Konsultations-/ Einweisungsgründe

Die Frage der Aufnahmeumstände ist: Welche äußeren Faktoren sind mit der Aufnahme oder Vorstellung in der Klinik oder Sprechstunde verbunden? Der Abschnitt soll einen unmittelbaren Eindruck und eine Einordnung zum Einstieg verschaffen. Details gehören weiter unten in die Fremdanamnese. Die Aufgabe des Untersuchers bzw. des Assistenzpersonals besteht darin, die Aufnahmeumstände objektiv aus dem Geschehen, den Angaben von Patient und

Begleitpersonen sowie vorliegenden Dokumenten zu erfassen.

Relevante Kategorien sind:
- Stellt der Patient sich notfallmäßig oder regulär vor?
- Kommt der Patient eigenmotiviert?
- Der Patient kommt auf Anregung oder Drängen von Angehörigen. Was ist der Grund hierfür?
- Der Patient wird von Rettungskräften oder der Polizei gebracht. Was ist der Grund hierfür?
- Der Patient wird von einem anderen Krankenhaus, einer anderen Abteilung, einer Ambulanz oder einem niedergelassenen Arzt verlegt oder vorgestellt. Unter welcher Diagnose wurde der Patient dort behandelt, warum erfolgt jetzt die Verlegung oder Vorstellung?

4.3 Anamneseschema

4.3.1 Übersicht

Das Erstgespräch, in dem die Anamnese erhoben wird, erfüllt unterschiedliche Funktionen. Es geht zum einen darum, zum Patienten einen therapeutischen Kontakt aufzubauen und in einer allgemein psychotherapeutischen Funktion empathisch und supportiv zu wirken. Der Patient soll sich angenommen und verstanden fühlen. Auf der anderen Seite geht es bei der Erhebung der Anamnese aber auch ganz konkret darum, bestimmte Daten zu erheben, aus denen ein psychopathologisches Bild und möglichst eine Arbeitsdiagnose formuliert werden können. Diese diagnostische Funktion des Erstgesprächs bedarf einer Struktur, um valide und vollständige Informationen zu gewinnen. Erfüllt das Erstgespräch nicht auch diesen diagnostischen Zweck, so ist dies im Hinblick auf den professionellen Status des Klinikers unzureichend. Ohne fundierte Diagnose ist in Psychiatrie und Psychotherapie keine adäquate Behandlung möglich.

Wesentliche Anamneseinhalte sind:
- psychopathologische Symptomatik im aktuellen Querschnitt
- Erhebung der Natur, Schwere und des zeitlichen Verlaufs der aktuellen Symptomatik
- Erfassung möglicher Ursachen der aktuellen Symptomatik, was einerseits auf körperliche Faktoren, einschließlich Substanzkonsum abzielt, andererseits auf psychosoziale Belastungen
- Erfassung früherer ähnlicher Symptomatiken sowie früherer bzw. derzeitiger psychischer Erkrankungen und Behandlungen
- Erfassung früherer bzw. derzeitiger körperlicher Erkrankungen und Behandlungen
- Erhebung von Familienanamnese, Entwicklungsgeschichte, Biografie und jetzigem sozialem Status
- Erfassung der Persönlichkeit und ihrer Entwicklung

Diese Informationen werden typischerweise bestimmten Anamnesekategorien zugeordnet. Hierbei gibt es in Psychiatrie und Psychotherapie keine völlig einheitliche Begrifflichkeit. ▸ Tab. 4.1 zeigt eine mögliche Kategorisierung; sie kann im klinischen Gebrauch aber auch modifiziert gehandhabt werden.

4.3.2 Aktuelle Anamnese

Merke

Die aktuelle Anamnese ist das Herzstück der gesamten Anamnese.

Das diagnostische Ziel der aktuellen Anamnese lautet: Was ist das psychopathologische Syndrom im aktuellen Querschnitt? Die Datenquelle der Anamnese sind die Angaben des Patienten. Diese werden nicht

Tab. 4.1 Anamnesekategorien.

Kategorie	Inhalt
aktuelle Anamnese	subjektives Narrativ des Patienten
	aktuelle Probleme und Beschwerden, jeweiliger Charakter und Schwere, jeweiliger Beginn und Dauer
	aktuelle Lebenssituation
	Veränderungen oder Ereignisse körperlicher oder psychosozialer Natur, woraus sich mögliche Ursachen ergeben
	Exploration restlicher psychopathologischer Symptome
psychiatrische Vorgeschichte	frühere psychische Erkrankungen und Behandlungen
	aktuelle Erkrankungen und Behandlungen, einschließlich Medikation
	früherer und jetziger Substanzkonsum
somatische Vorgeschichte	Schwangerschaft und Geburt
	Kinderkrankheiten
	frühere körperliche Erkrankungen
	chronische und aktuelle körperliche Erkrankungen und Behandlungen, einschließlich Medikation
Familienanamnese	psychische und wichtige körperliche Erkrankungen der leiblichen Eltern und deren Familien
soziobiografische Entwicklung	Herkunftsfamilie und deren Entwicklung
	Verhalten, soziale Struktur und wichtige Ereignisse im Kleinkind- und Kindergartenalter
	Verhalten, soziale Struktur und wichtige Ereignisse im Schulalter
	Entwicklung Ausbildung und Beruf
	Entwicklung Beziehung, Freunde und Privatleben
	Entwicklung eigene Familie bzw. Komplementärstruktur
	aktueller Status in den Bereichen Wohnung und Familie bzw. Mitbewohner, Beruf bzw. Ausbildung, Freunde und soziales Netzwerk

nur erfragt, sondern im aktiven Dialog durch den Untersucher zusätzlich exploriert. In der Dokumentation der Anamnese werden die subjektiven Angaben des Patienten niedergelegt, die psychopathologische Interpretationen durch den Untersucher jedoch im psychopathologischen Befund (▶ Abb. 4.1). Aktuelle Anamnese und psychopathologischer Befund sind somit in der späteren Dokumentation getrennte Bereiche der klinischen Untersuchung. In der praktischen Durchführung der Erhebung der Informationen überschneiden sie sich jedoch.

Die aktuelle Anamnese wird hier in fünf hauptsächliche Bestandteile bzw. Techniken gegliedert. Eine Erhebung und Dokumentation in der folgenden Reihenfolge sind aus Sicht der Autoren sinnvoll:

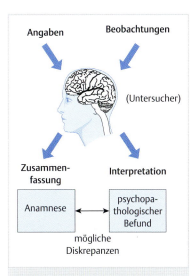

Abb. 4.1 Anamnese versus psychopathologischer Befund.

- Subjektives Narrativ des Patienten: Was ist die „Geschichte", das patientensubjektive Narrativ der Ereignisse, die zur Aufnahme geführt haben, und wie wird diese psychopathologisch eingeordnet?
- Aktuelle Probleme und Beschwerden, jeweiliger Charakter und Schwere, jeweiliger Beginn und Dauer: Welche aktuellen Beschwerden liegen vor und wie werden diese psychopathologisch eingeordnet?
- Aktuelle Lebenssituation: Welches Funktionsniveau zeigt der Patient im Alltag und welche Informationen lassen sich hieraus für den psychopathologischen Querschnitt gewinnen?
- Veränderungen oder Ereignisse körperlicher oder psychosozialer Natur, woraus sich mögliche Ursachen ergeben: Was sind mögliche biopsychosozial kausale Mechanismen, die zur aktuellen Krankheitsepisode geführt haben könnten?

- Exploration restlicher psychopathologischer Symptome: Welche Kategorien wurden noch nicht erfasst?

Patientensubjektives Narrativ

Definition

▶ **Sichtweise des Patienten.** Patienten denken nicht in psychopathologischen Kategorien. Sie erleben stattdessen äußere Ereignisse sowie innere Gedanken und Emotionen entlang des Zeitverlaufs. Hieraus entstehen Gedächtnisinhalte, die dem Patienten zum Zeitpunkt der Anamneseerhebung teilweise bewusst oder nicht bewusst sind. Menschen setzen über den Zeitstrahl entstandene Gedächtnisinhalte zueinander in Verbindung und teilen sich anderen Menschen durch das Erzählen von Geschichten bzw. „Narrativen" mit. Wenn eine psychische Erkrankung besteht, die ja zu irgendeiner Beeinträchtigung des psychischen Erlebens oder Funktionierens führen muss, wird sie in aller Regel in den subjektiven Erlebnisweisen des Patienten entweder in klar erkennbarer oder auch in verhüllter Form Ausdruck finden.

Das Zusammentreffen von Patient und Untersucher hat immer den Grund, dass der Untersucher herausfinden soll, ob beim Patienten eine psychische Erkrankung vorliegt und wenn ja, welche. Das patientensubjektive Narrativ, das der Untersucher explorieren kann, endet in jedem Falle mit dem aktuellen Untersuchungszeitpunkt. Dies ist der Ansatzpunkt für jedes Narrativ. Jeder Patient kann die Geschichte erzählen, warum er jetzt vor dem Untersucher steht, sei es im Idealfall geplant aus eigener Motivation oder notfallmäßig gegen den eigenen Willen. Das Narrativ kann auch sein, dass der Patient nicht weiß oder versteht, warum er mit dem Untersucher zusammentrifft.

▶ **Aufgaben des Untersuchers.** Die aktuelle Anamnese steht am Beginn der klinischen Untersuchung. Anfangs ist es wichtig, den Patienten zunächst möglichst frei erzählen zu lassen. Dies dient zum einen der allgemein-psychotherapeutischen Funktion des Erstgesprächs, in dem der Patient sich angenommen und verstanden fühlen soll, „seine" Geschichte einem versierten Experten vorgetragen haben soll und der Grundstein für eine therapeutische Beziehung gelegt wird. Zum anderen soll aber auch verhindert werden, dass der Untersucher durch zu schnelle Hypothesenbildung das psychopathologische Bild nicht richtig erfasst. Die Aufgabe des Untersuchers in diesem Abschnitt der klinischen Untersuchung besteht also darin, das subjektive Narrativ des Patienten überwiegend durch Zuhören zu erfassen. Der Untersucher nimmt jedoch parallel zur Erhebung des Narrativs – entsprechend dem Ziel der klinischen Untersuchung insgesamt – bereits zu einzelnen Details, größeren Abschnitten oder der ganzen Geschichte eine *Einordnung* vor:

- Handelt es sich um eine normale psychische bzw. nicht pathologische Erlebnisweise?
- Handelt es sich um eine psychopathologische Erlebnisweise? Wenn ja, welche?
- Berichtet der Patient eine möglicherweise körperliche pathologische Symptomatik?

Die letzte Frage ist für die gesamte Erhebung der aktuellen Anamnese sehr wichtig. Der Patient hat selbstverständlich einen Anspruch darauf, nicht nur psychiatrisch-psychotherapeutisch, sondern immer auch allgemeinärztlich untersucht zu werden. Nicht wenige Patienten, die psychiatrisch-psychotherapeutisch vorgestellt werden, haben eine komorbide somatische Erkrankung, die möglicherweise bislang nicht diagnostiziert wurde. Manchmal liegt auch nur eine somatische und keine psychische Erkrankung vor. Ebenso liegt bei vielen Patienten eine körperliche Ursache vor, die zur Manifestation einer psychischen Störung führt. Dies schlägt den Bogen zum letzten Abschnitt der aktuellen Anamnese, der Erhebung von Veränderungen oder Ereignissen körperlicher oder psychosozialer Natur.

Dass dem patientensubjektiven Narrativ hier ein eigenes Unterkapitel gewidmet wird, könnte zur Annahme führen, dieser Abschnitt sei typischerweise lang – dies ist jedoch nicht der Fall. Fast immer dauert dieser erste Abschnitt der aktuellen Anamnese nur wenige Minuten, manchmal sogar noch kürzer.

Merke

Neben dem Einstieg in die Untersuchung, dem Aufbau einer therapeutischen Beziehung und dem hypothesenfreien Beginn hat das Narrativ diagnostisch primär die Funktion, in die Erhebung des psychopathologischen Querschnitts überzuleiten.

Diese psychopathologische und gegebenenfalls körperlich-pathologische Einordnung gelingt jedoch regelmäßig nicht aus dem Material, das die Patienten spontan berichten. Das spontan vorgebrachte Narrativ der Patienten ist auch, bezogen auf das Format des Erstgesprächs, fast immer entweder zu lang oder zu kurz. Zusätzlich – und das ist die wichtigere Einschränkung – bieten die Patienten typischerweise bei freier Schilderung nur einzelne psychopathologische Details, die wie die Spitze des Eisbergs aus dem Wasser ragen. Der Untersucher bedarf daher Techniken, um zum einen die spontane Erzählung des Patienten der zur Verfügung stehenden Zeitressource anzupassen, zum anderen aus dem über die „Wasseroberfläche" herausragenden Teil des psychopathologischen Materials die Gesamtheit des „Eisbergs" zu erfassen. Dies leitet bereits zum nächsten Abschnitt über – den aktuellen Problemen und Beschwerden.

Durchführung

Die Beschreibung der hier vorgestellten Techniken konzentriert sich auf psychische Erkrankungen. Mögliches vom Patienten vorgebrachtes Material, das auf körperlich pathologische Prozesse hinweist, ist natürlich ebenso vom Untersucher zu erfassen und zu explorieren, wie oben erwähnt. Hierzu bedarf es der allgemeinen ärztlichen Kenntnisse, um das Material einordnen zu können. Auf die allgemeinärztlichen Kenntnisse somatischer Erkrankungen, deren klinische Diagnostik in Anamnese und Befund sowie apparativer Zusatzdiagnostik, kann im Rahmen dieses Buches nicht eingegangen werden. An dieser Stelle wird auf die Lehrbücher der Inneren Medizin, der Chirurgie und der anderen somatischen Disziplinen verwiesen.

Während des patientensubjektiven Narrativs wendet der Untersucher drei allgemeine Techniken an: Erstens, das Gespräch so zu lenken, dass der Patient sich öffnet und von seinem inneren Erleben berichtet. Zweitens, aus dem vom Patienten berichteten Material die psychopathologische Qualität zu explorieren. Drittens, das Gespräch bei gleichzeitiger Vollständigkeit der Datenerhebung auf den zur Verfügung stehenden Zeitrahmen zu begrenzen. Die ersten Techniken funktionieren über die Gestaltung der Untersuchung und die therapeutische Beziehung, die zweiten Techniken über die Führung des Dialogs und das psychopathologische Wissen und die dritten Techniken über Strukturierung und Führung. Die ersten und dritten Techniken werden im Kapitel über allgemeine Untersuchungstechniken beschrieben, die zweiten Techniken im späteren Abschnitt zu aktuellen Problemen und Beschwerden.

▶ **Gesprächseinstieg.** Nachdem der Untersucher die Untersuchungssituation im Allgemeinen strukturiert hat (Kap. 2), eröffnet er das Gespräch mit einer offenen Frage, die zur Situation des Erstgesprächs passt:

- *„Was hat Sie hierher geführt?"*
- *„Warum sind Sie hier?"*
- *„Was ist passiert?"*

Der Untersucher hört nun dem Patienten aufmerksam zu. Er lässt den Patienten anfangs frei berichten, nimmt dann aber mehr und mehr den Faden auf und beginnt, das Gespräch zu lenken. Durch Nachhaken und auch kommunizierten Abgleich mit eigenen Vorinformationen verzahnt sich der Untersucher mit dem Gesprächsfluss des Patienten. Sobald der Patient über Beschwerden und Probleme berichtet, lenkt der Untersucher in der Regel zum Bereich aktuelle Probleme und Beschwerden über.

Gelingt der Einstieg in die aktuelle Anamnese über das freie Narrativ nicht, stehen dem Untersucher verschiedene Techniken zur Verfügung. Zunächst kann der Untersucher von sich aus Punkte ansprechen, die die *aktuelle Vorstellung* betreffen, mit dem Ziel, hierdurch beim Patienten Assoziationen hervorzurufen, welche die Blockade lösen:

- *„Ich habe gehört, dass … passiert sein soll."*
- *„In dem Bericht von … steht, dass … passiert sein soll."*

Der Untersucher kann auch seine *Position als Helfer* herausstellen, um dem Patienten explizit das Angebot zu machen, ihn in seinen aktuellen Problemen zu unterstützen:

- *„Wie kann ich Ihnen helfen?"*
- *„Ich habe den Eindruck, dass es Ihnen nicht gut geht. Können Sie mir sagen, was passiert ist?"*
- *„Ich möchte Ihnen gerne helfen. Können Sie mich dabei unterstützen, indem Sie mir sagen, was los ist?"*

4

Führt dies zu keinem Start in das Narrativ, kann der Untersucher darauf verzichten und die Anamnese auf andere Aspekte der aktuellen Anamnese führen: aktuelle Probleme und Beschwerden oder die aktuelle Lebenssituation. Führt auch dies zu keinem Gesprächseinstieg, kann der Untersucher sagen:

- „Gibt es etwas, worüber Sie gerne sprechen würden?"
- „Ich habe den Eindruck, dass Sie von der Situation irritiert oder gestört sind. Kann ich etwas tun, damit es für Sie besser ist?"

▶ **Gesprächsabbruch.** Gelingt nun noch immer kein Einstieg in das Anamnesegespräch, bricht es der Untersucher nach einer angemessenen Pause vorläufig ab. Lange Schweigepausen oder langes Warten, bis der Patient irgendwann spricht, sind meist nicht zielführend. Wenn eine Atmosphäre von Blockade oder Gefühlsstau beim Patienten entstanden ist, sollte eher Druck abgebaut werden als die Spannung weiter aufrechtzuerhalten. Bei Anwesenheit eines Angehörigen ist es oft hilfreich, dem Patienten freundlich zu erklären, dass das Gespräch nun mit dem Angehörigen geführt wird, um eine *Fremdanamnese* zu erheben. Die in Anwesenheit des Patienten erhobene Fremdanamnese motiviert diesen oft dazu, sich zu einem späteren Zeitpunkt doch noch zu äußern.

▶ **Settingwechsel.** Als Alternative zum vorläufigen Abbruch des Anamnesegesprächs kann ein Settingwechsel angeboten werden: Beispielsweise gehen Untersucher und Patient in einen anderen Raum, oder Angehörige verlassen den Raum. Manchmal ist es hilfreich, das Gespräch angekündigt für 10 Minuten zu unterbrechen und danach wieder aufzunehmen.

Aktuelle Probleme und Beschwerden

Definition

▶ **Aussagen des Patienten.** Psychische Erkrankungen äußern sich immer in irgendeiner Form von Beschwerden oder Problemen. Eine psychische Veränderung, die sich nicht irgendwie beeinträchtigend auf das Erleben oder den Alltag des Patienten auswirkt, kann keine relevante psychische Störung sein. Die Beschwerden oder Probleme werden entweder von Patienten selbst so wahrgenommen oder aber zumindest von seiner Umgebung.

Patienten denken nicht in psychopathologischen Kategorien, die auch von Fachleuten erst im Rahmen ihrer Weiterbildung tiefer greifend verstanden werden. Psychopathologische Begriffe können deshalb nicht vom Patienten erfragt werden, wohl aber Äußerungen psychopathologischer Veränderungen auf der normalen Erlebnisebene. Patienten informieren sich häufig von sich aus über psychische Erkrankungen und auch psychopathologische Begriffe. Berichtet der Patient von sich aus in psychopathologischen Begriffsmustern, ist bei deren Interpretation jedoch große Vorsicht geboten. Beklagte Panikattacken können beispielsweise in Wahrheit emotional-instabile Anspannungen sein, Depressionen in Wahrheit psychotische Erlebnisweisen.

▶ **Rolle und Aufgaben des Untersuchers.** In diesem Abschnitt der aktuellen Anamnese fragt der Untersucher den Patienten direkt nach seinen Problemen und Beschwerden. Dieser Abschnitt kann sich übergangslos aus dem vorherigen Abschnitt, dem subjektiven Narrativ des Patienten, herleiten oder kann hieraus übergeleitet werden. Neben der direkten Frage nach Problemen und Beschwerden, wobei das Narrativ durch bewusst offene Fragen eingeleitet wurde, besteht ein wichtiger Unterschied in der nun *stärker führenden Rolle* des Untersuchers. Der Untersucher steuert nun klarer erkennbar den Fluss des Gesprächs und der Information.

Aus Sicht des Untersuchers findet eine ständige *Spiegelung* der Angaben der Patienten im Hinblick auf deren psychopathologische Einordnung statt. Der Untersucher prüft stets, ob sich die aktuell präsentierte Information im Spektrum des psychisch Normalen oder des möglicherweise Psychopathologischen bewegt. Wenn Letzteres zutrifft, prüft der Untersucher, zu welcher psychopathologischen Kategorie, welchem psychopathologischen Syndrom und welcher psychischen Erkrankung diese Angabe passen könnte.

Die Frage nach der psychopathologischen Kategorie ist noch unverfänglich; mit der Frage nach dem möglichen Syndrom oder gar der Erkrankung beginnt der Untersucher bereits, Hypothesen zu bilden.

Merke

Die *Bildung von Hypothesen* ist notwendig, um die Informationen zu einer psychopathologischen Aussage zu fokussieren. Ohne die Bildung psychopathologischer Hypothesen wird die Sammlung der aktuellen Probleme und Beschwerden eine lose Aufzählung.

Der Untersucher kann nicht wahllos jedem Aspekt nachgehen; kann er keine sinnvollen Hypothesen stellen, wird er das psychopathologische Querschnittssyndrom vermutlich nicht vollständig erfassen. Natürlich darf er Hypothesen nicht unkritisch bilden und muss stets flexibel gegenüber neuen Informationen sein. Fundierte Hypothesen kann wiederum nur derjenige Untersucher stellen, der fundierte psychiatrische und psychotherapeutische Kenntnisse hat.

4

▶ **Qualitative und quantitative Kriterien.** Die Einordnung der potenziell psychopathologischen Information aus dem berichteten Erleben erfolgt im ständigen Fluss sowohl nach qualitativen als auch quantitativen Kriterien. Die Analyse des psychopathologischen Querschnitts ist zunächst qualitativ. Es gibt folgende *qualitative Kriterien*:

- Passt die berichtete Erlebnisweise zu einer *psychopathologischen Kategorie*? Wenn ja, zu welcher? Um Hypothesen zu bilden und sowohl vertiefende als auch differenzierende Fragen stellen zu können, steht folgender Aspekt im Raum: Mit welcher sonstigen psychopathologischen Kategorie ist die berichtete Erlebnisweise inhaltlich assoziiert?
- Passt die berichtete Erlebnisweise zu einem *psychopathologischen Syndrom*? Wenn ja, zu welchem? Mit welchem ist diese inhaltlich assoziiert? Um Hypothesen zu bilden und sowohl vertiefende als auch differenzierende Fragen stellen zu können, steht folgender Aspekt im Raum: Mit welchem sonstigen psychopathologischen Syndrom ist die berichtete Erlebnisweise inhaltlich assoziiert?
- Passt die berichtete Erlebnisweise zu einer *psychischen Erkrankung*? Wenn ja, zu welcher? Um Hypothesen zu bilden und sowohl vertiefende als auch differenzierende Fragen stellen zu können, steht folgender Aspekt im Raum: Mit welcher sonstigen psychischen Erkrankung ist die berichtete Erlebnisweise inhaltlich assoziiert?

Die Analyse des psychopathologischen Querschnitts ist auch quantitativ: Wie ausgeprägt ist die berichtete Erlebnisweise? Leicht, mittel, schwer? Der aktuelle psychopathologische Querschnitt wird oft erst dann verständlich, wenn er über die Längsachse weiter exploriert wird. Es gibt folgende *quantitative Kriterien* zur Zeitachse:

- Wie lange besteht die Erlebnisweise, hat sie schleichend oder abrupt begonnen?
- Ist die Ausprägung der Erlebnisweise im Verlauf leichter oder schwerer werdend oder wechselhaft?
- Ist diese Erlebnisweise schon früher einmal oder bereits mehrmals aufgetreten?
- Wenn die Erlebnisweise phasenweise auftritt – wobei gleich bedeutsam ist, ob diese Phasen lange dauern (bis zu Jahren) oder kurz (bis zu Sekunden), stellt sich die Frage: Wie lange dauern einzelne Phasen und wie häufig treten sie auf?
- Wenn die Erlebnisweise phasenhaft auftritt, stellt sich die Frage: Ist ihre Ausprägung in Verlauf, leichter werdend, schwerer werdend oder wechselhaft?

Es gibt auch gemischt *qualitative und quantitative* Kriterien:

- Ist es im Verlauf zu einem phasenhaften Wechsel von Erlebnisweisen gekommen?
- Wenn die Erlebnisweise prinzipiell als kontinuierlich wahrgenommen wird, stellt sich die Frage: Ist es in Teilbereichen zu einem Wechsel von Erlebnisweisen gekommen?

Diese Aspekte verdeutlichen, dass der Abschnitt „aktuelle Beschwerden und Probleme", wie die psychopathologische Einordnung während der Anamnese überhaupt, grundsätzlich über die bloße Rezeption eines Patientennarrativs hinausgehen muss. Der Untersucher befindet sich mit dem Patienten in ständigem Dialog und ordnet das vom Patienten dargebotene Material nach qualitativen und quantitativen psycho-

pathologischen Kriterien ein. Aus dieser Analyse leitet er kontinuierlich Hypothesen ab und bereitet vertiefende und differenzierende Fragen vor. Diese vertiefenden und differenzierenden Fragen ergeben sich auch aus dem Wissen um typische Konstellationen. Durch diese Fragen lenkt und leitet der Untersucher das Gespräch mit dem Patienten. Aus den Antworten verifiziert oder falsifiziert der Untersucher seine Hypothesen.

Merke

Erst durch die ständige Spiegelung der Patientenangaben auf die psychopathologische Zuordnung – im Denken des Untersuchers – wird aus dem Patientennarrativ eine Anamnese, aus der sich eine Psychopathologie ablesen lässt.

Auf Angaben des Patienten folgen Fragen des Untersuchers, auf weitere Angaben folgen Nachfragen. Schließlich ist der Punkt erreicht, an dem Patient und Untersucher den Eindruck haben, das Wesentliche zu aktuellen Beschwerden und Problem sei gesagt und verstanden. Das interessierte Nachfragen und Zuhören des Untersuchers wird selten dazu führen, dass der Patient von sich aus nicht mehr berichten möchte. Ebenso wird das Nachfragen und Lenken des Untersuchers meist verhindern, dass sich die Exploration im Nebensächlichen oder Belanglosen verheddert. Gelingt es dem versierten Untersucher nicht, das Gespräch zu strukturieren, kann dies als Hinweis auf eine möglicherweise zugrunde liegende Psychopathologie gewertet werden, was dann als Hypothese zu prüfen wäre. Bei einem erfahrenen Untersucher dauert die Erfassung aktueller Beschwerden und Probleme in der Regel 5–15 Minuten.

▶ **Exploration weiterer Symptome.** Der Untersucher sollte die Befragung erst beenden, wenn er sichergestellt hat, dass alle relevanten Informationen zur Sprache kamen. Deshalb sollte er den Patienten abschließend nach zusätzlichen vorliegenden Beschwerden oder Problemen fragen. Ein alternatives und oft produktiveres Vorgehen besteht darin, die vom Patienten berichteten Probleme und Beschwerden kurz zusammenzufassen und nachzufragen, ob noch etwas fehlt. Weiterhin kann er den Patienten fragen, ob es ihm gut ginge oder er noch weitere Beschwerden hätte, wenn die geschilderten Probleme behoben wären.

Ergibt sich zu einem späteren Zeitpunkt des Untersuchungsgesprächs, dass wichtige Probleme und Beschwerden vergessen wurden, werden diese nachträglich exploriert und dem Anamneseabschnitt beigefügt.

Durchführung

Die konkrete Durchführung wird anhand von Fallbeispielen verdeutlicht. Sie beginnen mit einer Darstellung des patientensubjektiven Narrativs und werden mit einem Dialog im Rahmen des Abschnitts „aktuelle Beschwerden und Probleme" weiterentwickelt.

Fallbeispiel

Verdacht auf depressive Episode

Patientensubjektives Narrativ: Die 43-jährige Patientin berichtet, dass es ihr schlecht gehe. Sie fühle sich immer kraftloser. Sie habe das Gefühl, ihre Arbeit bei einer Versicherung nicht mehr zu schaffen. Sie komme oft völlig leer und erschöpft nach Hause und müsse sich dann hinlegen, die Hausarbeit bleibe oft liegen. Es gebe bei der Arbeit Konflikte unter den Kollegen, auch weil es Gerüchte gebe, dass der Konzern den Standort verkleinern und Arbeitsplätze abbauen wolle. Sie habe sich wegen des Schwächezustands bei ihrem Hausarzt vorgestellt, weil sie die Sorge gehabt habe, eine körperliche Erkrankung zu haben. Der Hausarzt habe sie gründlich „durchgecheckt", aber nichts gefunden. Nun habe er sie wegen einer „psychosomatischen Erkrankung" in die Klinik geschickt.

Der Untersucher stellt an dieser Stelle die *Hypothese einer depressiven Episode*. Er lenkt nun das Gespräch auf die aktuellen Beschwerden und Probleme. Dabei soll einerseits die Hypothese überprüft, andererseits sollen andere mögliche Störungsbilder nicht übersehen werden. Die Sammlung der aktuellen Beschwerden und Probleme ist weiterhin ergebnisoffen.

Untersucher: *„Sie haben berichtet, dass es Ihnen schlecht geht. Wie und woran merken Sie, dass es Ihnen schlecht geht? Wie äußert sich dies?"*

Patientin: *„Ich fühle mich ständig erschöpft. Bei der Arbeit bekomme ich fast nichts mehr richtig hin. Ich bin schon morgens wie gerädert."*

Der Untersucher könnte jetzt weitere Beschwerden und Probleme sammeln und dann in die Tiefe explorieren. Hier scheint die Verdachtsdiagnose eines depressiven Syndroms so plausibel, dass der Untersucher sich entschließt, diese Hypothese direkt zu überprüfen. Hierzu geht er so vor, dass er zunächst die möglichen drei *Kernsymptome einer depressiven Episode* nach ICD-10 untersucht und anschließend *akzessorische Symptome* der depressiven Störung. Der Untersucher erfragt in diesem Fall zuerst die qualitativen und später die quantitativen Kriterien. Die drei möglichen

4

Kernsymptome sind Antriebsminderung, deprimierte Stimmung und Anhedonie.

Untersucher: *„Sie berichten, dass sich das Schlechtfühlen in einer Energielosigkeit zeigt. Sie haben keine Kraft mehr? Alles fällt schwer?"*

Patientin: *„Ja."*

Untersucher: *„Ist es so, dass es morgens nach dem Aufstehen besonders schlimm ist und im Lauf des Tages besser wird?"*

Patientin: *„Ja, das stimmt. Ich fühle mich jedoch auch nachmittags noch wie ausgebrannt."*

Das akzessorische Symptom des Morgentiefs ist hiermit erfragt. Der Untersucher sollte nachhaken, ob dem Morgentief das akzessorische Symptom Schlafstörungen vorausgeht und wenn dem so ist, weiter nachforschen, ob die Schlafstörungen durch das weitere akzessorische Symptom des Grübelns getriggert wird. Der Untersucher entscheidet sich jedoch, zunächst die Antriebsminderung weiter einzuschätzen und dann weiter die Kernsymptome abzufragen.

Untersucher: *„Wie stark ist dieses Gefühl des Energieverlustes? Kommen Sie morgens noch gut aus dem Bett oder ist es eine große Quälerei? Können Sie Ihre Arbeit noch machen?"*

Patientin: *„Ich habe mich letzte Woche krankschreiben lassen, weil ich nicht mehr konnte. Morgens möchte ich nur noch im Bett liegen bleiben."*

Untersucher: *„Hat sich Ihre Stimmung verändert? Sind Sie oft traurig oder gereizt?"*

Patientin: *„Nein, das finde ich eigentlich nicht."*

In die Beurteilung für den psychopathologischen Befund fließen neben den anamnestischen Angaben der Patientin selbst noch die eigene Einschätzung des Klinikers aus der Untersuchung und mögliche fremdanamnestischen Angaben mit ein. Aus der Anamnese ergibt sich das Symptom der deprimierten Stimmung jedoch nicht. Der Un-

tersucher könnte hier zwar nachhaken, soll aber andererseits auch keine Symptome in die Patientin hineinlegen. Der Untersucher exploriert nun als letztes Kernsymptom die Anhedonie.

Untersucher: *„Gibt es etwas, was Sie normalerweise besonders gerne tun? Haben Sie vielleicht ein Hobby oder ein Lieblingsessen?"*

Patientin: *„Ich esse gerne Spaghetti mit Tomatensauce."*

Untersucher: *„Stellen Sie sich vor, es würde gleich Spaghetti mit Tomatensauce geben. Würden Sie sich darauf freuen, würde Ihnen das Spaß machen?"*

Patientin: *„Wenn ich ehrlich bin, wäre mir das gerade ziemlich gleichgültig."*

Untersucher: *„Ist das generell so, dass Ihnen zurzeit nichts Spaß macht, was Ihnen früher jedoch Freude bereitet hätte?"*

Patientin: *„Ja, das ist so. Da habe ich gerade kein Interesse daran."*

Der Untersucher könnte dies durch Erfragen weiterer Beispiele vertiefen. Er entschließt sich jedoch, nun *akzessorische Symptome* des depressiven Syndroms nach ICD-10 zu explorieren. Er beginnt mit Konzentrationsstörungen und kognitiven Symptomen.

Untersucher: *„Sie sagten, dass Sie Ihre Arbeit kaum noch bewältigen könnten. Ist es so, dass es Ihnen dabei schwer fällt, sich zu konzentrieren und auf den Arbeitsprozess zu fokussieren?"*

Patientin: *„Ja, genau so ist es. Ich kann mir auch kaum etwas merken. Die Gedanken schwimmen einfach weg. Ich habe mich schon gefragt, ob ich Alzheimer haben könnte."*

Untersucher: *„Müssen Sie immer wieder an bestimmte Dinge denken? In einer quälenden grübelnden Art und Weise, ohne dass Sie dabei zu einem Ergebnis kommen?"*

Patientin: *„Ja, das trifft zu. Ich muss ständig denken, dass mich alle ablehnen, auch meine Kollegen, mit denen ich schon so lange zusammenarbeite. Ich habe das Gefühl, ich* kriege gar nichts mehr hin, ich bin eine Versagerin. Und was die Zukunft betrifft, bin ich mittlerweile sehr pessimistisch."

Untersucher: „Können Sie abends gut einschlafen, wenn die Gedanken in dieser Weise ständig kreisen?"

Patientin: „Nein, es dauert manchmal 2–3 Stunden, bis ich schließlich eingeschlafen bin. Ich wache auch mehrmals pro Nacht auf und dann sind die Gedanken wieder da."

Nachdem der Untersucher zwei von drei Kernsymptomen der depressiven Episode und mehrere akzessorische Symptome exploriert hat, kommt er zur Hypothese einer mittelschweren depressiven Episode. Nachdem das Syndrom qualitativ untersucht wurde, ist es nun unerlässlich, dieses *quantitativ* zu verifizieren.

Untersucher: „Sie haben mir nun verschiedene Beschwerden berichtet, an denen Sie erkennen, dass es Ihnen nicht gut geht: Sie fühlen sich sehr kraftlos, nichts bereitet Ihnen mehr Freude, Sie können sich nicht konzentrieren, Sie grübeln, Ihr Schlaf ist erheblich gestört. Ich möchte Sie nun fragen: Wie lange bestehen diese Beschwerden schon? Haben sie schleichend oder plötzlich begonnen? Haben alle Beschwerden ungefähr gleichzeitig begonnen, oder gibt es da Unterschiede?"

Patientin: „Es ging ungefähr vor einem halben Jahr langsam los. Zuerst war dieses Gefühl da, die Energie lässt nach, und ich kann mich nicht mehr gut bei der Arbeit konzentrieren. So seit etwa 3 Monaten sind die anderen Sachen dazu gekommen. Seit 3 Wochen ist es ganz schlimm."

Hätte die Patientin hier nun berichtet, dass die Beschwerden erst weniger als 2 Wochen bestünden – was im Kontakt des bisher Geschilderten allerdings ungewöhnlich gewesen wäre –, wäre die Hypothese einer depressiven Episode falsifiziert worden. Der Untersucher hätte nun andere plausible Hypothesen entwerfen und explorieren müssen – nahe liegend wäre eine Anpassungsstörung mit depressive Reaktion, andere Hypothesen wären eine andere affektive Störung oder eine emotional-instabile Persönlichkeitsstörung. Der Untersucher fragt in diesem Fall jedoch weiter nach *quantitativen Kriterien auf der Längsachse.*

Untersucher: „Haben Sie so etwas schon früher einmal erlebt oder auch in abgeschwächter Form?"

Patientin: „Ich kenne solche Tiefs auch schon von früher, aber es war bei weitem noch nie so schlimm wie jetzt und es hat damals auch nie länger als ein paar Tage gedauert. Das ist es auch, was mich jetzt so irritiert: Es wird einfach nicht besser."

Der Untersucher schließt den Abschnitt „aktuelle Beschwerden und Probleme" dadurch ab, dass er die Gelegenheit gibt, weitere Beschwerden zu berichten, bzw. er versichert sich, dass die Beschwerden im Wesentlichen vollständig berichtet wurden. Ob dies der geeignete Zeitpunkt ist, muss der Untersucher aus seiner Erfahrung und seinem Geschick beurteilen. Alternativ könnte der Untersucher auch beispielsweise Symptome einer wahnhaften Depression explorieren, sofern ihm dies in der konkreten Situation als eine plausible Hypothese erscheint. Es ist jedoch unrealistisch und auch gar nicht notwendig, bei jedem Patienten alle theoretisch denkbaren psychopathologischen Syndrome in der Tiefe zu explorieren. Der Untersucher sichert die *Vollständigkeit seiner Exploration* durch die im Abschnitt „Exploration weiterer psychopathologischer Symptome" beschriebene Technik ab.

Untersucher: „Stellen Sie sich nun vor, Sie hätten wieder volle Energie, das Lieblingsessen schmeckte wieder, Sie könnten sich konzentrieren, die Gedanken kreisen nicht mehr und der Schlaf wäre wieder gut. Würde es Ihnen dann gut gehen oder bestünden dann noch weitere Beschwerden?"

Patientin: „Nein, ich denke, dann wäre alles gut."

Fallbeispiel

Verdacht auf beginnende Schizophrenie

Patientensubjektives Narrativ: Der 18-jährige Jugendliche stellt sich in Begleitung und auf Drängen der besorgten Kindesmutter im Dienst vor. Die Kindesmutter berichtet, ihr Sohn habe sich seit etwa 2 Monaten zunehmend verändert. Er sei sehr misstrauisch, fühle sich schnell angegriffen und rede stellenweise schnell durcheinander. Seit zirka 3 Tagen habe er kaum geschlafen. Er habe ihr berichtet, dass er Botschaften von fremden Mächten bekomme und Dinge tun müsse, die man ihm befehle. Er fühle sich ferngesteuert. Vor etwa einem halben Jahr habe er eine ähnliche Symptomatik gezeigt, die jedoch nur wenige Tage angehalten habe. Die Mutter berichtet über sozialen Rückzug und Desinteresse an der Umwelt seit etwa einem Jahr. In der Schule könne er sich nicht mehr konzentrieren und sei deutlich in den Leistungen abgefallen.

Die Fallvignette zeigt zunächst auf, dass die Angaben der Angehörigen oft von entscheidender Bedeutung in Psychiatrie und Psychotherapie sind, da viele Patienten diese aufgrund der psychischen Störung nicht ausreichend berichten können. Es gibt oft die Konstellation, dass ein junger Patient mit älteren Angehörigen – in der Regel den Eltern – zur Untersuchung kommt oder ein älterer Patient in Begleitung des Ehepartners oder der Kinder.

Der Untersucher stellt an dieser Stelle die Hypothese einer Psychose. Differenzialdiagnostisch stehen eine beginnende schizophrene Psychose, eine drogeninduzierte Psychose und ein schizophrenes Prodrom im Vordergrund. Der Untersucher lenkt nun das Gespräch wiederum auf die aktuellen Beschwerden und Probleme.

Da der Untersucher sich zwei Interviewpartnern gegenüber sieht, dem Patienten und der Kindesmutter, sollte das Gespräch so strukturiert werden, wie in Kapitel 2 beschrieben. Das patientensubjektive Narrativ ist hier eine Schilderung der Kindesmutter. Der Untersucher will das Untersuchungsgespräch deshalb zunächst an den Patienten und dann fremdanamnestisch an die Kindesmutter richten. Bei der Hypothese einer Psychose muss der Untersucher jedoch von vornherein einplanen, dass der Patient störungsbedingt möglicherweise einer konkreten Struktur nicht nachkommen kann.

Untersucher: *„Ihre Mutter hat berichtet, dass es Ihnen aus ihrer Sicht zurzeit nicht gut gehe. Ich möchte Sie nun selbst fragen. Ist das so, wie Ihre Mutter erzählt hat? Erleben Sie das auch so?"*

Patient: *„Ich habe schon manchmal das Gefühl, dass etwas nicht stimmt. Ich denke aber, dass meine Eltern die Sache nicht ganz verstehen."*

Der Patient wirkt im Sprachfluss betont langsam. Der Untersucher hat den Eindruck, dass der Patient ihm gegenüber misstrauisch ist.

Untersucher: *„Wie erleben Sie die Sache denn?"*

Patient: *„Ich verhalte mich nicht so, wie meine Eltern das wollen. Sonst ist alles in Ordnung."*

Untersucher: *„Gibt es etwas, wo Sie sagen würden, da gibt es Probleme oder da bräuchte ich vielleicht Hilfe oder Unterstützung?"*

Patient: *„Nein."*

Der Untersucher hat aus dem Narrativ der Kindesmutter begründete Hinweise auf eine psychotische Störung. Da die Technik „aktuelle Beschwerden und Probleme" hier nicht zielführend ist, entschließt sich der Untersucher, mit dem nächsten Abschnitt fortzufahren. Wenn sich im Verlauf vom Patienten selbst vorgebrachtes psychopathologisches Material ergibt, wird der Untersucher dies entsprechend mit den in diesem Abschnitt geschilderten Techniken explorieren. Falls der Patient überhaupt nicht zugänglich ist, kann der Untersucher die psychopathologische Exploration noch über die Kindesmutter führen.

Aktuelle Lebenssituation

Definition

Eine psychische Störung zeigt sich praktisch immer auch dadurch, dass sie in den Alltag des Patienten eingreift. Es wäre keine psychische Erkrankung, wenn sie nicht in irgendeiner Weise gesunde Funktionen des Patienten verändern oder vielmehr zum Negativen beeinflussen würde. Das Funktionsniveau des Patienten wird beeinträchtigt. Menschen sind soziale Lebewesen. Ein ungeborenes Kind kann im Mutterleib einfach existieren. Ab der Geburt ist der Mensch jedoch einer sozialen Umwelt ausgesetzt, in der er je nach Lebensalter und Situation unterschiedlichen Anforderungen ausgesetzt ist, was eine wesentliche Herausforderung bereits für die gesunde Psyche ist. Beeinträchtigungen des psychischen Funktionsniveaus können für die Rahmenbedingungen des Explorationsgesprächs typischerweise in drei zentralen Lebensbereichen erkannt und eingeschätzt werden (▶ Tab. 4.2).

Der Abschnitt zur aktuellen Lebenssituation soll zum einen die Beeinträchtigung des Funktionsniveaus herausarbeiten, um so die Schwere einer psychischen Er-

Tab. 4.2 Fragen zu zentralen Lebensbereichen.

Lebensbereich	Themen
Wohnung und Struktur der Mitbewohner	Welche Wohnung bewohnt der Patient? Wie groß ist die Wohnung? Ist der Patient obdachlos?
	Wer wohnt noch ständig in der Wohnung? Familie, Eltern, Kinder? Partner? Wohngemeinschaft? Wohnt der Patient allein?
Berufsleben, Arbeit oder Ausbildung	Hat der Patient eine Arbeit oder Ausbildung? Ist der Patient berentet oder arbeitslos?
	Ist die Beschäftigung oder Ausbildung in Vollzeit, Teilzeit oder stundenweise?
	Ist das Arbeits- oder Ausbildungsverhältnis stabil, gefährdet oder beendet?
Privatleben, Beziehung, Freunde, Bekannte	Hat der Patient aktuell eine Beziehung? Lebt er allein oder ist er getrennt?
	Lebt der Patient in einer Familie oder einem komplementären dauerhaften Netzwerk?
	Hat der Patient einen Freundes- oder Bekanntenkreis und wie ist dieser als Netzwerk einzuschätzen? Hat der Patient kein soziales Netzwerk?

krankung zu erkennen. Zum anderen ergeben sich daraus nochmals Informationen und Ansatzpunkte, um bislang unerkannte psychopathologische Symptome und Syndrome zu erfassen und in der oben beschriebenen Weise zu erforschen. Häufig gelingt bei Patienten, bei denen die Abschnitte patientensubjektives Narrativ sowie aktuelle Beschwerden und Probleme unergiebig verlaufen, im Abschnitt zur aktuellen Lebenssituation schließlich die Erkenntnis des psychopathologischen Querschnitts. Dies ist vor allem bei schweren psychischen Störungen der Fall, wie Psychoseerkrankungen, schweren Depressionen oder Demenzerkrankungen.

Die aktuelle Lebenssituation, die Bestandteil der aktuellen Anamnese ist, kann nur einen oberflächlichen Eindruck vermitteln. In späteren Abschnitten der Anamnese (soziobiografische Entwicklung) und außerhalb einer Erstexploration, im Zuge einer Psychotherapie, hat die Erfassung der Lebenssituation selbstverständlich eine ganz andere Tiefe und Bedeutung. Im Zuge der aktuellen Anamnese dauert sie höchstens Minuten.

Die aktuelle Lebenssituation kann durch zwei Techniken exploriert werden. Bei der ersten Herangehensweise werden die drei in ▶ Tab. 4.2 beschriebenen Funktionsbereiche direkt abgefragt. Bei weniger zugänglichen Patienten ist es besser, einen typischen Tagesablauf durchzugehen und so mittelbar auf diese drei Bereiche hin zu untersuchen. Soweit sich bei der Untersuchung der aktuellen Lebenssituation Hinweise auf bislang unerkannte psychopathologische Querschnittssymptome ergeben, sind diese natürlich entsprechend zu explorieren.

Durchführung

Die Durchführung wird anhand der Fallbeispiele demonstriert, die im vorherigen Abschnitt vorgestellt wurden.

Fallbeispiel

Verdacht auf depressive Episode

Untersucher: *„Ich möchte Sie nun zu Ihrer aktuellen Lebenssituation befragen. Haben Sie eine eigene Wohnung? Wie viele Zimmer hat diese? Wer wohnt noch mit Ihnen zusammen?"*

Patientin: *„Meine Wohnung hat zwei Zimmer. Ich wohne dort allein".*

Diese Auskunft gibt einen Hinweis auf die soziale Situation des Patienten, sowohl ökonomisch als auch im Hinblick auf ihr soziales Netzwerk.

Untersucher: *„Sie meinten vorhin, dass Sie bei einer Versicherung arbeiten. Was machen Sie dort genau? Arbeiten Sie in Vollzeit? Ist Ihre Stelle sicher?"*

Patientin: *„Ich bin Bürokauffrau im Innendienst. Ich arbeite halbtags. Es gibt das Ge-*

rücht, dass Stellen abgebaut werden sollen. Da ich allein stehend bin, könnte es mich treffen."

Untersucher: *„Sie sagten gerade, dass Sie allein stehend sind. Haben Sie Freunde, auf die Sie sich verlassen können? Oder würden Sie eher sagen, ich habe Bekannte? Haben Sie das Gefühl, dass Sie privat genügend Kontakte haben, oder wünschen Sie sich eher mehr?"*

Patientin: *„Ich habe mich vor zwei Jahren von meinem damaligen Freund getrennt, weil dieser mich nur ausgenutzt hat. Ich habe seit der Schule eine gute Freundin. Ich fahre regelmäßig in Urlaub, dort lerne ich oft andere Menschen kennen. Ich möchte aber niemanden mehr an mich heranlassen, auf den ich mich nicht verlassen kann."*

Aus der Exploration dieser drei Bereiche der aktuellen Lebenssituation ergibt sich ein grobes Bild des Funktionsniveaus der Patienten. Die Angaben geben wertvolle Hinweise auf den nächsten Abschnitt der aktuellen Anamnese, Veränderungen oder Ereignisse körperlicher oder psychosozialer Natur, woraus sich mögliche Ursachen ergeben können.

Fallbeispiel

Verdacht auf beginnende Schizophrenie

Da der Patient sich bislang als wenig gesprächsoffen präsentiert hat, erscheint es nicht zielführend, einzelne Bereiche der aktuellen Lebenssituation direkt anzusprechen. Stattdessen wählt der Untersucher als Technik die *Schilderung eines typischen Tagesablaufs.*

Untersucher: *„Ich möchte nun mit Ihnen einen typischen Tagesablauf durchgehen – so wie er sich in den letzten Tagen ergeben hat. Wann wachen Sie typischerweise auf?"*

Patient: *„Meist so gegen 11–12 Uhr."*

Untersucher: *„Wo ist das – wohnen Sie bei Ihren Eltern? Vermutlich haben Sie ein eigenes Zimmer?"*

Patient: *„Ja."*

Untersucher: *„Was machen Sie dann? Gehen Sie ins Bad? Machen Sie sich selbst Frühstück oder machen das Ihre Eltern?"*

Patient: *„Ich hole mir in der Küche einen Kaffee. Das Mittagessen macht meine Mutter, ich esse nach ihr, wenn sie fertig ist."*

Untersucher: *„Wie geht es dann weiter? Was machen Sie nachmittags?"*

Patient: *„Nichts. Ich surfe im Internet."*

Untersucher: *„Womit beschäftigen Sie sich dort?"*

Patient: *„Bestimmte physikalische Beobachtungen. Menschen, die Kugeln im Raum aus Metall sehen, die sich plötzlich bewegen. Oder, man fährt wie auf Schienen, aber es sind keine Schienen unter einem. Man ist sehr schnell. Plötzlich fährt man in ein Schachbrett hinein und fällt in ein großes Loch."*

Der Patient berichtet möglicherweise über Halluzinationen oder wahnhaftes Erleben. Der Untersucher versucht, vorsichtig nachzuhaken und zu explorieren, ob diese offensichtlich nicht in der Realität möglichen Phänomene vom Patienten als Illusion oder als real erlebt werden.

Untersucher: *„Das klingt interessant. Gibt es so etwas wirklich – haben Sie es selbst erlebt?"*

Patient: *„Ja."*

Untersucher: *„Könnte das auch eine Illusion gewesen sein, eine Täuschung?"*

Patient: *„Nein."*

Untersucher: *„Das scheinen mir besondere Erfahrungen zu sein, die nicht jeder macht. Kennen Sie noch andere Personen, die auch so etwas erleben?"*

Der Patient scheint erst antworten zu wollen, verstummt dann aber. Er wirkt sehr angespannt. Die Kindesmutter platzt plötzlich in das Gespräch hinein: *„Er redet schon seit 2 Monaten davon, dass er mit Morpheus spreche. Das ist diese Person aus dem Film „Matrix". Er hält das alles für die Realität. Er sagt, so wie in diesem Film sei die Welt in Wirklichkeit. Er hat sich diesen Film ständig auf seinem Computer angeschaut."*

Der Patient wirkt nach dieser Rede der Kindesmutter wieder sehr verschlossen. Der Untersucher hakt deshalb nicht nach, sondern fährt mit der Technik des typischen Tagesablaufs fort.

Untersucher: *„Treffen Sie sich manchmal mit Freunden oder Bekannten? Essen Sie zu*

Abend? Was machen Sie nach dem Abendessen?"

Kindesmutter: „Er hat sich seit Monaten mit niemandem mehr getroffen. Abendessen holt er sich spät abends aus der Küche. Er ist abends allein in seinem Zimmer. Manchmal geht er raus, wenn es dunkel ist. Er schläft selten vor 3 Uhr ein."

Untersucher: „Gehen Sie noch zur Schule, machen Sie eine Ausbildung oder haben Sie eine Arbeit?"

Kindesmutter: „Er ist in der 12. Klasse des Wirtschaftsgymnasiums. Er geht aber seit Monaten nicht mehr zur Schule."

Der Abschnitt aktuelle Lebenssituation hat hier das beeinträchtigte Funktionsniveau des Patienten verdeutlicht. Die Länge des berichteten mutmaßlichen Wahnerlebens spricht gegen ein Prodrom und für eine bereits ausgebrochene Schizophrenie. Das psychotische Syndrom muss allerdings noch valider erfasst werden, um die Sicherheit dieser Verdachtsdiagnose zu erhöhen. Als mögliche Ursachen müssen eine hirnorganische Störung und Drogenkonsum ausgeschlossen werden. Da der Patient wieder verschlossen ist, exploriert der Untersucher die Informationen mit Hinweis auf Psychose hier nicht weiter nach, da ein weiteres Gespräch mit der Kindesmutter die Blockade des Patienten vermutlich verstärkt. Der Untersucher nimmt sich vor, dies bei der abschließenden Revision der psychopathologischen Kriterien zunächst mit dem Patienten noch einmal zu versuchen.

Psychosoziale oder körperliche Belastungsfaktoren

Definition

Für psychische Störungen gilt das biopsychosoziale Erklärungsmodell. Genetische Ursachen werden in der Familienanamnese erfragt. Längerfristige psychosoziale oder körperliche Belastungsfaktoren und Ursachen werden in der psychiatrischen und der somatischen Vorgeschichte sowie der psychosozialen Entwicklung thematisiert (▶ Tab. 4.3). Im Rahmen der aktuellen Anamnese kommt es auf Veränderungen oder Ereignisse an, die im Vorfeld der jetzigen Krankheitsmanifestation stehen.

Es macht einen Unterschied, ob im Vorfeld psychosoziale Belastungsfaktoren und Ereignisse oder körperliche Veränderungen einschließlich Drogenkonsum stehen. Dies gilt sowohl für die Behandlungsperspektive als auch für die diagnostische Einordnung. Ist das depressive Syndrom eine Reaktion auf einen aktuellen starken psychosozialen Belastungsfaktor oder liegt eher ein endogener Verlauf bei rezidivierender depressiver Störung vor? Ist das psychotische Syndrom durch die Einnahme von Drogen erklärbar oder liegt eher eine schizophrene Disposition vor?

Durchführung

Die Durchführung wird erneut anhand der Fallbeispiele demonstriert, die in den vorherigen Abschnitten entwickelt wurden. Der Untersucher muss bei jeder klinischen Untersuchung zu mindestens folgenden Aspekten einen Eindruck gewinnen:

- subjektive psychosoziale Belastungsfaktoren in irgendeinem Lebensbereich (familiär, privat, beruflich)
- akute körperliche Beschwerden und Änderungen einer Medikation
- aktueller Drogen- und Alkoholkonsum

Tab. 4.3 Wichtige aktuelle Belastungsfaktoren.

Art der Faktoren	Inhalte
psychosoziale Belastungsfaktoren	Wohnsituation, Familie bzw. komplementäres Netzwerk: sich hieraus ergebende Belastungen und instabile Entwicklungen
	Privatleben: Beziehungsprobleme und Trennungen
	Berufsleben: höhere Arbeitsbelastung, Probleme mit Kollegen, andere instabile Entwicklungen
	andere mit starkem Stress assoziierte Ereignisse
körperliche Risikofaktoren	körperliche Erkrankungen, Veränderungen und Beschwerden
	(Fern-)Reisen (Tropenkrankheiten, Impfreaktionen)
	Medikamentenwechsel
	Alkoholabusus und/oder Drogenkonsum
	andere Ereignisse, die mit einer relevanten körperlichen Veränderung assoziiert sind

Fallbeispiel

Verdacht auf depressive Episode

Untersucher: *„Sie sagten, dass der Hausarzt keine körperliche Erkrankung gefunden habe. Nehmen Sie Medikamente?"*

Patientin: *„Nein."*

Selbstverständlich sollte der Untersucher, sofern es nicht bei einem reinen Notfallkontakt bleibt oder keine weitere Behandlung stattfindet, auch eine internistisch-somatische Untersuchung, Routinelaboruntersuchungen und eine Rücksprache mit dem Hausarzt vornehmen. Ergibt sich während der Anamnese der Hinweis auf eine körperliche Erkrankung, muss der Untersucher diese durch eine somatische Anamnese explorieren und entsprechende weitere Abklärungen und Überweisungen veranlassen.

Untersucher: *„Rauchen Sie? Wenn ja, wie viel? Wie viel Alkohol trinken Sie? Konsumieren Sie manchmal Drogen?"*

Rauchen ist unverändert weit verbreitet und wird als wenig stigmatisierend empfunden. Es ist daher geschickt, die Abfrage des aktuellen Drogenkonsums mit dem Rauchen einzuleiten. Der Alkoholkonsum sollte dagegen eher direkt abgeklärt werden. Stets muss routinehaft die Frage nach illegalen Drogen gestellt werden, es sei denn, ein Konsum ist vom Kontext her vollkommen unwahrscheinlich, zum Beispiel bei einer älteren Dame. Der Untersucher klärt nun akute psychosoziale Belastungsfaktoren ab.

Untersucher: *„Sie hatten ja bereits angegeben, dass es an Ihrem Arbeitsplatz Schwierigkeiten mit den Kollegen gebe. Können Sie mir dazu in groben Stichworten mehr berichten? Würden Sie sagen, dass Sie privat Stress haben? Gibt es aktuelle Ereignisse, die Sie belasten?"*

Fallbeispiel

Verdacht auf beginnende Schizophrenie

Untersucher: „Gab es in letzter Zeit irgendetwas, das besonders belastend war – Probleme an der Schule, Streit in der Familie, Probleme mit Freunden?"

Der Patient antwortet nicht, dafür die Kindesmutter: „Mein Sohn hat die 11. Klasse wiederholt und ist an das Wirtschaftsgymnasium gewechselt. Dort sah es erst gut aus, seit etwa einem Jahr werden die Noten jedoch wieder schlechter. Das hat ihn erst sehr belastet, mittlerweile scheint es ihm gleichgültig zu sein. Mein Mann und ich haben den Eindruck, dass er sich von früheren Freunden immer mehr sozial zurückzieht. Es gab aber keinen konkreten Auslöser oder Streit. Auch bei uns zu Hause gibt es eigentlich keinen Streit, aber wir halten es nicht mehr aus, dass er gar nichts mehr macht, und sind deswegen auch manchmal wütend. Er reagiert dann aber meist nicht. Umgekehrt ist er manchmal ohne erkennbaren Grund aufgedreht und spricht schnell und kaum verständlich."

Untersucher: „Hat Ihr Sohn eine körperliche Erkrankung oder nimmt er Medikamente?"

Kindesmutter: „Nein."

Untersucher (wieder zum Patienten): „Rauchen Sie Zigaretten?"

Patient: „Ungefähr eine halbe Schachtel."

Untersucher: „Haben Sie schon einmal Cannabis geraucht?"

Die Frage nach illegalen Drogen, insbesondere Cannabis und Amphetaminen, ist bei Verdacht auf Psychose eine unerlässliche Frage.

Patient: „Früher mal, jetzt nicht mehr."

Kindesmutter: „Er hat mit 16 durch falsche Freunde angefangen. Als mein Mann und ich das mitbekommen haben, haben wir regelmäßig beim Hausarzt Drogentests machen lassen. Seit einem Jahr war alles negativ."

Untersucher: „Konsumieren Sie Amphetamine oder andere Drogen? Trinken Sie gelegentlich Alkohol?"

Patient: „Ich nehme keine Drogen mehr, auch mit Alkohol habe ich komplett aufgehört."

Exploration restlicher psychopathologischer Symptome

Definition

In den vorherigen Abschnitten der aktuellen Anamnese gab es viele Anknüpfungspunkte, um den psychopathologischen Querschnitt zu erfassen, und in vielen Fällen wird dieses Bild vollständig sein. Es ist jedoch notwendig, zum Abschluss der aktuellen Anamnese die psychopathologischen Kriterien noch einmal einer vollständigen Revision zu unterziehen. Dies dient dem Zweck, die Vollständigkeit des psychopathologischen Querschnittes auch im Sinne einer Qualitätskontrolle abzusichern. Die vollständige Erfassung der psychopathologischen Kriterien in der Anamnese ist Voraussetzung, um einen validen psychopathologischen Befund erstellen zu können. Die Aktualisierung von Beschwerden und Problemen im Bewusstsein des Patienten kann auch dazu führen, dass diese für den Patienten klarer werden oder weitere Facetten gewinnen. Diese Aspekte greift man erst dadurch auf, dass man die betreffenden Bereiche erneut mit dem Patienten thematisiert.

Der Abschnitt der Exploration restlicher psychopathologischer Symptome kann zum Ende der aktuellen Anamnese erfolgen, wonach zu mehr den Längsschnitt betreffenden Informationen der Anamneseerhebung übergeleitet wird. Es kann aber auch vorteilhaft sein, die Revision der psychopathologischen Kriterien erst an den Schluss der klinischen Untersuchung zu stellen, da auch bei der Erhebung von Informationen zum Längsschnitt noch Material des aktuellen Querschnittssyndroms aktiviert werden kann. Schließlich sollte ein kritisches Thema wie Suizidalität zum Schluss angesprochen werden, sofern es sich nicht bereits aus dem Untersuchungsgespräch ergeben hat. Denn zu diesem Zeitpunkt hatte der Untersucher die größtmögliche Gelegenheit, zum Patienten einen therapeutischen Kontakt aufzubauen und eine Einschätzung der Validität seiner Angaben zu erhalten. So können auch die validesten Angaben zu Suizidalität und akuten Gefährdungen erhoben werden.

Durchführung

Der Untersucher listet sich gedanklich oder in Form von Notizen die psychopathologischen Kriterien auf und überprüft, welche bereits vollständig erfasst und welche noch nicht mit den Angaben des Patienten abgeglichen wurden. Die Liste der psychopathologischen Kriterien ergibt sich aus der Lehre der allgemeinen und klinischen Psychopathologie, die Teil der Disziplin Psychiatrie und Psychotherapie ist. Im System der Arbeitsgemeinschaft für Methodik und Dokumentation in der Psychiatrie (AMDP) wurden diese Auflistung und ihre Reihenfolge für den deutschen Sprachraum kanonisiert.

Wir verwenden hier die folgenden Kategorien, die eng an das AMDP-System angelehnt sind und sich aus Sicht der Autoren in der Praxis bewährt haben: Bewusstsein und Orientierung, Konzentration und globale Kognition, formale Denkstörungen, Ängste und Zwänge, inhaltliche Denkstörungen, Halluzinationen, Ich-Störungen, Affekt, Antrieb und Psychomotorik, Suizidalität und andere akute Gefährdungen, vegetative Symptome.

Der Untersucher geht diese Liste durch und prüft, ob er für die psychopathologische Beurteilung noch anamnestische Angaben des Patienten benötigt. Jedes psychopathologische Kriterium sollte zumindest in irgendeiner Form im Anamnesegespräch berührt worden sein.

Die Revision psychopathologischer Kriterien überschneidet sich mit der Erhebung des psychopathologischen Befunds und wird im entsprechen Kapitel ausführlich behandelt. An dieser Stelle wird anhand der oben entwickelten Fallbeispiele demonstriert, wie der anamnestische Teil abgeschlossen wird.

Der Untersucher kündigt das Ende der aktuellen Anamnese beispielsweise wie folgt an: *„Ich habe noch eine Reihe von Abschlussfragen."* *„Wir sind fast am Ende. Ich möchte noch einen Fragebogen mit Ihnen durchgehen."*

In vielen Fällen ergibt sich bei dieser Revision kein wesentlicher neuer Aspekt. Ist dies jedoch der Fall, muss selbstverständlich wie oben beschrieben die Symptomatik unter Bildung neuer Hypothesen ausführlich exploriert und das psychopathologische Querschnittssyndrom bei Verifizierung der Hypothese entsprechend angepasst werden.

Fallbeispiel

Verdacht auf depressive Episode

Bewusstsein und Orientierung
Der Bewusstseinszustand (wach) muss hier nicht weiter exploriert werden. Von vollständiger Orientierung ist vom Aspekt her auszugehen, dennoch sollte der Untersucher zumindest stichprobenartig nach dem aktuellen Datum und Ort fragen.

Konzentration und globale Kognition
Die Patientin hat bereits angegeben, dass die Konzentration und das Kurzzeitgedächtnis gemindert sind. Eine Störung des Langzeitgedächtnisses ist aus dem Anamnesegespräch heraus nicht plausibel zu erwarten. Die normale Intelligenz ist aus dem beruflichen Status der Patientin ableitbar. Der Untersucher wird hier auf eine Frage verzichten.

Formale Denkstörungen
Die Patientin hat Grübeln angegeben. Die weitere Einschätzung formaler Denkstörungen ergibt sich im psychopathologischen Befund.

Ängste und Zwänge
Es ist zu erwarten, dass die Patientin bei der Verdachtsdiagnose einer depressiven Episode Zukunftsängste oder auch andere Ängste hat. Trotzdem wurden diese nicht konkret anamnestisch erfasst. Zwänge wurden überhaupt nicht erfasst.

Der Untersucher fragt deshalb: *"Haben Sie vor irgendetwas Angst – anderen Menschen, Tieren, Höhe, der Zukunft? Kennen Sie das, dass Sie generell vor allem Angst haben, auch wenn kein Auslöser erkennbar ist? Haben Sie manchmal plötzlich starke Angst in Form einer Attacke?"*

"Kennen Sie das, dass sich immer wieder Gedanken aufdrängen, ohne dass Sie es wollen? Müssen Sie bestimmte Dinge machen, wie sich immer wieder waschen, oder müssen Sie Dinge kontrollieren, beispielsweise überprüfen, ob die Tür zu oder der Schalter ausgeschaltet ist?"

Inhaltliche Denkstörungen
Vom Aspekt her erscheint die depressive Episode mittelschwer und nicht wahnhaft. Trotzdem werden Hinweise auf Wahn routinemäßig zumindest abgeklopft.

Untersucher: *"Passieren unheimliche Dinge, die Ihnen niemand glauben würde? Wollen andere Menschen oder Mächte Ihnen Böses?"*

Halluzinationen
Vom klinischen Syndrom her gibt es keinen Hinweis auf Halluzinationen.

Dennoch fragt der Untersucher: *"Sehen oder hören Sie etwas, was andere nicht sehen oder hören?"*

Ich-Störungen
Auch hier ist ein pathologischer Befund eher unwahrscheinlich und bei unauffälligem inhaltlichem Denken und fehlenden Halluzinationen verzichtbar. Häufiger sind bei einer depressiven Episode nicht psychotische Ich-Störungen wie Derealisations- und Depersonalisationserleben.

Untersucher: *"Kann man Ihre Gedanken lesen oder beeinflussen? Werden Sie von irgendwo gesteuert? Kommt es Ihnen manchmal so vor, als seien Sie gar nicht Sie selbst oder gar nicht auf dieser Welt, wie in einem Traum oder hinter einer Milchglasscheibe?"*

Affekt
Er ist hier anamnestisch erfasst. Weitere Aspekte ergeben sich für den psychopathologischen Befund aus Fremdanamnese und Beobachtungen des Untersuchers.

Antrieb und Psychomotorik

Der anamnestisch zu erhebende Anteil von Antrieb und Psychomotorik ist erfasst.

Suizidalität und andere akute Gefährdungen

Diese Kategorie wurde im bisherigen Anamnesegespräch noch nicht thematisiert und darf in keiner Untersuchung fehlen – dies schon aus rechtlichen Gründen. Die Exploration von Suizidalität und anderen Gefährdungen wird im Kapitel über den psychopathologischen Befund ausführlich besprochen.

Untersucher: *„Hatten Sie schon einmal folgende Gedanken: So will ich nicht weiterleben? Ich könnte genauso gut tot sein? Hatten Sie in letzter Zeit Pläne, sich das Leben zu nehmen? Kann ich mir sicher sein, dass Sie sich gegenwärtig – in den nächsten Tagen – nicht das Leben nehmen wollen?"*

Vegetative Symptome

Aus dem bisherigen Gespräch ergeben sich Ein- und Durchschlafstörungen. Der Appetit ist gemindert (das Lieblingsessen schmeckt nicht mehr), die für die Beurteilung der Schwere der depressiven Episode wichtige Ausprägung der Appetitminderung ist jedoch noch zu explorieren. Die Libido sollte bei einer depressiven Episode erfragt werden, auch als Hinweis zur Abgrenzung gegen eine gemischte Episode einer bipolaren Störung.

Untersucher: *„Sie haben berichtet, dass das Essen nicht mehr schmeckt. Haben Sie an Gewicht abgenommen? Erleben Sie das Interesse an Sexualität gegenwärtig schwächer als sonst, stärker als sonst oder so wie immer?"*

Fallbeispiel

Verdacht auf beginnende Schizophrenie

Die bisherigen Abschnitte der aktuellen Anamnese haben eine Reihe von diagnostisch wertvollen Informationen geliefert, die am ehesten zu einer beginnenden Schizophrenie passen. Die Fallvignette demonstriert aber auch, wie wichtig es ist, zum Abschluss der aktuellen Anamnese alle psychopathologischen Kriterien noch einmal einer Revision zu unterziehen. Natürlich kommt es vor, dass Informationen lückenhaft und zum gegenwärtigen Zeitpunkt die Grundlage sind, auf der zumindest die Verdachtsdiagnose gestellt werden muss. Die Revision bringt aber zumindest alle wesentlichen Kriterien zum diagnostischen Bewusstsein und stellt sicher, dass zumindest die Gelegenheit da war, um Informationen zu erhalten.

Bewusstsein und Orientierung

Diese Kriterien sind bei Verdacht auf schizophrene Psychose wichtig, um eine mögliche hirnorganische Störung abzugrenzen.

Untersucher: *„Welchen Tag haben wir heute? Wo sind wir hier?"*

Konzentration und globale Kognition

Konzentrationsstörungen und kognitiver Leistungsabfall wurden von der Kindesmutter berichtet.

Formale Denkstörungen

Diese ergeben sich im Kontext des Verdachts auf schizophrene Psychose primär aus der Beobachtung der Sprache. Der Beginn einer schizophrenen Psychose ist oft von einer depressionsähnlichen Symptomatik begleitet, die als Negativsymptomatik Teil des Prodroms ist. Die Frage auch nach Grübeln ist von daher sinnvoll.

Ängste und Zwänge

Die Frage nach Ängsten ist bei Verdacht auf schizophrene Psychose ein guter Einstieg, um zur Exploration von paranoidem Erleben überzuleiten. Ängste sind überdies bei schizophrener Psychose erhöht.

Untersucher: *„Haben Sie generell Ängste oder haben Sie vor etwas Bestimmtem Angst? Beispielsweise vor anderen Menschen?"*

Inhaltliche Denkstörungen

Aus aktueller Anamnese und Fremdanamnese ergeben sich mehrfache Hinweise auf paranoides und wahnhaftes Denken. Der Untersucher könnte noch einmal nachhaken und versuchen, das Thema „die Realität ist wie in dem Film Matrix" mit dem Patienten zu vertiefen, um die Ausprägung und Wahndynamik der inhaltlichen Denkstörungen zu explorieren. Häufig verhindern paranoides und anderweitig wahnhaftes Denken aber, dass der Patient gegenüber dem Untersucher im Erstgespräch hierüber sprechen möchte.

Halluzinationen

Aus der Anamnese ergeben sich Hinweise auf optische und akustische Halluzinationen mit imperativen Stimmen. Prinzipiell sollte der Untersucher die Symptome qualitativ und quantitativ explorieren. Wahnhaftes Denken des Patienten verhindern, dass dies in dem Erstgespräch gelingt. Der folgende Dialog setzt voraus, dass der Patient kooperativ sein kann.

Untersucher: *„Sie haben vorhin berichtet, dass man metallene Kugeln sehen kann oder über eine Art Schiene fliegen. Haben Sie dies selbst erlebt? Hatten Sie in dem Augenblick das Gefühl, das ist jetzt real, oder dachten Sie, es ist eine Illusion oder Täuschung? Wie oft sind diese visuellen Eindrücke schon aufgetreten? Wie lange dauern sie? Wann haben*

sie zuerst begonnen? Haben sich die Eindrücke mit der Zeit verändert?"

„Ihre Mutter gab an, dass Sie von einer Person namens Morpheus Befehle erhielten. Hören Sie Stimmen oder andere Geräusche, ohne dass jemand tatsächlich da ist? Hatten Sie in dem Augenblick das Gefühl, das ist jetzt real, oder dachten Sie, es ist eine Illusion oder Täuschung? Ist es eine Stimme oder sind es mehrere, Männer und oder Frauen, bekannte Personen oder unbekannte? Hören Sie Ihre eigene Stimme? Seit wann hören Sie die Stimmen, wie häufig? Sprechen die Stimmen mit Ihnen oder hat es gar nichts mit Ihnen zu tun? Was sagen die Stimmen? Werden Sie kommentiert, positiv oder negativ? Sind die Stimmen beleidigend? Geben sie Befehle? Müssen Sie das machen, was die Stimmen sagen? Befehlen die Stimmen auch etwas Gefährliches, beispielsweise sich selbst das Leben zu nehmen? Müssen Sie das ausführen oder können Sie sich dem entgegen stellen?"

Ich-Störungen

Die Kindesmutter berichtete, dass der Patient gesteuert werde. Bei Verdacht auf Psychose müssen psychotische Ich-Störungen konkret untersucht werden, weil sie Teil des Syndroms von Positivsymptomen bei Schizophrenie darstellen – wenn der Patient es zulässt.

Untersucher: *„Kann man Ihre Gedanken lesen? Werden diese von außen verändert? Werden Sie von irgendwoher gesteuert? Seit wann etwa erleben Sie dies so?"*

Affekt

Bei einer beginnenden Schizophrenie ist der Affekt oft entweder verflacht, im Sinne des Negativsyndroms, oder fluktuierend emotional-instabil. Auch depressive oder manische Stimmungslagen sind möglich und sollten exploriert werden.

Antrieb und Psychomotorik

Diese ergeben sich primär aus der Verhaltensbeobachtung während der klinischen Untersuchung.

Suizidalität und andere akute Gefährdungen

Diese Kriterien müssen bei Verdacht auf Psychose unbedingt abgeklärt werden, schon aus forensischen Gründen. Es müssen sowohl Eigen- als auch Fremdgefährdung untersucht werden.

Untersucher: *„Hatten Sie schon mal den Gedanken, so will ich nicht weiterleben? Haben Sie schon mal gedacht, ich könnte genauso gut tot sein? Hatten Sie in letzter Zeit Pläne, sich das Leben zu nehmen? Haben die Stimmen jemals etwas von Suizid oder sich das Leben zu nehmen gesagt? Kann ich mir sicher sein, dass Sie sich gegenwärtig – in den nächsten Tagen – nicht das Leben nehmen wollen?"*

„Gibt es den Gedanken, sich an anderen zu rächen oder gegen diese zu wehren? Kann ich mir sicher sein, dass Sie gegenwärtig – in den nächsten Tagen – niemanden angreifen oder verletzen oder anderweitig in Gefahr bringen werden?"

Vegetative Symptome

Diese sind bei Psychose oft verändert. Schlafstörungen wurden bereits berichtet. Diese sollten jedoch näher exploriert werden, ebenso Appetit und Libido. Patienten mit Schizophrenie berichten vegetative Störungen über psychoseferne Symptome oftmals leichter als über konkret psychotische. Diese psychosefernen Symptome sind aber trotzdem hilfreich, um das Ausmaß einer psychotischen Erkrankung zu verstehen.

4.3.3 Psychiatrische Vorgeschichte

Nach Erhebung der aktuellen Anamnese folgen die weiteren Abschnitte der Anamnese, die primär auf die Entwicklung und den psychopathologischen Längsschnitt abzielen. Diese überschneiden sich zum Teil mit den Inhalten der aktuellen Anamnese. In der späteren Dokumentation sollte der Untersucher aber eine einheitliche Struktur schaffen.

Die weiteren Abschnitte der Anamnese werden im Erstgespräch eher so erhoben, dass die Daten an sich erfragt werden, wobei effizient vorzugehen ist und nicht jedes Detail wichtig sein kann. Es geht nicht darum, an dieser Stelle in die Tiefe zu gehen und Emotionen, Erinnerungen und weitergehende Gedanken des Patienten zu aktivieren. Im Vordergrund steht eine fundierte, aber dem Zeitbudget angemessene Datenerhebung. Dieser Abschnitt sollte etwa 20–30 Minuten dauern.

Die Inhalte der Erhebung der Abschnitte nach der aktuellen Anamnese im Erstgespräch überschneiden sich mit dem Unterkapitel „Lebenssituation, Biografie, Persönlichkeit, Psychodynamik/Konflikte", trotzdem unterscheiden sich beide Techniken grundsätzlich und sollten nicht vermischt werden. Der Unterschied liegt darin, dass es hier im Rahmen des Erstgesprächs primär um eine strukturierte Erhebung von Daten geht, während dort eine psychotherapeutische Motivation zugrunde liegt. Die Erhebung der kognitiven Information ist dann mehr Mittel zum Zweck – es soll ein längerfristiger gedanklicher Prozess angeregt werden, in dem der Patient seine Biografie und seine Persönlichkeit gedanklich und emotional erforscht und der Kliniker die Persönlichkeitsstruktur des Patienten und deren Entstehungsgeschichte begreifen und Ansatzpunkte für eine psychotherapeutische Intervention finden kann.

Die hier gewählte Struktur der restlichen Anamnese nach der aktuellen Anamnese entspricht der Praxis in Psychiatrie und Psychotherapie und wird von den Autoren als eine Möglichkeit vorgeschlagen; sie ist auch angelehnt an eine Zusammenstellung von Gordon Strauss [35].

Für die Durchführung kann es hilfreich sein, dem Patienten zu erklären, dass nun in zügiger Form bestimmte Daten abgefragt werden müssen. Die Daten können oft auch fremdanamnestisch über Angehörige oder Vorbehandler erhoben werden.

Frühere psychische Erkrankungen und Behandlungen

Hier sind getrennt oder kombiniert frühere ambulante und stationäre Behandlungen mit jeweiliger Diagnose und wesentlichen Therapieformen chronologisch aufzulisten. Von ambulanten oder stationären Behandlungen sollten immer mindestens die erste und die letzte benannt werden. Liegen viele Behandlungen vor, können diese auch mit ungefähr Zahl zusammengefasst werden. Wichtige Behandler, insbesondere bei Psychotherapie, und Namen von Kliniken sollen genannt werden. Die Entwicklung von Diagnosen sollte aus der chronologischen Liste hervorgehen.

Bei Psychotherapie sollen Therapieform, Dauer und subjektiv empfundener Erfolg (erfolgreich, teilweise erfolgreich, nicht erfolgreich) notiert werden. Es sollte auch beschrieben werden, ob eine Psychotherapie vorzeitig beendet wurde und wie die interpersonelle Passung aus Sicht des Patienten war.

Bei der Medikamentenanamnese müssen Medikamentenname, Einnahmedauer, Dosierung und – soweit benennbar –, Effekte und Nebenwirkungen beschrieben werden. Wird eine Medikation beendet oder gewechselt, sollten die Gründe erfasst werden.

Aktuelle Erkrankungen und Behandlungen, einschließlich Medikation

Dieser Abschnitt steht in fließendem Übergang zum vorherigen und zu den Informationen der aktuellen Anamnese.

- (ambulante) psychiatrische Behandlung: Name des behandelnden Psychiaters, Diagnosen
- Dauer einer Krankschreibung
- (ambulante) Psychotherapie: Name des behandelnden Therapeuten, Therapiedauer, Verfahren
- aktuelle Psychopharmaka-Medikation (s. Medikamentenplan), Abschätzung von Adhärenz/Compliance
- (zusätzliche) Einnahme von frei verkäuflichen Medikamenten (OTC: over the counter)
- Parallelkonsultation eines Heilpraktikers, Naturheilverfahren/Alternativmedizin, Häufigkeit
- Medikamentenabhängigkeit: Medikamentennamen, Dauer der Abhängigkeit, gegenwärtiger Konsum, Absetzversuche, Auftreten von Entzugserscheinungen

Beispiel Medikamentenanamnese: Welche Medikamente nehmen Sie ein? Seit wann? Regelmäßig, bei Bedarf? Spüren Sie eine Wirkung, wenn ja, welche? Bestehen Nebenwirkungen?

Merke

Angesichts hoher Noncompliance-Raten muss vor allem bei Nichtansprechen auf die Medikation (Nonresponse) eine mangelnde Adhärenz (Einnahmetreue) bedacht werden. Bei Antidepressiva oder Antipsychotika beträgt die Noncompliance ähnlich wie bei Antihypertonika 40–50 %.

Ein gemeinsamer Entscheidungsprozess nach erfolgter Aufklärung über Wirksamkeit und mögliche Nebenwirkungen im Rahmen der Psychoedukation (Patienteninformation über seine Krankheit) kann die Compliance verbessern, ebenso eine Individualisierung der Therapie (Anpassung an den Alltag, Einnahmehilfen, Memo-Programme z. B. über Smartphone). Ältere Patienten können oft keine genauen Angaben machen. Da die Rezepturen von verschiedenen Ärzten erfolgen, ist ein neuer obligater Medikamentenplan bei Verordnung von mehr als drei Medikamenten zu beachten (▶ Abb. 4.2).

Früherer und jetziger Substanzkonsum

Der derzeitige Substanzkonsum ergibt sich auch aus der aktuellen Anamnese. Es hat sich bewährt, den aktuellen und früheren Substanzkonsum nach Stoffen und ihren Besonderheiten aufzugliedern.

Nikotin: Wie viele Zigaretten rauchen Sie aktuell und seit wann?

Alkohol: Wie viele und welche Getränke (Wein, Bier, Spirituosen) konsumieren Sie? Besteht ein gleichmäßiger oder exzessiver Konsum? Trinken Sie allein oder in Gesellschaft? Bei übermäßigem Alkoholkonsum: Seit wann trinken Sie und in welcher Dynamik, wann zuletzt? Bei bestehender Ab-

Medikationsplan Seite __ von __ Aktionsplan zur Verbesserung der **ARZNEIMITTEL THERAPIESICHERHEIT** in Deutschland	für: _____ geb. am:_____ ausgedruckt von: (Stempel) ausgedruckt am:_____									
Wirkstoff	Handels-name	Stärke	Form	morgens	mittags	abends	zur Nacht	Einheit	Hinweise	Grund

Abb. 4.2 Medikamentenplan. Muster. (Kassenärztliche Bundesvereinigung. Im Internet: www.kbv.de/html/medikationsplan.php, Stand Juli 2017)

hängigkeit: Fand bereits eine ambulante oder stationäre Behandlung statt? Hatten Sie schon einmal ein Alkoholentzugssyndrom oder eine andere mit übermäßigem Alkoholkonsum assoziierte Störung?

Illegale Drogen: Welche Drogen konsumieren Sie (Amphetamine, Cannabinoide, andere) und seit wann? Was konsumieren Sie gegenwärtig, wann zuletzt? Bei bestehender Abhängigkeit: Fand bereits eine ambulante oder stationäre Behandlung statt? Hatten Sie schon einmal eine drogeninduzierte Folgeerkrankung wie eine Psychose?

4.3.4 Somatische Vorgeschichte

Wichtige, meist regelhaft zu erfragende Informationen werden an dieser Stelle stichpunktartig wiedergegeben. Der Kliniker kann sich an diesem Schema orientieren.

Schwangerschaft und Geburt
- War die Schwangerschaft geplant?
- Hat die Kindesmutter während der Schwangerschaft geraucht, Alkohol getrunken, Drogen konsumiert oder Medikamente eingenommen?
- Gab es Komplikationen während der Schwangerschaft (welches Trimester)? Bezogen sich diese primär auf eine Erkrankung der Kindesmutter oder des ungeborenen Kindes?
- War die Geburt termingerecht?
- Gab es während der Geburt Komplikationen?
- Gab es im Wochenbett Komplikationen für die Kindesmutter oder das Kind?

Kinderkrankheiten
- Gab es relevante Kinderkrankheiten?
- Gab es eine neurologische Erkrankung oder Verletzung des Gehirns, Epilepsie, Verzögerung beim Laufen oder in der Motorik?

Körperliche Erkrankungen
- Gibt oder gab es körperliche Erkrankungen?
- Gibt es Allergien?
- Gab es Krankenhausaufenthalte?

Chronische und aktuelle körperliche Erkrankungen und Behandlungen, einschließlich Medikation
- Erfolgt derzeit eine Behandlung wegen einer körperlichen Erkrankung?
- Werden aktuell Medikamente wegen einer körperlichen Problematik eingenommen (Medikamentenname, Dosis)?

4.3.5 Familienanamnese

Mit der Familienanamnese werden Informationen über psychische und relevante körperliche Erkrankungen der leiblichen Eltern und deren Familien erhoben. Der diagnostische Hauptzweck liegt darin, beim individuellen Patienten genetische Ursachen psychischer Störungen zu erkennen. Psychische Erkrankungen in der Herkunftsfamilie sind jedoch auch ein starker psychosozialer Belastungsfaktor für psychische Störungen beim Patienten.

Die Familienanamnese kann entweder in Form einer Liste dargestellt werden oder in Form eines Genogramms. Die inhaltliche Information ist identisch. Letzteres Verfahren setzt jedoch im Regelfall eine handschriftliche Dokumentation voraus. Ein Genogramm ist eine piktografische Darstellung wichtiger Familienangehöriger des Patienten, vergleichbar mit einem Stammbaum. Genogramme werden auch in der Humangenetik und in der Systemischen Familientherapie eingesetzt. ▶ Abb. 4.3 zeigt die Grundstruktur von Genogrammen und wichtige Symbole.

Unabhängig von der Darstellung erfasst die Familienanamnese psychische Erkrankungen und relevante körperliche Erkrankungen bei den näheren Verwandten:

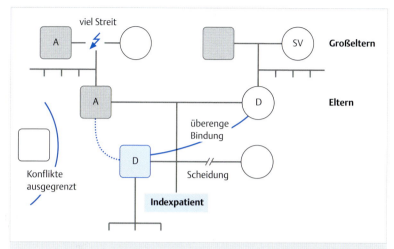

Abb. 4.3 Genogramm. Piktografische Darstellung wichtiger Angehöriger (A: Alkoholismus, D: Depression, SV: Suizidversuch, O: weiblich, □: männlich). (Möller HJ, Laux G, Deister A: Duale Reihe Psychiatrie, Psychosomatik und Psychotherapie. Stuttgart: Thieme; 2015)

- Essenziell ist die Familienanamnese für die leiblichen Eltern.
- Wünschenswert ist die Familienanamnese für die leiblichen Großeltern sowie die leiblichen und die Halbgeschwister.
- Fakultativ können weitere Verwandtschaftsgrade wie Onkel, Tanten oder Urgroßeltern erfasst werden.

4.3.6 Soziobiografische Entwicklung

Die soziobiografische Entwicklung soll neben groben Eindrücken über die Persönlichkeitsentwicklung des Patienten Auskunft geben über frühere, chronische und aktuelle psychosoziale Belastungsfaktoren. Entsprechend zur somatischen Vorgeschichte werden wichtige zu erfragende Informationen stichpunktartig wiedergegeben. Der Kliniker kann sich an folgendem Schema orientieren.

Herkunftsfamilie und deren Entwicklung:
- Kindesvater: Name, Geburtsjahr, höchster Ausbildungsabschluss oder Beruf
- Kindesmutter: Name, Geburtsjahr, höchster Ausbildungsabschluss oder Beruf
- Stiefeltern oder komplementäre primäre Erziehungspersonen: entsprechend, wenn zutreffend
- formaler Beziehungsstatus der Kindeseltern zueinander
- formaler Beziehungsstatus der Stiefeltern oder komplementären primären Erziehungspersonen in der Herkunftsfamilie: entsprechend, wenn zutreffend
- Geschwister, Halb- und Stiefgeschwister (Anzahl und Alter bzw. Geburtsjahr ausreichend)
- soziales Beziehungsverhältnis der Kindeseltern zueinander
- soziales Beziehungsverhältnis der Stiefeltern oder komplementären primären

Erziehungspersonen in der Herkunftsfamilie: entsprechend, wenn zutreffend
- soziales Beziehungsverhältnis des Patienten zu Kindesvater, Kindesmutter
oder, wenn zutreffend, zu Stiefeltern
oder komplementären primären Erziehungspersonen
- soziales Beziehungsverhältnis des Patienten zu Geschwistern
- soziale Position des Patienten in der Herkunftsfamilie

*Verhalten, soziale Struktur und wichtige Er-
eignisse im Kleinkind- und Kindergartenalter:*
- soziales Verhalten im Kindergarten oder
in vergleichbarer Struktur Gleichaltriger:
externalisierende (Aggressivität, Hyperaktivität, Dominanzverhalten), internali-
sierende (sozialer Rückzug, Ängstlichkeit) oder andere Auffälligkeiten
- Freunde im Kindergarten oder in vergleichbarer Struktur Gleichaltriger: guter
Freundeskreis, wenige oder keine Kontakte
- wichtige Ereignisse

*Verhalten, soziale Struktur und wichtige Er-
eignisse im Schulalter:*
- Leistungsniveau an der Grundschule und
besuchte Sekundarschule
- soziales Verhalten in der Schule: externalisierende (Aggressivität, Hyperaktivität, Dominanzverhalten), internalisieren-
de (sozialer Rückzug, Ängstlichkeit) oder
andere Auffälligkeiten
- Freunde im Schulalter: guter Freundeskreis, wenige oder keine Kontakte
- wichtige Ereignisse

Entwicklung Ausbildung und Beruf:
- Ausbildungen
- Berufstätigkeit

*Entwicklung Beziehung, Freunde und Privat-
leben:*
- Alter bei erster Beziehung, Dauer und
Häufigkeit von neuen Beziehungen

- sexuelle Entwicklung und Orientierung
- Freunde und Bekannte als soziales Netz-
werk
- Hobbies und Freizeitaktivitäten
- Internetnutzung, Videospiele (Ego-Shoo-
ter); aggressive Sportarten, Sportwaffen

*Entwicklung eigene Familie bzw. Komple-
mentärstruktur:*
- formaler Beziehungsstatus in Partnerschaften
- komplementäre, familienähnliche Strukturen: wenn zutreffend
- Kinder und Stiefkinder, komplementäre
Beziehungen zu Kindern

*Aktueller Status in den Bereichen Wohnung
und Familie bzw. Mitbewohner, Beruf bzw.
Ausbildung, Freunde und soziales Netzwerk:*
Dieser Abschnitt entspricht den in der
aktuellen Anamnese erhobenen Informationen (▶ Tab. 4.2).

4.4 Einflussfaktoren auf Persönlichkeit und Krankheit

4.4.1 Biografie

Um ein genaues Bild von der Persönlichkeit
des Patienten und seiner Entwicklung zu
erhalten und Risiko- und Schutzfaktoren
zu erkennen, konzentriert sich die Exploration im Rahmen weiterer Gespräche auf
die Biografie. Auf dieser Basis lassen sich
oft die Entstehung der Krankheit des Patienten und sein Umgang mit dieser Krankheit besser verstehen. Gerade bei psycho-
logisch erklärbaren Störungen lassen sich
dabei pathogene Einflussfaktoren ermitteln. Im Sinne einer „inneren Lebensgeschichte" sollte die persönliche Entwicklung eruiert werden mit den Hauptbereichen familiäres Milieu, Kindheitserlebnis-
se, berufliche Wahl und Entwicklung, Le-

bensform (Partnerwahl und -wechsel, „Familienleben"), Freizeit, Lebensgewohnheiten und -einstellungen sowie Weltanschauung (konservativ-bürgerlich, ökologisch, esoterisch, Ideologien, Religiosität).

Diese vertiefte Exploration setzt eine vertrauensvolle Arzt-Patient-Beziehung und eine sensible Gesprächstechnik voraus. Sie ist zeitaufwändig und vor allem bei trauma- und belastungsbezogenen psychosomatischen Störungen, Persönlichkeitsstörungen, Essstörungen sowie bei depressiven und Angststörungen indiziert. Im Sinne fortlaufender Gespräche besteht ein fließender Übergang zur Psychotherapie.

4.4.2 Persönlichkeit

Zu den wichtigen, facharztfordernden Bereichen gehört die Beschreibung der Persönlichkeit eines Patienten. Zur Beschreibung von Persönlichkeitszügen und -varianten gibt es eine Vielzahl (umgangssprachlicher) Begriffe wie rigide, sensitiv, ich-schwach, zwanghaft, hysterisch; diese beinhalten problematische Übertreibungen, aber auch Tugenden. Die Grenzen sind schwierig; es finden sich Übergänge zu „akzentuierten Persönlichkeitszügen" und zur „Persönlichkeitsstörung".

Geschichte

Hippokrates unterschied in seiner Humoralpathologie vier *Temperamentstypen*, basierend auf den vier Elementen Luft, Erde, Feuer und Wasser sowie den Körpersäften Blut, Galle und Schleim: sanguinisch, melancholisch, cholerisch und phlegmatisch. Dieses 4-Typen-Modell erscheint heute aufgrund seiner biologischen Determinierung und kategorialen Vereinfachung naiv.

Kretschmer und Sheldon beschrieben eine Verbindung zwischen *Körperbautypen* und psychischen Krankheiten („Körperbau und Charakter", Konstitutionspsychologie"); drei Somatotypen (endo-, meso-, ektomorph) wurden mit einem Temperament, einer Persönlichkeit und einer psychischen Störung verknüpft. Dieses Stereotyp wurde populär; so beschrieb Shakespeare in Julius Cäsar: „Lasst wohlbeleibte Männer um mich sein."

Sigmund Freud postulierte den Sexual- und den Aggressionstrieb, die beide neurobiologisch eng in der Amygdala (Mandelkern) miteinander gekoppelt sind. Entwicklungspsychologisch unterschied er eine orale, eine anale sowie eine phallische Phase und assoziierte bei Fixierung entsprechende Persönlichkeitstypen wie einen *oralen* oder *hysterischen Persönlichkeitsstil*.

C. G. Jung unterschied in seiner Persönlichkeitstypologie *Introversion* und *Extraversion*. Er ging auch davon aus, dass jeder Mensch von einer von vier Funktionsweisen beherrscht wird – Denken, Fühlen, Empfinden und Intuition.

Für Eysenck stellt *Temperament* einen Teil der Persönlichkeit dar; er unterschied Extraversion/Introversion, Labilität – Neurotizismus und Psychotizismus.

Karl Leonhard klassifiziert „akzentuierte Persönlichkeiten" und unterscheidet zwischen *Charakterzügen* (demonstrativ, übernachhaltig, übergenau, ungesteuert) und *Temperamentszügen* (stimmungslabil, dysthym, hyperthym, emotiv, überschwänglich, ängstlich).

Für von Zerssen ist Temperament der unmittelbar biologisch bedingte Anteil des Charakters (Persönlichkeit). Er beschrieb sechs *prämorbide Persönlichkeitstypen* (Typus manicus, sorglos-heiterer Typ, Typus melancholicus, ängstlich-unsicherer Typ, weltfremd-verträumter Typ, nervös-gespannter Typ).

Friedman und Rosenman beschrieben einen Zusammenhang zwischen Persönlichkeitsfaktoren und der *Anfälligkeit für Herzerkrankungen*: Typ A ist leistungsorientiert, feindselig, ungeduldig mit Tendenz zum Konkurrieren; Typ B ist eher gelassen und entspannt.

Für den Genetiker Cloninger bildet das Temperament die neurophysiologisch-genetische Grundlage der Persönlichkeit; er unterscheidet vier *Temperamentsfaktoren*:
- Harm Avoidance (Vermeidung von Schaden [Schmerz und Leid]): ängstlich, pessimistisch – aufgeschlossen, optimistisch
- Novelty Seeking (Suche nach Neuigkeit und Spannung): impulsiv, hitzig – rigid, schwerfällig
- Reward Dependence (Abhängigkeit von Belohnung und Anerkennung): warm, bestätigungsuchend – kalt, unnahbar
- Persistence (Beharrlichkeit, Durchhaltevermögen): ausdauernd, ambitioniert – leicht entmutigt, unter seinen Möglichkeiten bleibend

Sind diese vier Faktoren ausgewogen, ist der Mensch nach Cloninger im Gleichgewicht. 1993 definierte er drei Dimensionen des Charakters:
- Self-Directedness (Verantwortung, Sinnorientierung, Einfallsreichtum, Selbstakzeptanz)
- Cooperativeness (soziale Akzeptanz, Empathie, Hilfsbereitschaft, Mitgefühl, aufrichtiges Gewissen)
- Self-Transcendence (Selbstvergessenheit, transpersonale Identifikation, spirituelle Akzeptanz)

Akiskal beschrieb im Rahmen der bipolaren affektiven Störungen fünf affektive Temperamente. Die heutige Persönlichkeitspsychologie unterscheidet ein *5-Faktoren-Modell* („big five"):
- Extraversion (kontaktfreudig – zurückhaltend)
- Verträglichkeit (streitsüchtig – friedfertig)
- Gewissenhaftigkeit (gründlich – nachlässig)
- Neurotizismus (überempfindlich – entspannt)
- Offenheit (fantasielos – kreativ)

Persönlichkeitsstile und Einflussfaktoren

Merke

Der Patient sollte nach seinem „Naturell", seinem „Typ" im Sinne eines Selbstbildes von Primärpersönlichkeitszügen gefragt werden (z. B. einzelgängerisch, gesellig, ehrgeizig, impulsiv, eher still-ruhig, gründlich-penibel).

Die meisten Menschen zeigen Aspekte verschiedener Persönlichkeitsstile, wobei es sich eher um Dimensionen als um Kategorien handelt. Das Persönlichkeitsportrait eines Menschen ergibt meist nicht einen einzigen Typ, sondern die einmalige Mischung von 13 Stilen (▶ Tab. 4.4).

Tab. 4.4 Kontinuum vom Persönlichkeitsstil zur Persönlichkeitsstörung (nach [31]).

Stil	Störung
gewissenhaft	zwanghaft
selbstbewusst	narzisstisch
dramatisch	histrionisch
wachsam	paranoid
sprunghaft	Borderline
anhänglich	dependent
ungesellig	schizoid
lässig	passiv-aggressiv
sensibel	selbstunsicher
exzentrisch	schizotypisch
abenteuerlich	antisozial
aufopfernd	selbstschädigend
aggressiv	sadistisch

In Anbetracht der öffentlichen Gefährdung sind aggressive Persönlichkeitszüge besonders zu beachten. *Beispiel Amokanamnese*: Fragen zu kreisenden Gedanken, Möglichkeit an Waffen zu kommen, Wut und Hass auf die Menschheit (weshalb und seit wann?), Internetnutzung, Videospiele (Ego-Shooter); aggressive Sportarten, Sportwaffen.

Für die Persönlichkeitsentwicklung von hoher Relevanz ist die *Resilienz* (psychische Widerstandskraft). Resilienten Persönlichkeiten gelingt es trotz Traumatisierungen und negativen Sozialisationsbedingungen (Gewalt in der Kindheit, Armut, Krieg), psychische Stärke zu entwickeln und später ein „erfolgreiches" Leben zu führen. „Für einige sind frühe Wunden ein starker Antrieb, sie müssen andere dominieren, um sich vor ihnen selbst zu schützen" (Hesse J in: Die Getriebenen. Welt am Sonntag 19.04.2015). Bei Karrieristen ist dies ein häufiges Phänomen.

Der Schutzfaktor Resilienz setzt sich aus folgenden besonders relevanten Einzelkompetenzen zusammen:

- angemessene Selbst- und Fremdwahrnehmung/Selbsteinschätzung
- Selbstwirksamkeit – Überzeugung, Anforderungen bewältigen zu können
- Selbststeuerung
- Problemlösefähigkeiten
- aktive (Stress-)Bewältigungskompetenzen
- soziale Kompetenzen (Unterstützung holen)

Wichtige zu eruierende Faktoren sind: Vertrauenspersonen, Familie/Freunde, religiöse Bindung/Vereine, Liebe zu Musik, Natur, Kunst, Persönlichkeitszüge (Humor, aktiv-offenes Temperament), Vermögen.

Merke

Das Herauskristallisieren einer (einmaligen) individuellen Patientenpersönlichkeit im Sinne der „personalisierten Medizin" ist echte ärztliche Kunst. Dies bietet die Voraussetzung für eine erfolgreiche Therapieplanung (z. B. zuverlässige Umsetzung therapeutischer Maßnahmen).

Wichtig ist es herauszufinden, ob eine Persönlichkeitsveränderung als Krankheitsfolge stattgefunden hat bzw. im Gange ist. Ebenso bedeutend ist die Frage nach einer altersassoziierten Zuspitzung von Persönlichkeitszügen.

4.4.3 Lebensereignisse, Stressoren

Wichtige, einschneidende, belastende Lebensereignisse und prägende Personen werden sinnvollerweise mittels Fragebögen und Life Charts eruiert (▶ Abb. 4.4).

Welche akuten und vor allem persistierend-chronischen Stressoren (z. B. mittels Stressorenliste) können im Sinne einer Überforderung als Trigger, d. h. Auslöser, ausgemacht werden? Gibt es Zusammenhänge mit dem ersten Auftreten der psychischen Symptomatik?

Als Auslösefaktoren und Stressoren werden oft Stress in Beruf und/oder Familie genannt. Wichtig sind hier die Anamnese zum Beruf, wie Stellenwert der Arbeit, Schichtarbeit, Berufspendler, und die Eruierung der „Lebensphilosophie", z. B. Karriereehrgeiz, „Wellness-Life-Balance-Orientierung, Weltanschauung (Religion, alternativ-ökologische Einstellung, Esoterik), eventuell vorliegende Resilienz.

Häufig fließen Modellvorstellungen des vorinformierten Patienten ein: tiefenpsychologische Sicht (Kindheitstraumen), lernpsychologisches Modell (Konditionie-

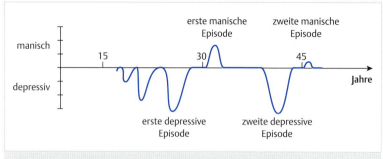

Abb. 4.4 Verlaufskalender (Beispiel manisch-depressive/bipolare affektive Störung).

rung z. B. bei Ängsten) und insbesondere das Stressmodell. Zu beachten ist, dass eine subjektive Bewertung aus Erlebenssicht des Patienten wiedergegeben wird; nach Möglichkeit sollten auch „objektive Fakten" berücksichtigt werden.

4.4.4 Psychodynamik, Konflikte

Vor allem für die Therapieplanung ist es wichtig, das Krankheitserleben („Kranksein"), die Sichtweise und die Perspektive des Patienten zu erfassen. Welche Erklärungsmodelle und Therapieerwartungen hat der Patient? Besteht Einsicht/Introspektion und Änderungspotenzial? Sieht der Patient eigene Konfliktanteile oder projiziert er schuldübertragend überwiegend auf den Partner, den Vorgesetzten oder andere?

Im Zentrum stehen meist Partnerschaftskonflikte und Konflikte am Arbeitsplatz. Besonders wichtig ist hier die Einholung der Fremdanamnese (Kap. 4.5).

Mithilfe der operationalisierten psychodynamischen Diagnostik (OPD-2) lassen sich psychodynamische Konstrukte auf einer beobachtungsnahen Ebene erfassen. Dazu zählen:

- Krankheitserleben, Krankheitskonzepte, Veränderungsressourcen
- dysfunktionale Beziehungsmuster (interpersonelle Kreismodelle, Perspektivenwechsel)
- definierte Konflikte (Abhängigkeit, Kontrolle, Autarkie, Selbstwert, Schuld, Identität)

Familiäre Konflikte sind oft „tabu". Die Familie ist ein Ort, der sich der Kontrolle weitestgehend entzieht; es besteht eine „ahnungslose Außenwelt". Eine objektive Klärung ist kaum möglich, die Einbeziehung von Familienangehörigen sollte versucht werden (Fremdanamnese).

Spezielle Fallkonstellation: Konflikte gehören zum Alltagsleben, die „Patienten" kommen auch mit Problemen und „Störungen" ohne echten Krankheitswert zum Arzt und benötigen statt einer Therapie eine *Beratung*. Faktoren, die den Gesundheitszustand beeinflussen und zur Inanspruchnahme von Hilfsdiensten führen, sind in der ICD-10 als Zusatzdiagnosen (Z-Diagnosen), im DSM-5 als „andere klinisch relevante Probleme" aufgeführt. Hierzu zählen unter anderem:

- Probleme mit Ausbildung, Beruf
- Probleme mit Wohnen und wirtschaftlichen Verhältnissen

- Probleme bei der Lebensführung/Lebensbewältigung (z. B. Z73 Erschöpfungssyndrom = Burnoutsyndrom)
- zwischenmenschliche Probleme (z. B. Trennung, Scheidung, Trauerreaktion)
- Probleme im Zusammenhang mit Vernachlässigung, Missbrauch

Merke

Erforderlich ist eine fundierte Differenzialdiagnostik, da die Probleme zusätzlich bei psychischen Störungen/Krankheiten auftreten oder Vorstadien psychischer Erkrankungen darstellen können (Risikofaktoren).

Es ist zu klären, ob der Patient soziale Unterstützung erhält (Partner, Familie, Freunde). Schließlich kann je nach Problematik das Thema „Lebensziele" in Vorbereitung auf psychotherapeutische Therapieziele angesprochen werden. Zudem sind „gesunde Anteile" und Stärken des Patienten im Sinne des Salutogenesemodells zu beachten.

4.5 Fremdanamnese – Vorbefunde

Die Fremdanamnese ist ein wichtiger Teil der psychiatrischen Exploration und Untersuchung. Sie sollte wenn möglich bei jedem Patienten durchgeführt werden, da sie – vor allem bei nahen Bezugspersonen – eine „andere Sicht" bietet. Dabei können wichtige ergänzende Informationen, aber auch diskrepante Sichtweisen erfasst werden. Bei Patienten mit Demenz, Manie, Psychose oder Sucht kann die Fremdanamnese wichtiger als die Eigenanamnese sein. Vor allem bei Partnerschaftskonflikten ist die Sicht des Partners von elementarer Bedeutung. Entweder werden die Angaben

des Patienten bestätigt oder es ergeben sich neue, völlig andere Aspekte.

Vom Patienten werden wichtige Symptome und Verhaltensweisen häufig verheimlicht, bagatellisiert oder gar nicht realisiert. Allerdings können auch die Angaben von Angehörigen „verfälscht" und einseitig sein, so dass „kriminalistisches Gespür" gefragt ist.

Die Fremdanamnese sollte aktiv, gezielt systematisch und sachverhaltsbezogen erhoben werden. Inhalte sind vor allem Ausgangspersönlichkeit, frühere seelische Krisen, Krankheitsgeschichte und Familienanamnese. Themen sind beispielsweise die positive Familienanamnese, der Umgang der Familie mit den Problemen des Patienten und die Krankheitstheorie der Familie.

Grundsätzlich ist das Einverständnis des Patienten einzuholen. Es hängt vom Einzelfall ab, ob der Patient bei der Erhebung der Fremdanamnese anwesend ist. Eventuell ergibt sich auch die Möglichkeit einer „Familienkonferenz".

4.6 Dokumentation

An die ärztliche Dokumentation werden aus (kassen-)rechtlichen und ökonomischen Gründen zunehmend höhere Anforderungen gestellt. Der hohe administrative Aufwand impliziert für den Arzt ein Zeitdilemma und häufig Unzufriedenheit mit der Berufsrolle. Rechtliche Grundlagen sind der mit der Aufnahme geschlossene Behandlungsvertrag, die Berufsordnung, gesetzliche Dokumentationspflichten und Arbeitsverträge. Die ärztliche Dokumentation dient als Gedächtnisstütze, zur Sicherung der Behandlungskontinuität, zur Rechenschaftslegung gegenüber den Patienten und Kostenträgern; sie hat zudem Beweisfunktion und ist Bestandteil der Qualitätssicherung.

Merke

Die Dokumentation der Aufklärung hat große haftungsrechtliche Bedeutung; Merkblätter können das persönliche Aufklärungsgespräch nicht ersetzen.

Die Dokumentation erfolgt als Krankenakte in Papierform oder zunehmend elektronisch (z. B. Krankenhausinformationssystem = KIS); Letzteres bringt große, zum Teil ungelöste Probleme der Datensicherheit und des Datenschutzes (Zugangsberechtigung, Codes) mit sich.

Inhaltlich sind alle wesentlichen Maßnahmen zeitnah zu dokumentieren; bei „schwierigen Patienten" empfiehlt sich eine ausführlichere Dokumentation (mit Teamnotizen). Zu beachten sind auch schutzwürdige Interessen Dritter (Angehöriger).

▶ **Arztbrief.** Der Arztbrief muss zeitnah erstellt werden und sollte faktenzentriert klar strukturiert sein. Die neuen Vorgaben zum Entlassmanagement sind zu beachten. Arztbriefe sollten so verfasst sein, dass Patienten sie lesen können (Arztbriefe werden in der Regel an den Patienten weitergegeben). Der Arztbrief ist wichtigstes Informations- und Kommunikationsmittel zwischen Krankenhausärzten und niedergelassenen Ärzten. Laut § 630 BGB beträgt die Aufbewahrungsfriste für Arztbriefe 10 Jahre.

Zu unterscheiden sind Kurzarztbrief, Verlegungs- oder Entlassungsbriefe. Sie sollten folgende Anforderungen erfüllen:

- *Form*: einheitlich und übersichtlich, gegliedert, sprachlich angemessen formuliert
- *Inhalt*: Behandlungsanlass, Verlauf, Empfehlungen (Grund der Zuweisung, Diagnosen, Anamnese, Befunde, Zusatzuntersuchungen, differenzialdiagnostische Überlegungen, Behandlungen und Be- handlungsergebnisse, Medikation, Empfehlungen zur weiteren Diagnostik und Behandlung)
- *Logistik*: rechtzeitige Übermittlung, Kontaktdaten von erreichbaren Ansprechpartnern
- *Zukunft*: Medienbrüche vermeiden, elektronischer Arztbrief (Datenschutz: elektronische Signatur, Heilberufsausweis)

Orientiert an der Checkliste zur Dokumentation im Dtsch. Ärzteblatt 2017 beinhaltet dies im Einzelnen:

- Anamnese inklusive Patientenbeschwerden
- aktuelle Medikamentenliste
- durchgeführte diagnostische Maßnahmen
- Therapiemaßnahmen und deren Wirkung einschließlich Komplikationen
- Pflegemaßnahmen, die über die Grundpflege hinausgehen
- prophylaktische Maßnahmen
- Aufklärung und Einwilligung des Patienten

▶ **Einsichtnahmerecht.** Dieses wurde in den letzten Jahren liberalisiert, nur „erhebliche therapeutische Gründe oder sonstige erhebliche Rechte Dritter" stehen ihm entgegen. Ehepartner, Eltern, Kinder und sonstige Angehörige haben ohne entsprechende Bevollmächtigung durch den Patienten kein eigenes Einsichtsrecht. Nach dem Tod des Patienten geht das Einsichtsrecht auf dessen Erben (Kopie des Erbscheins verlangen!) bzw. die nächsten Angehörigen über. Anerkannt ist das Recht auf kostenpflichtige Kopien.

Merke

Die Dokumentation darf keinesfalls während des Gesprächs am Computer erfolgen.

Kapitel 5

Spezielle, störungsorientierte Facharztanamnese

5 Spezielle, störungsorientierte Facharztanamnese

Gerd Laux

5.1 Abhängigkeiten/Sucht

▶ **Alkohol.** Ein offensichtlich an Alkoholismus leidender Patient, der jeglichen Alkoholkonsum negiert, kann beispielsweise durch die Feststellung, dass es sehr ungewöhnlich ist, gar keinen Alkohol zu trinken, in seiner bagatellisierenden Tendenz verunsichert werden. Bei einem Patienten, der seinen Medikamentenabusus leugnet und betont, er nehme nur bei Kopfschmerzen eine Schmerztablette ein, hilft die Frage nach der Häufigkeit der Kopfschmerzen und der Anzahl der Tabletten pro Kopfschmerzattacke, um das Ausmaß des Abusus abzuschätzen.

Folgende Punkte sind bei der Anamnese zu eruieren (▶ Abb. 5.1):

- Vorliegen von „Craving" (zwanghaftes Verlangen), Kontrollverlust, Vernachlässigung von Interessen
- typische Auslöser: Langeweile, Einsamkeit, Frustration, Angst, Depressivität/Dysphorie, Nervosität/Anspannung, freudige Ereignisse, Misserfolge, Konflikte, sozialer Druck, Entzugssymptome → Trinktagebuch führen
- Persönlichkeitsstruktur, Konfliktkonstellationen
- Konsummuster: schädlicher Alkoholkonsum, Binge-Drinking („Komasaufen": rascher zu schwerem Rauschzustand führender Konsum großer Alkoholmengen)
- Folgen für Partnerschaft, Arbeit, körperliche und juristische Folgen (Strafen, Verurteilungen, laufende Anklagen, Verkehrsdelikte)

Die motivierende Gesprächsführung dient dem Aufbau von Veränderungsmotivation und der Konkretisierung von Zielen unter Aufdeckung von Widersprüchen (change talk).

Die Früherkennung der Alkoholkrankheit gelingt nur über die Anamnese. Diese ist schwierig, da Alkoholabhängige bewusst und unbewusst oft die Unwahrheit sagen sowie zur Rationalisierung, Bagatellisierung und Negierung neigen. Die Eruierung eines riskanten Alkoholgebrauchs kann anhand des Konsummusters und beispielsweise mithilfe des CAGE-Tests erfolgen:

- Frage 1: Hatten Sie jemals das Gefühl, Sie müssen ihren Alkoholkonsum drosseln?
- Frage 2: Haben Sie sich jemals geärgert, wenn jemand ihren Alkoholkonsum kritisiert hat?
- Frage 3: Hatten Sie jemals Schuldgefühle, wenn Sie an Ihren Alkoholkonsum denken?
- Frage 4: Mussten Sie jemals morgens trinken, um sich zu beruhigen oder in Gang zu kommen (eye opener)?

Zur Erfassung von Alkoholismus können auch Fragebögen eingesetzt werden, z.B. AUDIT, MALT (Kap. 8). Fragen aus dem AUDIT-C-Fragebogen lauten:

- Wie oft trinken Sie Alkohol?
- Wenn Sie an einem Tag Alkohol trinken, wie viel alkoholhaltige Getränke trinken Sie dann typischerweise?
- Wie oft haben Sie an einem Tag des vergangenen Jahres mehr als 6 (Frau) bzw. 8 (Mann) alkoholische Getränke getrunken.

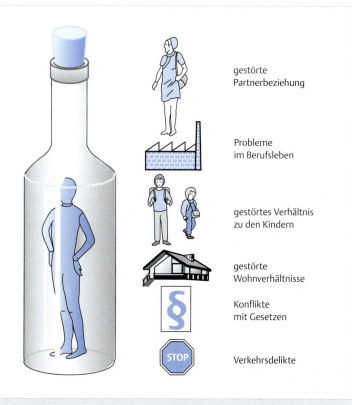

Abb. 5.1 Alkoholismus. Mögliche psychosoziale Folgen. (Möller HJ, Laux G, Deister A: Duale Reihe Psychiatrie, Psychosomatik und Psychotherapie. Stuttgart: Thieme; 2015)

Weiterhin sollte die Dokumentation körperlicher Alkoholfolgeschäden (Leberwerte) erfolgen. Dem Patienten können Patientenbroschüren als Infomaterial mitgegeben werden. Als Hilfsangebot kann auf Suchtberatungsstellen verwiesen werden.

▶ **Drogen.** Folgende Punkte sind bei der Anamnese zu eruieren:
- familiäres Umfeld, eventuell vorliegende Entwicklungsdefizite, traumatische Lebenserfahrungen, negatives Rollenlernen, Kontakte zu dissozialen Peers, Probleme in der Schule oder am Arbeitsplatz, Wohnsituation
- Triggerfaktoren (Personen, Plätze), auslösende Gedanken und Gefühlen
- Verhalten vor und während des Drogenkonsums: Beschaffung, typische Konsumsituationen
- Drogenart und Einnahmeform (oral, intravenös, nasal)

▶ **Medikamente.** Die Tablettensucht ist eine „stille, heimliche Sucht". Folgende Punkte sind bei der Anamnese zu eruieren:
• Medikamentenart und -dosis
• Dauer der Abhängigkeit, Einnahmegründe (Schlafstörungen, Angst- und Unruhezustände, vor allem bei Alterspatienten)
• Abhängigkeit von Alkohol und/oder Benzodiazepinen
• „Neurodoping" (Hirndoping) mit Stimulanzien

▶ **Nicht stoffgebundene Abhängigkeiten.** Dazu zählen beispielsweise:
• Computerspielabhängigkeit
• Videospielsucht, z. B. Online-(Rollen-) Spiele, Ego-Shooter
• Internetabhängigkeit

Das Spielen wird zur Haupttätigkeit des Tages. Die Entzugssymptomatik tritt auf, wenn das Spielen entfällt; sie äußert sich in Form von Reizbarkeit, Ängstlichkeit oder Traurigkeit. Es wird zunehmend mehr Zeit mit dem Internetspielen verbracht (Toleranzentwicklung) und es kommt zum Interessenverlust (frühere Hobbys). Die Betroffene täuschen ihre Familienangehörigen und andere bezüglich des Umfangs des Spielens.

Weiterhin kann eine Sucht in und eine Abhängigkeit von sozialen Netzwerken (z. B. Facebook, Twitter) bestehen, z. B. Online-Sexsucht, -Kaufsucht, -Glücksspielsucht.

Vorstufen sind eine ständige Erreichbarkeit am Handy („nicht abschalten können"), steigender Zeitbedarf sowie das Verlangen nach immer besserer technischer Ausrüstung und Software. Eine pathologische Nutzung liegt vor, wenn täglich mehr als 6 Stunden (exklusive Beruf) darauf verwendet werden. Weiterhin werden elementare Bedürfnisse (z. B. Essen) vernachlässigt.

Im Fokus der Anamnese stehen die psychosozialen Folgen des exzessiven Verhaltens, z. B. der Funktionsverlust in Familie, Beruf und im sozialen Umfeld.

5.2 Affektive Störungen

▶ **Hypomanie, Manie.** Die Patienten zeigen oft einen logorrhoischen Redefluss, sind kaum zu unterbrechen, kommen zum Teil unzusammenhängend „vom Hölzchen aufs Stöckchen" und zeigen keinerlei Leidensdruck oder Krankheitsgefühl geschweige denn Krankheitseinsicht. Distanzlose Annäherungen, auch aggressives Verhalten sind möglich. Die (bizarren) Ideen und der Charme der Betroffenen können aber ebenso wie die inadäquat gehobene Stimmung durchaus faszinieren.

Die Erhebung einer strukturierten Anamnese ist schwierig, eine Fremdanamnese ist unbedingt erforderlich; dabei ist es ratsam, ein Zeitlimit zu setzen. Es sollte nach Verkehrsdelikten und laufenden Rechtsstreitigkeiten/Anklagen gefragt werden.

▶ **Depressive Störungen.** Sie umfassen ein weites Spektrum und zeigen ein heterogenes Bild. Im Zentrum stehen eine über Wochen oder Monate andauernde gedrückte Stimmung und Niedergeschlagenheit, Antriebslosigkeit und Interesseverlust. Im DSM-5 werden 227 verschiedene Symptome aufgelistet.

Wichtige Anamnesepunkte sind Schwere/Tiefe, Dauer, Auslöser/Stressoren/Gründe, Ablenkbarkeit, Tagesschwankungen. Zu den Kern- und Schlüsselfragen gehören „Losigkeitssymptome": Freudlosigkeit, Antriebslosigkeit, Interesselosigkeit, Schlaflosigkeit, Appetitlosigkeit, Wertlosigkeit, Hoffnungslosigkeit.

Zu erfragen ist das Leitsymptom („was quält Sie am meisten"). Weitere wichtige Symptome sind Anhedonie (Unfähigkeit, sich freuen zu können), kognitive Störungen (Konzentrationsstörungen) ständiges Grübeln, Tagesschwankungen („Morgentief") und suizidale Gedanken. Je nach Person und sozialer Rolle haben die einzelnen erhobenen Symptome sehr unterschiedliche Bedeutung: Für eine Lehrerin sind Konzentrationsstörungen, für einen Ingenieur Ideenarmut und für einen Bauarbeiter körperliche Mattigkeit von höchster Relevanz.

Merke

Die Abschätzung der Suizidalität ist obligat. Eventuell können hierfür Risikochecklisten verwendet werden.

Folgende Punkte sind bei der Anamnese zu eruieren:

- Lebensereignisse, vor allem Trennungen (Partner, Kinder, Wohnung), Rollenwechsel und -verluste (Mutterschaft, Pensionierung)
- Vorliegen von Komorbidität, z. B. koronare Herzerkrankung, Typ-2-Diabetes, Morbus Parkinson und andere somatische Erkrankungen einschließlich Medikation (pharmakogene Depression, z. B. durch Kortison); Sonderfall: Depression bei Morbus Parkinson oder Tumorerkrankungen mit Symptomüberschneidungen
- Persönlichkeitsstruktur (spielt bei der Genese depressiver Syndrome eine Rolle): „Typus melancholicus", Ehrgeiz, zwanghafte Züge, „Perfektionismusfalle", Wertvorstellungen, Selbstoptimierung/ Überforderung, „Burnout"
- familiäre Belastung (Genetik)
- Vorbehandlungen
- Differenzialdiagnose: bipolare affektive Störung (manische Phasen?)

Depressive Männer neigen zum Verschweigen von Problemen und Traurigkeit. Ihre Depression wird als Chamäleon beschrieben; Männer sind oft unruhig-impulsiv, reizbar, ja feindselig, wollen in Ruhe gelassen werden, ziehen sich zurück, zeigen Risikoverhalten (Autorasen, Alkoholabusus, Arbeits-, Sport-, Sexsucht) und nehmen ungern Hilfe in Anspruch. Es besteht Suizidrisiko. Dies muss aktiv exploriert werden. Dabei sind nicht nur die Symptome abzufragen, sondern auch Mimik, Gestik, Bewegung und Sprache (leise, verlangsamt) sind zu beobachten.

Depressive Patienten erfordern besondere Empathie (Einfühlungsvermögen mit erforderlicher emotionaler Distanz) und Geduld (Zeitrahmen). Bei gehemmt Depressiven ist eine aktive Explorationsrolle angezeigt; große Sensibilität erfordern Schuldgefühle und eine oft schambesetzte sexuelle Dysfunktion (Problem: männlicher Patient und junge Ärztin).

Der *Verlauf* (rezidivierende Phasen) wird sinnvollerweise durch das Erstellen eines Episoden-/Phasenkalenders (Life-Chart/Mood Charting) veranschaulicht (Beginn, Phasen, Bipolar) (▶ Abb. 5.2).

Reaktive Depressionen werden im DSM-5 als Anpassungsstörung eingeordnet, an die Stelle der Dysthymie tritt die persistierende depressive Störung als chronisch verlaufende Form der Major Depression. In der ICD-10 ist die Dysthymia im Sinne einer anhaltenden depressiven Störung der depressiven Episode diagnostisch untergeordnet.

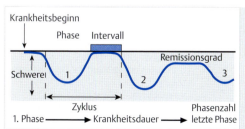

Abb. 5.2 Phasenkalender bei rezidivierenden depressiven Störungen (nach Laux).

Zu beachten ist, dass die Diagnosekriterien nach ICD-10 und DSM-5 fast nur quantitativ nach Schweregrad sind, was zu einer Nivellierung depressiver Syndrome („Allerweltsdiagnose") geführt hat.

Wichtig ist es, die *Subtypen* depressiven Erlebens und Verhaltens zu erfassen und eine psychopathologische Differenzierung vorzunehmen (vergleiche Konzepte Melancholie, endoreaktive Dysthymie). Zu den Subtypen zählen unter anderem antriebsgehemmte, ängstlich-agitierte, larvierte oder somatisierte Depression, psychotisch-wahnhafte Depression, selbstquälerische, anankastische Depression, somatogene Depression (hirnorganische, körperliche Erkrankung, Medikamentennebenwirkung).

▸ **„Burnoutsyndrom".** Es handelt sich um eine ausgeprägte Form der Erschöpfung („Ausgebranntsein"), die durch anhaltenden übermäßigen beruflichen Stress bedingt ist; eine Regenerierung gelingt nicht mehr.

Oft stellen sich Patienten wegen „Burnouts" mit folgenden Beschwerden/Symptomen vor: starke körperliche und emotionale Erschöpfung, (subjektive) Leistungs- und Antriebsschwäche, innere Leere, fehlende Fähigkeit sich zu erholen, negativ-zynische Haltung zur Arbeit, depressive Stimmung, Interesseverlust, Aktivitätseinschränkung, Schlafstörungen.

Gezielte anamnestische Fragen: Sind die Arbeitsanforderungen zu hoch? Bestehen zu wenig Kontrolle (Handlungsspielraum, Selbstbestimmung), zu wenig Belohnung (Bezahlung, Aufstieg, Anerkennung, Arbeitsplatzsicherheit) oder zu wenig soziale Unterstützung (Team, Vorgesetzte).

Risikokonstellationen und typische Ursachenfelder am *Arbeitsplatz*: monotone Arbeit, mangelnde Anerkennung, fehlende Entscheidungsfreiheit, Ehrgeiz, Perfektionismus (→ Arbeitswelt, Arbeitsverdichtung, fehlende Autonomie); zunehmend weniger Raum für eigene Entscheidungen, fehlende Anerkennung (Gratifikationskrise); zu wenig Handlungsspielraum und Wertschätzung, zu wenig menschliche Unterstützung, zu wenig Regenerationsmöglichkeiten, unsicherer Arbeitsplatz .

Zu den *persönlichen* Eigenschaften, welche die psychische Erschöpfung beschleunigen, gehören überzogener Perfektionismus, schlecht Nein-Sagen-Können, Angst vor Fehlern und Schwächen, Neigung, es allen recht machen zu wollen, übermäßiges Engagement – enttäuschte Erwartungen.

Das Burnoutsyndrom läuft in der Regel in mehreren Phasen/Stadien ab:
- idealistische Begeisterung (hoher Einsatz, Überidentifikation mit der Arbeit)
- Stillstand (Leben auf Arbeit reduziert, Enttäuschungen)
- Frustration und psychosomatische Beschwerden (Motivationsverlust, Zynismus, körperliche Beschwerden)
- Apathie und Verzweiflung (Resignation, Gefühl der Sinnlosigkeit)

Zu den einzelnen Symptomen bzw. Verhaltensmustern zählen:
- übertriebener Ehrgeiz, Zwang, sich zu beweisen
- Vernachlässigung eigener nicht beruflicher Bedürfnisse
- Verdrängung von Konflikten und Bedürfnissen
- Rückzug
- Innere Leere, Angstgefühle, Suchtverhalten
- zunehmende Sinnlosigkeit und Desinteresse

Es gibt eine sehr große Zahl an assoziierten Symptomen, die einen Zusammenhang mit dem Burnout-Syndrom zu haben scheinen. Diese umfassen unzählige Symptome, die in Clustern zusammengefasst sind:
- Warnsymptome der Anfangsphase: vermehrtes Engagement für Ziele, Erschöpfung
- reduziertes Engagement
- emotionale Reaktionen (Depression, Aggression)

- Abbau von Leistungsfähigkeit, Motivation, Kreativität
- Verflachung (emotional, sozial)
- psychosomatische Reaktionen
- Verzweiflung

Burnout ist kein eigenständiges Krankheitsbild, sondern ein Risikozustand. Da die Erkrankung nicht stigmatisierend ist, besteht die Gefahr, sie als Merkmal besonderer Leistungsfähigkeit zu verstehen. Sie kann Vorbote einer Depression sein bzw. sich mit einer Depression überschneiden; dies ist diagnostisch abzuklären (▸Abb. 5.3). Das Maslach Burnout Inventory ist als Testinstrument zur Evaluierung eines Burnoutsyndroms zwar weit verbreitet, aber nicht valide und deshalb nicht hilfreich.

5.3 Angststörungen

Die folgenden angsttypischen Symptome sollten exploriert werden: kognitive Symptome wie ständiges Besorgtsein, gestörte Konzentration, Entscheidungsunfähigkeit, Angst die Kontrolle zu verlieren oder verrückt zu werden, körperliche Symptome (Schwindel, Tremor, Unruhe, Atemnot), Verhaltensauffälligkeiten (Vermeidungsstrategien).

Eine einmalige, umfassende körperliche Untersuchung ist notwendig; dabei sind vor allem Schilddrüsenerkrankungen, Anfallsleiden, Herz- und Lungenerkrankungen auszuschließen.

5

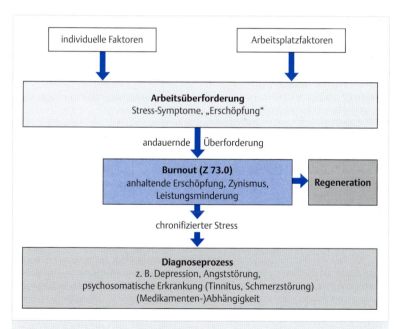

Abb. 5.3 Burnout. Entstehungsfaktoren und Diagnoseprozess. (Möller HJ, Laux G, Deister A: Duale Reihe Psychiatrie, Psychosomatik und Psychotherapie. Stuttgart: Thieme; 2015)

Unterschieden werden:
- generalisierte Angststörung (GAD)
- Panikstörung (episodisch paroxysmale Angst)
- phobische Störungen (Agoraphobie, soziale Phobie, spezifische Phobien, z. B. Klaustrophobie, Akrophobie, Examensangst, Flugangst)
- Angst und depressive Störung, gemischt

Typische zu eruierende Symptome:
- *Generalisierte Angststörung*: schwer kontrollierbare, „frei flottierende", übermäßige, anhaltende Angst in Form von Befürchtungen und Sorgen, motorischer Spannung und vegetativer Übererregbarkeit
- *Panikstörung*: ohne reale Bedrohung plötzlich minutenlang auftretende Angst, die Kontrolle zu verlieren, verrückt zu werden oder zu sterben; Herzklopfen, Hitzewallungen, Zittern, Brustschmerzen, Erstickungsgefühl, Schwindel, eventuell Todesangst; Fragen nach Häufigkeit (täglich, wöchentlich, zweimal im Monat?), Auslösern und Dauer der Beschwerden
- *Agoraphobie*: Angst vor engen, geschlossenen Räumen oder Menschenmengen; Angst, das eigene Haus zu verlassen, sich auf öffentlichen Plätzen aufzuhalten, Geschäfte zu betreten, Verkehrsmittel zu benutzen

Weitere Fragen:
- Wann sind die Symptome erstmals aufgetreten? War der Patient schon in der Kindheit ängstlich?
- Werden Medikamente eingenommen? Besteht ein exzessiver Kaffeekonsum?
- Welche angstauslösenden Situationen gibt es? Wie sind Verhalten und Reaktionen auf diese Situationen (Vermeidung)?
- Welche Konflikte bestehen aktuell?

Merke

Bei Angstpatienten ist es wichtig, durch Stimmlage und Wortwahl im Gespräch Ruhe und ein Gefühl der Geborgenheit zu vermitteln.

5.4 Anpassungs-/Belastungsstörungen

Zu den Trauma- und belastungsbezogenen Störungen Erwachsener zählen Anpassungsstörungen, akute Belastungsreaktion und posttraumatische Belastungsstörung (PTSD, PTBS).

▶ **Anpassungsstörung.** Hierbei treten emotionale Symptome und Verhaltensauffälligkeiten (Angst, depressive Stimmung, Hilflosigkeit; tägliche Routine kann nicht mehr bewältigt werden) als Reaktion auf belastende Lebensereignisse für meist nicht länger als 6 Monate auf.

Belastungsfaktoren sind der Verlust enger Beziehungspersonen, gravierende Veränderungen der sozialen Umgebung (z. B. Flucht) oder Schwierigkeiten am Arbeitsplatz. Subtypen sind kurze oder längere depressive Reaktion, Angst und depressive Reaktion gemischt. Die Kriterien für eine Major Depression werden nicht erfüllt.

▶ **Akute Belastungsreaktion.** Sie treten innerhalb von Minuten nach einem massiv traumatisierenden Ereignis auf (schwerer Unfall, Gewalt, Katastrophen) und klingen nach 3 Tagen (maximal 4 Wochen) ab („akute Krisenreaktion, psychischer Schock, Nervenzusammenbruch"). Nach einem „Betäubungszustand" zeigen sich rasch wechselnde Symptome (z. B. Intrusionen, Schlafstörung, Angst, Wut, Reizbarkeit, Schreckreaktionen).

Merke Ⓜ️

Die Übergänge zwischen normalen Reaktionen und Reaktionen mit Krankheitswert sind fließend.

▶ **Posttraumatische Belastungsstörung.** Dieses Störungsbild wurde in den 1980er-Jahren bei amerikanischen Soldaten nach schrecklichen Erlebnissen im Vietnamkrieg beschrieben. Es entsteht aufgrund außergewöhnlicher, katastrophenartiger Ereignisse wie Entführung, Terroranschlag, Gefangenschaft oder erlebter Gewalt. Das klinische Bild ist vielfältig, typische Symptome sind:

- sich aufdrängende belastende Gedanken und Erinnerungen an das Trauma (wiederholtes Traumaerleben – Intrusionen, Flashbacks, Albträume)
- Symptome der Übererregung wie Schlafstörung, Schreckhaftigkeit, Reizbarkeit
- Vermeiden von Situationen oder Aktivitäten, die an das Trauma erinnern
- negative Emotionen (Ärger, Schuld, emotionale Stumpfheit, Teilnahmslosigkeit, innere Leere)
- Wiederkehr durch „Trigger" (spezifische Auslösesituationen)

Relevant für die Entstehung sind Persönlichkeitsfaktoren (Empfindlichkeit, Verletzlichkeit, Selbstunsicherheit), Lebensphilosophie, biografische Brüche und Reaktionen der Umwelt. Unterschieden werden eine Typ-1- und Typ-2-Traumatisierung (kurz, einmalig versus lang andauernd, mehrfach). Traumareaktion und -bewältigung sind individuell sehr unterschiedlich; sie äußern sich unter anderem in Trauer, Rückzug, Alleinsein oder Sich-in-die-Arbeit-Stürzen. Wichtig ist die Unterstützung durch Freunde, Familie und Selbsthilfegruppen.

Hintergründe für aktuelle Zunahme: Die Menschen fühlen sich via Mediennachrichtenflut von Ereignissen belastet, die früher nahezu alltäglich waren. Es gibt Hinweise für eine reduzierte Frustrations-/Stresstoleranz und Resilienzkapazität.

Eine Sonderform ist die *posttraumatische Verbitterungsstörung* nach Linden als Reaktion auf Ungerechtigkeit. Wenn Menschen in ausgeprägter Verbitterung gefangen sind, kann es zu einer krankheitswertigen Störung kommen mit Niedergeschlagenheit, Antriebshemmung und multiplen psychosomatischen Beschwerden, auch Lebensüberdruss.

5.5 Essstörungen

Die Betroffenen sind ständig mit dem Körpergewicht, dem Körperbild und den Möglichkeiten der Gewichtsreduktion beschäftigt. Zu eruieren sind Kontrollverhalten (häufiges Wiegen), Auftreten von Essanfällen, Einnahme von Abführmitteln, exzessives Betreiben von Sport, Induktion von Erbrechen.

Typisch ist das Präsentieren von Symptomen, die auf andere Erkrankungen hindeuten: Oft werden gynäkologische und gastrointestinale Symptome zuerst präsentiert (Dys- oder/Amenorrhö, Gastritis). Die Vorstellung beim Arzt erfolgt auf Druck der Eltern oder des Partners. Häufig bestehen ambivalente Motivation, Scham, Schuldgefühle und Verleugnung.

Da Essen, Gewicht und Ernährung zentrale Themen sind, sind Essverhalten und eventuell bestehende Fressattacken zu eruieren; hierzu kann der Fragebogen zum Essverhalten (FEV) verwendet werden. Weitere wichtige Anamnesepunkte sind die Rolle und Bedeutung des Körpers, Fasten, Diäten, Schönheitsideal, Selbstbild/Selbstideal, Einnahme von Appetitzüglern und/oder Laxanzien, gesteigerte körperliche Aktivität.

▶ **Anorexie.** Zu explorieren sind Essmuster, Einnahme von Appetitzüglern, körperliche Hyperaktivität, (induziertes) Erbrechen, Angst vor Gewichtszunahme.

▶ **Bulimie.** Die Patientinnen verschweigen ihre Symptome häufig aus Scham. Sie haben die überwertige Vorstellung, dass sie nur etwas wert seien, wenn sie schlank und perfekt aussehen.

Leitsymptome sind Heißhungeranfälle, (induziertes) Erbrechen, Dauerdiät und die Vorgabe einer niedrigen Gewichtsgrenze. Die Essanfälle sind unterschiedlich häufig. Auf körperliche Folgesymptome ist zu achten (Haarausfall, Zahnschäden, Elektrolytstörungen, Osteoporose). Oft ist kaum zu erkennen, dass die Patientinnen ständig mit Essen beschäftigt sind.

5.6 Forensische Psychiatrie

Die Forensische Psychiatrie befasst sich mit den rechtlichen Auswirkungen von psychischen Krankheiten. Letztere können dazu führen, dass ein Erwachsener z. B. nicht schuldfähig, nicht geschäftsfähig oder nicht einwilligungsfähig ist (Kap. 9.2). Psychiater mit dem Schwerpunkt Forensische Psychiatrie befassen sich mit der Erkennung und Behandlung psychisch kranker Straftäter und mit Fragen des Zivilrechts (Geschäftsfähigkeit, Betreuungsrecht, Einwilligungsfähigkeit, Unterbringung) und des Sozialrechts. Die gutachterliche Beurteilung umfasst vor allem die Beurteilung der Voraussetzungen der Schuldfähigkeit von Straftätern (Vorliegen einer krankhaften seelischen Störung, einer tief greifenden Bewusstseinsstörung, einer schweren anderen seelischen Abartigkeit). Wichtige Bereiche sind der Maßregelvollzug, das Erstellen von Kriminalprognosen (Risikofaktoren für Rückfälle z. B. mittels Prognoseinstrumenten wie der Psychopathy Checklist nach Hare; Notwendigkeit einer Sicherungsverwahrung) und die empirisch-psychopathologische Forschung,

Bereits 1651 beschrieb der englische Staatsmann und Philosoph Thomas Hobbes drei Konfliktursachen, aus denen Gewalt entsteht:

- Konkurrenz und Wettbewerb → zu Gier, eventuell Sucht und Neid führend
- Zaghaftigkeit und Ängstlichkeit → zu Vertuschung, Gefahrenabwehr führend
- Stolz, Ruhm → zu Kränkungen führend und Genugtuung verlangend

Die Disziplin im Übergangsfeld zu Kriminologie und Jurisprudenz orientiert sich an objektiven Fakten, Ermittlungsakten und rechtlichen Tatbeständen einerseits sowie an Persönlichkeitspsychopathologie und Motivanalyse des Beschuldigten andererseits.

Das Feld der Forensischen Psychiatrie ist bezüglich Anamnese und Exploration eine besondere Herausforderung und erfordert hohen Zeitaufwand sowie profunde Gesprächstechniken. Oft sind Antworten nur über indirekte, scheinbar „harmlose" Fragen zu erhalten (z. B. „Sie treiben doch gerne Sport und haben spannende Hobbies"). Neben „Fakten" sollen vor allem emotional-affektive Aspekte exploriert werden; die Herstellung eines „Sich-Öffnens" angesichts fehlender ärztlicher Schweigepflicht ist schwierig. Nachfolgend sind Struktur und Inhalte eines Gutachtens wiedergegeben.

Aufbau und Inhalte eines Gutachtens

Formale Angaben

- Auftraggeber, Aktenzeichen
- Personalien des Probanden
- Fragestellung an den Gutachter (Wortzitat aus dem Beweisbeschluss)
- benutzte Quellen (Akten, Arztberichte, Krankengeschichten)
- Datum der ambulanten Untersuchung bzw. Zeit und Dauer der klinischen Beobachtung
- Zusatzuntersuchungen und -gutachten

Sachverhalt

gestraffte Darstellung des Sachverhalts

Vorgeschichte

- Aktenvorgeschichte
- eigene Angaben des Probanden
- Fremdangaben

Aufgabe des Gutachters ist es, die für die medizinische und psychologische Beurteilung wichtigen Tatsachen des Akteninhalts herauszuarbeiten und zwar in Form einer sachlich-referierenden Darstellung.
  Im Einzelnen soll dies umfassen:

- Tatvorgeschichte und -hergang (z. B. Entwicklung der Täter-Opfer-Beziehung, Alkoholisierungsgrad, psychische Auffälligkeiten nach der Tat)
- psychische Krankheiten oder Auffälligkeiten
- frühere psychiatrische Gutachten

Untersuchungsergebnisse

- körperlicher Befund
- psychischer Befund (möglichst frei von Fachausdrücken)
- psychologische Testbefunde
- Verweis auf andere Zusatzbefunde

Zusammenfassung und Beurteilung

Dies ist das eigentliche Kernstück des Gutachtens und beinhaltet die zusammenfassende Würdigung aller anamnestischen und befundmäßigen Tatsachen.

- Wiederholung der Fragestellung
- Zusammenfassung von Biografie, Anamnese, Befund einschließlich sorgfältiger Persönlichkeitsanalyse
- diagnostischer Abschnitt (hier präzis formulierte und begründete Diagnose mit ICD-10-Nummer)
- gerichtspsychiatrische Folgerungen (§§ 20, 21, §§ 63, 64)
  - allgemeine forensische Aspekte zur Beurteilung der Art der Erkrankung in Bezug auf die Art des Delikts
  - individuelle Gesichtspunkte bei der forensischen Beurteilung im konkreten Fall

Kurzzusammenfassung

Extrakt des Gutachtens in Kurzform, d. h. Wiedergabe der Diagnose und Feststellung, ob und gegebenenfalls welchem Exkulpierungsmerkmal der festgestellte psychische Zustand zuzuordnen ist. Es ist eine Aussage zu machen, ob hierdurch die Einsichts- und Handlungsfähigkeit nicht oder erheblich vermindert bzw. sogar aufgehoben waren.

5

Empfehlung zum Prozedere für Gutachter [29]:

- beobachten
- beschreiben (ohne Interpretation)
- erfragen (ohne Unterstellungen)
- Schlussfolgern und Hypothesen entwickeln (Interpretation des Beobachteten und Erfragten)

Realität ist, dass der untersuchende Psychiater oft angelogen wird („Erinnerungslücken"). Interessant sind hier beispielsweise neuere Ergebnisse der Gedächtnisforschung, die zeigen, dass sich kein Mensch alle Einzelheiten merken kann (maximal 5), sondern ein eigenes Konzept über ein Ereignis formt (Informationseinheit) und seine Erinnerungen Täuschungen unterliegen.

5.7 Hirnorganische/ neurokognitive Störungen

Diese Störungen nehmen eine Sonderstellung ein, da eine definierbare Ätiopathogenese vorliegt: Es liegen erworbene kognitive Störungen vor, zu denen insbesondere Delir und Demenz zählen. Folgendes ist vor allem zu explorieren.

- Orientierung (örtlich, zeitlich, zur eigenen Person, situativ)
- Auffassung, Aufmerksamkeit, Merkfähigkeit, Lernen und Gedächtnis (sprachlich, figural, episodisch)
- Aphasie (Wortfindungsstörungen, Störungen des Sprachverständnisses)
- Apraxie (Störung zielgerichteter, planvoller Handlungen bei intakter Motorik)
- formale Denkstörungen (z. B. Perseveration), inhaltliche Denkstörungen (Wahn), Wahrnehmungsstörungen (optisch, akustisch)
- Störungen des Affekts, Vitalstörungen (Appetit, Schlaf, Tag-Nacht-Rhythmus)

- Antriebsstörung, Ängste
- Exekutivfunktionen (Planen, Entscheidungen treffen)
- Verlauf: zeitlich (Beginn, Erstsymptome), fluktuierend – progredient fortschreitend

▶ **Delir.** Akuter Verwirrtheitszustand mit Störung der Aufmerksamkeit und der Orientierung sowie psychomotorischen Störungen. Man kann zwischen hypoaktivem oder hyperaktivem Delir unterscheiden. Wichtige Formen sind Alkoholentzugsdelir, postoperatives Delir, pharmakogenes Delir.

▶ **Demenz (schwere neurokognitive Störung).** Zentral sind Orientierungsstörungen und Gedächtnisbeeinträchtigung, außerdem Aphasie, Apraxie, Störung der Exekutivfunktionen, Funktionsdefizite in familiären, beruflichen und sozialen Bereichen (im Vergleich zu früher).

Wichtige Subtypen sind:

- Alzheimer-Demenz (schleichend progredient)
- frontotemporale Demenz (enthemmtes oder apathisches Verhalten, Abnahme sprachlicher Fähigkeiten)
- Lewy-Körper-Demenz (fluktuierende Aufmerksamkeit, optische Halluzinationen, spontane Parkinson-Symptome, Neuroleptika-Überempfindlichkeit)
- vaskuläre Demenz (zerebrovaskuläre Erkrankung)
- Parkinson-Demenz

Relevant für die Subtypenzuordnung sind neurologische Fokalsymptome, vaskuläre Risikofaktoren, schleichend progredienter oder fluktuierender Verlauf, Auftreten optischer Halluzinationen, stereotype Verhaltensweisen, Enthemmung. Weitere Ursachen sind unter anderem Schädel-Hirn-Traumen, HIV-Infektion, Prionenerkrankung und substanz-/medikamenteninduzierte hirnorganische Psychosyndrome.

Facharztstandard ist die Durchführung psychometrischer Tests, z. B. Mini-Mental-

Status-Test (MMST), DemTect, MoCA (Kap. 8). Gegebenenfalls ist eine Fahrtauglichkeitstestung in die Wege zu leiten. Eventuell sind Liquordiagnostik (Beta-Amyloid-1–42, Phospho-Tau) und bildgebende Untersuchungen durchzuführen.

Fragen an den Patienten: „Haben Sie in letzter Zeit bemerkt, dass Sie vergesslich sind, sich neue Dinge schlechter merken können? Sind Sie im Alltag durch Gedächtnis- oder Konzentrationsschwierigkeiten beeinträchtigt?

Bei Demenzen erfolgt die Vorstellung oft durch Angehörige, da der Patient kaum Krankheitsgefühl und -einsicht hat. Diese berichten über funktionelle Beeinträchtigungen im Alltag (→ Skalen z. B. IADL, Kap. 8) und typische Symptome (Verwirrtheit, Desorientiertheit, Gedächtniseinbußen) und können vor allem den Verlauf schildern. Werden belastende Situation der Angehörigen erkannt, sollten Hilfen organisiert werden. Wichtig ist zudem die Medikamentenanamnese.

Merke

Mit dem dementen Patienten ist laut, deutlich und in kurzen, einfachen Sätzen zu sprechen.

▶ **Leichte kognitive Störung (Mild Cognitive Impairment, MCI).** MCI ist definiert als subjektive und objektivierbare kognitive Leistungsverschlechterung bei erhaltener Alltagskompetenz. Die Abgrenzung zum „normalen Altern" und zur leichten Demenz kann schwierig sein, der Übergang ist fließend. Das Risiko für eine Demenzerkrankung ist erhöht; die jährliche Übergangshäufigkeit von MCI zur Demenz wird mit bis zu 10 % angegeben. Die Diagnostik erfolgt mittels neuropsychologischer Tests (Aufmerksamkeitsleistung, Exekutivfunktionen).

5.8 Persönlichkeitsstörungen

Definition

Persönlichkeitsstörungen sind definiert als ein überdauerndes Erleben und Verhalten, das deutlich von den Erwartungen der soziokulturellen Umgebung abweicht, tief greifend und unflexibel ist, in der Adoleszenz beginnt und im Zeitverlauf stabil ist. Es liegt eine Störung des Selbst- und Weltbezuges vor, aus der Leid entsteht. Es besteht eine Abweichung von einer hypothetischen Norm, was mit dem Problem der „Normalitätsdefinition" einhergeht.

Der Übergang von normalen, anpassungsfähigen, ja zum Teil besonders effektiven, kreativen Persönlichkeitsstilen zur Persönlichkeitsstörung ist fließend (Kap. 4.4). Entscheidend hierfür sind vor allem Flexibilität und Anpassungsfähigkeit (Stresstoleranz). Schlüsselbereiche sind Arbeit, Gefühle, Beziehungen, Selbstbeherrschung, Selbstbild und Realitätswahrnehmung.

▶ **Anamnese.** Bei Persönlichkeitsstörungen müssen lang andauernde Verhaltensmuster und spezielle Persönlichkeitszüge seit dem frühen Erwachsenenalter eruiert werden. Hierzu kann es notwendig sein, mehrere Explorationsgespräche und Interviews zu führen; auch das Einholen von Informationen aus Fremdanamnesen kann von Nutzen sein. Ethnische, kulturelle und soziale Hintergründe sind zu berücksichtigen.

Grundsätzlich sind folgende Punkte für die Exploration wichtig:
• „Ich-Stärke", Selbstbild
• Aggressionspotenzial, Fremdgefährdung
• forensische Anamnese (laufende Rechtsstreitigkeiten/Anklagen, Verkehrsdelikte)

▶ **Historisches.** In der Psychiatriegeschichte finden sich verschiedene synonyme Bezeichnungen wie Psychopathie oder Soziopathie. Kurt Schneider hat folgende Typen der Psychopathie definiert: hyperthym, depressiv, selbstunsicher, fanatisch, geltungsbedürftig, stimmungslabil, explosibel, gemütlos, willenlos und asthenisch.

Der kanadische Kriminalpsychologe Hare entwickelte die Psychopathy Checklist, die für die forensische Psychiatrie von Bedeutung ist. Sie beinhaltet unter anderem folgende Persönlichkeitszüge:

- arrogantes, auf Täuschung ausgelegtes zwischenmenschliches Verhalten
- emotionale Kälte ohne Einfühlungsvermögen und Reue
- Impulsivität, Launenhaftigkeit, ständige Suche nach neuen Reizen, Verantwortungslosigkeit und Unzuverlässigkeit
- seit der Jugend bestehende Bereitschaft zu Grenzüberschreitungen

▶ **Klassifikation.** In der ICD-10 werden mehrere spezifische Persönlichkeitsstörungen unterschieden, z. B. paranoide Persönlichkeitsstörung (PS), schizoide PS, dissoziale PS, emotional instabile PS (impulsiver und Borderline-Typ), histrionische PS, anankastische (zwanghafte) PS, ängstliche (vermeidende) PS, abhängige (asthenische) PS, andere spezifische Persönlichkeitsstörungen (z. B. narzisstische PS) und sonstige andere spezifische Persönlichkeitsstörungen.

Aufgeführt werden auch kombinierte Persönlichkeitsstörungen, Persönlichkeitsänderung nach Extrembelastung oder nach psychischer Krankheit sowie abnorme Gewohnheiten und Störungen der Impulskontrolle (z. B. pathologisches Spielen, pathologische Brandstiftung, pathologisches Stehlen, Trichotillomanie).

Im DSM-5 werden die Persönlichkeitsstörungen kategorial klassifiziert (Cluster A, B und C). Im Einzelnen werden folgende zehn spezifische Formen beschrieben (paranoid, schizoid, schizotyp, antisozial, Borderline-Typ, histrionisch, narzisstisch, vermeidend-selbstunsicher, dependent, zwanghaft). Weiterhin unterschieden werden Persönlichkeitsveränderungen aufgrund eines anderen medizinischen Krankheitsfaktors (z. B. Frontalhirnläsion)

Die anamnestische Symptomatik einzelner spezifischer Formen ist nachfolgend aufgeführt.

▶ **Paranoide Persönlichkeitsstörung (ICD-10).** Hauptmerkmal ist ein tief greifendes Misstrauen und Argwohn gegenüber anderen Menschen. Die Handlungen anderer werden als absichtlich erniedrigend oder bedrohlich interpretiert. Die Patienten vermuten, dass andere sie ausnutzen, sich gegen sie verschwören, ohne dass es hierfür objektive Beweise gäbe. Sie sind misstrauisch, kritikempfindlich, egozentrisch, zweifeln an der Loyalität ihrer Partner und Freunde und distanzieren sich von ihnen. Typischerweise werden persönliche Fragen nicht beantwortet, da dies niemanden etwas angehe. In harmlose Ereignisse oder Bemerkungen werden abwertende oder bedrohliche Bedeutungen hineininterpretiert. Sie fühlen sich schnell angegriffen und missachtet, reagieren gereizt und zornig auf empfundene Kränkungen oder Verletzungen, sind oft pathologisch eifersüchtig, sammeln „Beweise" und sind lange nachtragend. Ihr großes Misstrauen führt häufig zu Beziehungsproblemen. Sie erscheinen oft als „kalt", zeigen sture, feindliche Affekte, kontrollieren ihre Mitmenschen, sind rechthaberisch und rigide. Weiterhin haben sie oft Züge von Fanatikern, sind oft Einzelgänger, streitsüchtig und häufig in juristische Auseinandersetzungen verwickelt.

▶ **Schizoide Persönlichkeitsstörung (ICD-10).** Die Patienten sind Einzelgänger, haben keine engen Bindungen, sind gleichgültig gegenüber sozialen Beziehungen, eingeschränkte emotionale Erlebnis- und Ausdrucksfähigkeit sowie mangelndes Feingefühl. Sie finden nur an wenigen Aktivitäten Gefallen, bevorzugen oft Computerspiele, machen sich wenig Gedanken darüber, was andere über sie denken. Sie wirken sozial unbeholfen, sind oft in sich selbst versunken ohne erkennbare Emotionalität, wirken kalt und zurückgezogen. Sie haben Schwierigkeiten, adäquat auf wichtige Lebensereignisse zu reagieren, und „lassen sich treiben".

▶ **Schizotype Störung (DSM-5).** Die Patienten zeigen ein Muster ausgeprägter sozialer und zwischenmenschlicher Defizite in Form von Exzentrik, affektiv-distanzierter Kühle, sozialer Ängstlichkeit, Scheu vor Bindungen, Eigentümlichkeiten im Äußeren, im Verhalten und in der Vorstellungswelt (z. B. magisches Denken). Seit der Adoleszenz bestehen Beziehungsideen (Zufälle werden falsch interpretiert, Ereignisse auf sich bezogen), die Betroffenen sind oft abergläubisch und glauben, besondere Gaben wie Vorhersage oder Gedankenlesen zu besitzen, auch Magie. Die Sprache ist oft merkwürdig, auch weitschweifig. Häufig besteht Misstrauen, Manierismen. Sie finden zwischenmenschliche Kontakte als unangenehm, haben wenig Freunde, wirken steif und verschlossen, affektiv inadäquat oder starr.

▶ **Dissoziale/antisoziale Persönlichkeitsstörung (ICD-10/DSM-5).** Synonym: Psychopathie, Soziopathie. Zentrale Merkmale sind in der Adoleszenz beginnende Rücksichtslosigkeit, Missachtung und Verletzung der Rechte anderer in Form von verantwortungslosem, antisozialem Verhalten. Das Sozialverhalten ist gestört in Form von Aggressionen gegen Menschen und Tieren; es kommt zur Zerstörung von Eigentum, zu Betrug oder Diebstahl. Die Betroffenen passen sich nicht an gesellschaftliche Normen an, lügen, betrügen. Sie entscheiden und handeln impulsiv („wild und stürmisches Leben"), sind übertrieben selbstbewusst, eigensinnig, frech, reizbar, aggressiv, rücksichtslos, zeigen verantwortungs-loses Handeln, fehlende Reue, kaum Gewissensbisse, Fehlen von Empathie, sind abgebrüht-zynisch mit zumeist übersteigert-arroganter Selbsteinschätzung; zahlreiche Partnerwechsel, Vernachlässigung von Kindern.

▶ **Emotional instabile Persönlichkeitsstörung: impulsiver und Borderline-Typ (ICD-10).** Typisch sind eine seit der Jugend bestehende ausgeprägte Instabilität in zwischenmenschlichen Beziehungen, im Selbstbild und gravierende Affektlabilität mit Impulsivität. Die Patienten zeigen impulsives Ausagieren, aggressives, rücksichtsloses Verhalten mit der Tendenz zu Streitereien, launenhafte Stimmung; Abbrüche von Arbeitsverhältnissen und Beziehungen sind typisch. Die Betroffenen sind sehr empfindsam, erleben Ängste vor dem Verlassenwerden und unangemessene Wut, können schwer allein sein, neigen zu plötzlichen und dramatischen Änderungen ihrer Sichtweise, die Identität ist gestört, Meinungen und Planungen ändern sie unvermittelt. Die Patienten zeigen einerseits ein starkes Bedürfnis nach Nähe und Geborgenheit, andererseits starke Angst vor Nähe. Die gestörte Impulsivität zeigt sich in der Neigung zu Glücksspielen, Geldausgaben, Essanfällen, Substanzmissbrauch, rücksichtslosem Autofahren und risikoreichem Sexualverhalten. Es kommt wiederholt zu Suizidhandlungen und Selbstverletzung.

▶ **Histrionische Persönlichkeitsstörung (ICD-10).** Zentrale Symptome sind eine übertriebene Emotionalität mit Streben nach Bewunderung und Aufmerksamkeit durch extravagantes Auftreten und oberflächlich-theatralischen Affekt. Die Patienten wollen seit der Adoleszenz im Mittelpunkt der Aufmerksamkeit stehen, sie faszinieren durch ihren Enthusiasmus, lieben die Rolle als Stimmungskanone. In der Arzt-Patient-Beziehung neigen sie zu dramatischen Beschreibungen ihrer Symptome und beschenken gerne den Arzt. Sie kokettieren mit erotischer Verführung, pflegen eine Vielzahl sozialer Beziehungen, verwenden viel Zeit und Geld für Kleidung und Outfit, lieben Komplimente zu ihrer aufwendig gepflegten Schönheit. Der Sprachstil ist oft gespreizt-manieristisch, wenig detailliert, die Standpunkte werden impulsiv geschildert, oft ohne differenzierte Begründungen. Die Theatralik mit übertriebenen Gefühlen kann zu peinlichen Szenen führen. Es besteht eine hohe Suggestibilität, Gefühle und Meinungen sind leicht von anderen und Modeströmungen beeinflussbar. Überzeugungen werden rasch übernommen, Beziehungen – auch zum Arzt – werden zum Teil distanzgemindert als eng gesehen. Echte emotionale Tiefe fehlt; wenn die Betroffenen nicht im Mittelpunkt stehen, reagieren sie oft deprimiert und gekränkt. Sie sind ständig auf der Suche nach Stimulation, Aufregung – alltägliche Routine langweilt sie. Das Durchhaltevermögen ist eingeschränkt, das Interesse lässt schnell nach. In der Regel können keine länger bestehenden Freundschaften gepflegt werden. Gehäuft findet sich eine Somatisierungsstörung mit funktionellen neurologischen Symptomen.

Bei der Anamnese sind kulturelle Besonderheiten zu beachten.

▶ **Anankastische (zwanghafte) Persönlichkeitsstörung (ICD-10).** Bei diesen Patienten stehen Ordnung, Perfektion und Kontrolle im Zentrum, verbunden mit mangelnder Flexibilität sowie Starrheit im Denken und Handeln. Seit der Adoleszenz steht die übermäßige Beachtung von Regeln im Vordergrund. Typisch sind übertriebene Sorgsamkeit und hohe Leistungsmaßstäbe; Arbeit und Produktivität stehen ganz im Vordergrund, die Freizeit im Hintergrund, auch Hobbies werden „abgearbeitet" organisiert. Die Patienten sind sehr gewissenhaft und voller Skrupel; Moral und Wertvorstellungen sind tief verwurzelt. Sie zwingen sich und andere zur Befolgung rigider Prinzipien, es besteht Autoritätsgläubigkeit und Abhängigkeit von Regeln, hinsichtlich eigener Fehler sind die Patienten erbarmungslos selbstkritisch. Wegwerfen wird als Verschwendung angesehen, es besteht eine Tendenz zur Vermüllung. Sie arbeiten gerne stur allein, lehnen Hilfe meist ab, weil es ihnen niemand recht machen kann. Sie sind geizig und knausrig, schränken sich ein, suchen den „richtigen Weg", planen bis ins kleinste Detail. Eingeengt in die eigene Sichtweise werden Meinungen anderer fast nie berücksichtigt („Prinzipienreiter", Sturheit). Typisch sind Perfektionismus, Rigidität, Halsstarrigkeit. Die Entscheidungsfindung ist zeitraubend und oft ein schmerzhafter schwieriger Prozess. Gegenüber Respektspersonen sind sie unterwürfig; sie neigen zu fassungslosen, verärgerten Reaktionen auf Situationen, auf die sie keinen Einfluss haben. Im Kontaktverhalten sind sie meist ernst, zurückhaltend bis unnahbar mit „kontrollierter Emotionalität".

▶ **Ängstliche (vermeidende)/vermeidend-selbstunsichere Persönlichkeitsstörung (ICD-10/DSM-5).** Diese Patienten erleben sich insuffizient, sind gehemmt und überempfindlich gegenüber negativer Beurteilung. Aus Angst vor Kritik und Zurückweisung vermeiden sie sowohl privat und als auch beruflich engere zwischenmenschliche Kontakte. Sie mögen keine Gruppenaktivitäten, halten sich für unattraktiv, haben Angst vor Bloßstellung und deshalb Schwierigkeiten, über sich selbst zu sprechen. Sie fühlen sich schnell verletzt, aus dieser Angst verhalten sie sich schüchtern und sagen wenig, reagieren heftig auf Spott. Das alltägliche Leben wird häufig als potenziell gefährlich eingeschätzt, dies kann zu einer eingeschränkten Lebensweise führen. Die Patienten wünschen sich Anerkennung, träumen von idealisierten Beziehungen und leben relativ isoliert.

▶ **Abhängige (asthenische)/dependente Persönlichkeitsstörung (ICD-10/DSM-5).** Im Zentrum steht ein starkes Bedürfnis nach Fürsorge, einhergehend mit unterwürfigem, anklammerndem Verhalten und Trennungsängsten. Die Patienten sind unselbstständig, leben symbiotische Beziehungen bis zur Selbstaufgabe, haben Angst verlassen zu werden. Sie erleben sich schnell als hilflos und inkompetent, wollen versorgt werden, haben große Schwierigkeiten, alltägliche Entscheidungen zu treffen, verhalten sich passiv. Eltern oder Partner sollen Entscheidungen treffen und die Verantwortung übernehmen (anklammerndes Verhalten). Trennungsängste führen unter anderem dazu, engen Bezugspersonen nicht zu widersprechen; sie stimmen deshalb auch Dingen zu, die sie für falsch halten. Aus Mangel an Selbstvertrauen besteht kaum Eigeninitiative; sie gehen davon aus, unfähig zu eigenständigem Leben zu sein. Sie verlassen sich darauf, dass andere ihre Probleme lösen. Um versorgt zu werden und Zuwendung zu erhalten, übernehmen sie auch unangenehme Dinge und unterwerfen sich dem Willen anderer bis zur Selbstaufopferung. Allein fühlen sie sich hilflos, weshalb unkritische Bindungen an andere Personen häufig sind. Typisch sind Selbstzweifel und Pessimismus, die eigenen Fähigkeiten werden unterschätzt, die Übernahme verantwortungsvoller Positionen wird vermieden. Es besteht ein erhöhtes Risiko für depressive Störungen und Angststörungen.

Kulturelle Besonderheiten sind bei der Anamnese zu berücksichtigen (Gesellschaftsformen von Passivität und Höflichkeit).

▶ **Narzisstische Persönlichkeitsstörung (ICD-10 und DSM-5).** Es dominieren übertriebenes Selbstwertgefühl, Überzeugtsein von der eigenen „Großartigkeit", Bedürfnis nach Bewunderung und Mangel an Einfühlungsvermögen in die Belange anderer. Die Patienten sind meist hochmütig, neigen zu Neid und Missgunst, nehmen sich selbst sehr wichtig, überschätzen sich, übertreiben, wodurch sie als großspurig imponieren. Die Großartigkeit beinhaltet Fantasien von Erfolg, Schönheit und Macht – andere werden häufig abgewertet, die Patienten erleben sich als einzigartig, nur besondere Menschen können sie richtig verstehen. Sie wollen nur von „Top"-Personen (Ärzten, Pflegepersonal) und -Institutionen (Kliniken) behandelt werden. Das Selbstwertgefühl ist labil, sie verlangen übermäßige Bewunderung, stellen besondere Ansprüche, sind übermäßig empfindlich („narzisstische Kränkung"), wollen übermäßig beachtet werden. Das Anspruchsdenken ist hoch, für die Bedürfnisse anderer Menschen besteht kaum Sensibilität, vielmehr werden diese gerne ausgenutzt, auch um Privilegien zu genießen. Die Patienten sind egozentrisch, unempathisch, emotional kühl. Im Rahmen des ihnen eigenen Snobismus werden auch Ärzte oft herablassend bewertet. Trotz hohem Ehrgeiz und Selbstvertrauen kann die Leistungsfähigkeit in Folge der Überempfindlichkeit gegenüber Kritik und Vermeidung konkurrierender Wettbewerbssituationen niedrig sein.

Gehäuft finden sich Substanzkonsumstörungen (Abusus bis Abhängigkeit von Medikamenten, Alkohol und Drogen).

„Gesunder Narzissmus" macht leistungsbereit und sozial erfolgreich. Führt narzisstische Kränkung zu Genugtuung in Form anhaltender schädigender Rache, spricht man von *malignem Narzissmus*, der bei Kriminellen (Serientätern) und auch bei Amokläufern (Allmachtsfantasien mit mörderischem Hass auf vermeintliche Feinde) gehäuft zu finden ist.

5

Sonderfälle Terroristen und Amokläufer: Forensische Psychiater und Gerichtsgutachter finden bei diesen Tätern regelmäßig schwere und längere Kränkungen in der Anamnese. Die Tat bietet plötzliche Größe, es kommt zu einem „narzisstischen Höhenrausch" und einer „hysterischen Ansteckung", Einsame und Missachtete erhalten Aufmerksamkeit. Fast alle Täter verkünden ihre Absichten aufgrund ihrer narzisstischen Komponente, ihrer Kränkbarkeit, die in Rache und Gewaltfantasien mündet („Euch werde ich es zeigen"). In der Anamnese finden sich typischerweise soziale Isolation und Rückzug, potenzielle Täter driften aus der realen Welt ab in einen virtuellen Freundeskreis im Internet, konsumieren exzessiv Gewaltcomputerspiele (Avatare mit ihrer Ideologie, PC-Fantasiewelt), Bewunderung anderer Amoktäter.

Bei Amokläufern sind Fragen zu kreisenden Gedanken, der Möglichkeit, in den Besitz von Waffen zu kommen, den Gründen nach Wut und Hass auf die Menschheit zu stellen.

5.9 Schizophrene Psychosen, sonstige wahnhafte/psychotische Störungen nicht organischer Genese

Die Untersuchung eines Patienten mit Verdacht auf eine schizophrene Psychose erfordert eine genaue Anamnese und Exploration der Symptomatik. Da es sich um eine Ausschlussdiagnose handelt, ist die körperliche Untersuchung, einschließlich laborchemischer und apparativer Diagnostik, obligat. Schizophrenie ist ein heterogenes klinisches Syndrom, ein Spektrum/Formenkreis von psychotischen Störungen.

Die traditionelle Diagnosestellung basiert auf als pathognomonisch angesehenen Symptomen wie den Symptomen ersten Ranges nach Kurt Schneider (z.B. Gedankenlautwerden, Gedankenentzug, dialogisierende Stimmen) oder den Grundsymptomen Bleulers (z.B. formale Denkstörungen, Ich-Störungen, Autismus). Zu den diagnostischen Leitlinien zählen formale und inhaltliche Denkstörungen (Wahn), Negativsymptome (Affektverflachung, Sprachverarmung, Apathie) sowie Wahrnehmungsstörungen (Halluzinationen) und Ich-Störungen.

Folgende Patientenaussagen sind typisch: „Meine Arbeitskollegen reden schlecht über mich", „ ich werde abgehört", „meine Gedanken gehören nicht wirklich mir, sie werden mir durch Magnetstrahlen eingeflößt und alle wissen sie", „alles kommt mir komisch vor, meine Gefühle sind weg".

Vor allem die Exploration von Wahnideen und Halluzinationen erfordert Feingespür, wichtig ist auch die Erfassung von aggressiven Tendenzen (Selbst- und Fremdgefährdung beachten), Alkoholabusus, Drogeneinnahme, religiösen Überzeugungen und Ideologien.

Als Subtypen werden unterschieden: paranoide, hebephrene, katatone, undifferenzierte Schizophrenie sowie postschizophrene Depression, schizophrenes Residuum und Schizophrenia simplex.

Wahnhafte Störung, akute/kurze psychotische Störung, schizophreniforme Störung, schizotype Störung und schizoaffektive Störungen weisen klinisch im Querschnitt Ähnlichkeiten mit schizophrenen Psychosen auf, sind initial schwer zu unterscheiden und werden bislang unterschiedlich eingeordnet (z.B. schizotype Störung zu Persönlichkeitsstörungen, schizoaffektive Störungen als uneinheitliche Kategorie).

Merke M!

Der Wahn lässt sich nicht ausreden oder korrigieren (Wahngewissheit). Auf Manierismen und Negativ-(Minus-) Symptome ist zu achten; im Verlauf sind Residualsymptome wichtig.

Problematisch ist die oft fehlende oder reduzierte Krankheitseinsicht mit fehlender Compliance vor allem gegenüber der medikamentösen Therapie. Exzessives Rauchen kann den Medikamentenspiegel senken. Antrieb und kognitive Funktionen sind entscheidend für die beruflich-soziale Rehabilitation und Integration.

5.10 Schlafstörungen

▶ **Anamnese.** Die Domäne der Diagnostik von Schlafstörungen ist die Anamnese; sie ist zeitaufwändig und sollte unter anderem folgende Punkte umfassen:

- Dauer und Häufigkeit von Einschlaf- oder Durchschlafstörungen
- schlechte Schlafqualität, nicht erholsamer Schlaf
- Beeinträchtigung der Tagesbefindlichkeit und Leistungsfähigkeit
- Schlafsituation (Temperatur im Schlafzimmer, Fernsehen im Bett, Beschaffenheit der Matratze)
- konstanter Tag-Nacht-Rhythmus, Schichtarbeit, Bettgehzeit
- Einnahme von Schlafmitteln und Genussmitteln am Abend (auch frei verkäufliche Mittel)
- Inkontinenz, organische Erkrankungen mit Schmerzen

Eine genauere, ergänzende Anamnese kann durch eine Schlafprotokoll oder eine Smartphone-App erfolgen (abendliche Bettgehzeit, Mittagsschlaf, Einschlaf-/ Durchschlafstörung).

▶ **Differenzialdiagnosen.** Vor allem bei übergewichtigen Männern ab dem 40. Lebensjahr ist an schlafbezogene Atmungsstörungen zu denken (*obstruktive Schlafapnoe*). Sie ist gekennzeichnet durch lautes Schnarchen, Atemaussetzer (Fremdanamnese) und anhaltende Tagesmüdigkeit. Häufig liegt das Bild einer Depression vor. Es besteht ein erhöhtes Herzinfarktrisiko.

Typisch für eine *Narkolepsie* sind der häufige Schlafzwang am Tag (massive, unkontrollierbare Tagesschläfrigkeit infolge einer Durchschlafstörung), der plötzliche Tonusverlust der Skelettmuskulatur (Kataplexie) und hypnagoge Halluzinationen (lebhafte alptraumartige Sinneswahrnehmungen).

Restless-Legs-Syndrom (RLS): Bewegungsdrang und unangenehme Sensationen in den Beinen in Ruhe („nächtliche unruhige Beine") führen zu gestörtem Schlaf. Anamnese: Schwangerschaft (Eisenmangel), Einnahme von Antidepressiva (Mirtazapin), Antipsychotika, Besserung durch Bewegung.

Die *REM-Schlaf-Verhaltensstörung* ist eine Parasomnie mit Verlust der REM-Schlaf-Atonie und motorischer Traumaktivität. Der Schlafende erlebt gewalttätige Träume, schreit, springt auf ohne aufzuwachen. Anamnese: Abklärung im Schlaflabor (Polysomnografie), Eruierung symptomatischer Ursachen (Autoimmunkrankheiten, Alkohol, Antidepressiva. Die Verhaltensstörung kann Vorbote neurodegenerativer Krankheiten sein (Demenz, Morbus Parkinson, Multisystematrophie).

5

5.11 Somatoforme Störungen/Somatisierungsstörungen

▶ **Klassifikation.** Für diese Störungen liegen unterschiedliche Konzepte und Klassifikationen vor: Die ICD-10 kombiniert sie mit stressbezogenen und neurotischen Störungen, separiert im Gegensatz zum DSM-5 die Konversions- und die Schmerzstörung sowie die hypochondrische (körperdysmorphe) Störung.

Das DSM-5 spricht statt von somatoforme Störungen von der somatischen Belastungsstörung. Die Patienten tendieren zu stark ausgeprägten Krankheitssorgen und bewerten ihre körperlichen Symptome übermäßig und zeigen eine ausgeprägte Inanspruchnahme medizinischer Leistungen. Hypochondrie wird unter dieser Diagnose klassifiziert, kann aber auch die Kriterien einer Krankheitsangststörung erfüllen.

Die *Konversionsstörung* umfasst funktionelle neurologische Symptome (Lähmung, Tremor, Gangstörung, Störungen des Sehens oder Hörens, Missempfindungen, nicht epileptische Anfälle). Zu diesen „funktionellen Störungen" werden auch die Fibromyalgie, das Reizdarmsyndrom oder das chronische Müdigkeitssyndrom (Neurasthenie) gezählt.

Als charakteristisch werden nach ICD-10 meist multiple, wiederholt meist über Jahre auftretende und häufig wechselnde medizinisch unerklärte Körpersymptome angesehen. Die körperlichen Symptome ohne organische Ursache führen zu häufigen Arztbesuchen, die Patienten widersetzen sich oft psychischen Erklärungen bzw. psychosomatischen Zusammenhängen, beschreiben aber oft Angst- und Depressionssymptome sowie Schlafstörungen und Nervosität. Typische körperliche Symptome sind Kopfschmerzen, Rückenschmerzen, Atem- und Herzbeschwerden, Magen-Darm-Beschwerden. Es liegen multiple, häufig wechselnde körperliche Symptome vor, die sich auf jeden Körperteil oder jedes Körpersystem beziehen können und mindestens zwei Jahre anhalten. Oft besteht aufmerksamkeitssuchendes (histrionisches) Verhalten.

Unterformen sind *hypochondrische Störung* und *anhaltende Schmerzstörung*. Herz-Kreislauf-System, Verdauungssystem, Atmungssystem und Urogenitalsystem können betroffen sein.

Diagnosekriterien nach DSM-5 sind:
- belastende bzw. das Funktionsniveau beeinträchtigende Körperbeschwerden
- ausgeprägte gesundheitsbezogene Ängste, Überzeugtsein von der Ernsthaftigkeit der Beschwerden, übermäßige Beschäftigung mit den Beschwerden
- Dauer > 6 Monate
- eventuell dominierende Schmerzen

Bei der Konversionsstörung imponieren neurologische Symptome (Willkürmotorik, Sensorik/Sensibilität, Bewusstseinslage). Chronischer Schmerz führt meist zur Vermeidung von Bewegungen, die als potenziell schmerzsteigernd angesehen werden (Inaktivität, Schonung), und ängstlicher Selbstbeobachtung – beide Verhaltensweisen verstärken die Schmerzen.

Bei der hypochondrischen Störung besteht eine übertriebene Selbstbeobachtung. Normale Körperfunktionen und harmlose Symptome werden als krankhaft interpretiert und veranlassen ständige Arztbesuche.

▶ **Anamnese.** Bei der Anamnese und Exploration von Somatisierungssyndromen sollen folgende Punkte bestmöglich erfasst werden:
- körperliche Symptome/Beschwerden (Anzahl, Dauer, Intensität, Trigger, aktuelle Funktionsfähigkeit im Alltag, Umstände des erstes Auftretens, lebensgeschichtliche Belastungen, Typus: Herz-

Kreislauf, Atmung, Magen-Darm, Urogenitalsystem, anhaltende Schmerzstörung)
- hypochondrische Ängste/Überzeugungen, Attributionen (subjektive Krankheitskonzepte, z. B. Umwelt)
- Inanspruchnahme-/Krankheits-/Hilfesuchverhalten („doctor hopping/ shopping", Selbstschädigung)
- Schonverhalten, Vermeidungsverhalten
- sekundärer Krankheitsgewinn

Der Schweregrad kann nach dem Ausmaß der Ängste (z. B. katastrophisierendes Denken) und dem Zeit-/Energieaufwand mit den Beschwerden (explorative Analyse aller Symptome) eventuell dimensional mittels Ratings (z. B. Patient Health Questionnaire [PHQ]) bestimmt werden.

Merke

Bei Vorliegen von somatoformen Störungen besteht oft eine „schwierige" Arzt-Patient-Beziehung.

5.12 Suizidalität

Symptomatik und Motive der Suizidalität sind vielgestaltig und umfassen unter anderem Todeswunsch, Wunsch nach Ruhe, Hilferuf/Appell, Rache, Manipulation anderer, Wut, Enttäuschung, depressive Verstimmung, psychotische Fantasien. Die Wahl der Suizidmethode hängt mit der Verfügbarkeit von Suizidmitteln und der Ernsthaftigkeit der Suizidintention („harte" versus „weiche" Methoden) zusammen.

Zu den Risikogruppen zählen Patienten mit depressiven Erkrankungen, Schizophrenien, Suchterkrankungen, Persönlichkeitsstörungen, chronisch somatisch kranke, ältere, vereinsamte Menschen. Risikofaktoren sind: ältere Männer ohne Partnerin, Trennung/Tod des Partners, Einsamkeit, Arbeitslosigkeit, fehlende religiöse Bindung. Die Abschätzung des konkreten Suizidrisikos erfolgt auf der Basis dieser Risikomerkmale und der Zugehörigkeit zu einer der Risikogruppen sowie der konkreten äußeren Lebenssituation und der intrapsychischen Verarbeitung.

Merke

Drei Viertel der Betroffenen kündigen einen Suizidversuch an. Besonders suizidgefährdet sind ältere Männer.

Es kann sehr schwierig sein, das Ausmaß der Todesabsicht zu beurteilen; eventuell kann es mittels Suizidabsichtsskala abgeschätzt werden. Es ist zu prüfen, ob Hinweise für den Übergang von passiver zu aktiver Suizidalität (z. B. Abschiedsbrief) vorliegen. Manche Betroffene verbergen ihre Absicht, um einer stationären Behandlung zu entgehen oder Angehörige nicht zu belasten.

Risikoindikatoren sind das Ausmaß der Planung (Wie konkret sind die Pläne und die Vorbereitungen?), die Wahl des Ortes und der Zeit, um die Chance auf Hilfe zu minimieren, kürzliche Entlassung aus der stationären Behandlung, Absetzen von Antipsychotika oder Stimmungsstabilisierer, kürzliche Mitteilung einer tödlichen Diagnose, Verlust naher Verwandter, des Partners oder Arbeitsplatzes. Zum Stadienablauf suizidaler Krisen („präsuizidales Syndrom") wird auf Kap. 9.1 verwiesen.

Zu den zu eruierenden Risikofaktoren zählen:
- frühere Suizidversuche
- depressive Störung, Alkoholkonsumstörung, Schizophrenie, Borderline-Persönlichkeitsstörung
- chronische körperliche Erkrankungen
- Vereinsamung
- Suizide/Suizidversuche im Umfeld (Imitation, „Werther-Effekt")

Die Exploration sollte sich vor allem auf folgende Aspekte konzentrieren:

- Erfragen aktueller Suizidgedanken – „Hoffnungslosigkeit"
- Erfragen anamnestischer Faktoren (biografische Belastungen, Lebensereignisse)
- aktuelle Lebenssituation (Trennung, Scheidung, Arbeitslosigkeit, Einsamkeit, schwere Krankheit)

Hilfreich kann ein Fragenkatalog zur Abschätzung der Suizidalität sein (Kap. 9.1).

5.13 Zwangsstörungen

Charakteristisch sind zu eruierende Zwangsgedanken und/oder Zwangshandlungen wie z. B. Kontrollzwänge oder Waschzwang. Häufige Inhalte von Zwangsgedanken sind die Angst, andere Menschen in Gefahr zu bringen oder peinliche Handlungen zu begehen.

Die Patienten neigen zur Verheimlichung, die wiederkehrenden Handlungen und/oder Gedanken beeinträchtigen das Funktionieren im Alltag massiv. Die Betroffenen erleben die Zwangssymptome als sinnlos, quälend und beschämend. Sie haben typischerweise hohe rigide Moralvorstellungen und ein übermäßiges Verantwortungsgefühl mit der Tendenz zum Perfektionismus.

Eine Variante ist die Dermatillomanie (pathologisches Hautzupfen/-quetschen; skin picking disorder). Die Störung ist gekennzeichnet durch wiederholtes Drücken, Quetschen und Manipulieren der Haut (Gesicht, Arme und Hände) mit Fingernägeln, Pinzetten oder Nadeln. Den Hautmanipulationen gehen meist negative Emotionen voraus, im Nachhinein kommt es zu Scham und Schuldgefühlen.

Kapitel 6

Lebensphasen-bezogene Anamnese

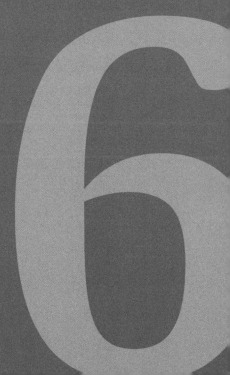

6 Lebensphasenbezogene Anamnese

Robert Waltereit, Gerd Laux

Die Lebensspanne ist mit gestiegener Lebenserwartung (soziodemografische Entwicklung) immer länger geworden. Sowohl die Kinder- und Jugendpsychiatrie als auch die Gerontopsychiatrie haben deshalb an Bedeutung gewonnen. Sinnvollerweise ist das aktuelle Diagnostische und Statistische Manual Psychischer Störungen (DSM-5) nach der Entwicklung über die Lebensspanne angeordnet, beginnt also mit Störungen der neuronalen und mentalen Entwicklung, gefolgt von Diagnosen, die zumeist erstmalig in der Adoleszenz und im jungen Erwachsenenalter gestellt werden, und endet mit neuropsychiatrischen Erkrankungen, die typischerweise im höheren Alter auftreten.

Hinsichtlich der klinischen Untersuchung – Anamnese, Exploration, Symptome, (Früh-)Diagnostik, (Früh-)Intervention/Therapie – an den „Polen" Kinder- und Jugendpsychiatrie und Gerontopsychiatrie gilt es die unterschiedlichen Ätiologien Hirnentwicklung (neurodevelopment) und Neurodegeneration zu beachten, die nachfolgend dargestellt sind.

6.1 Kinder- und Jugendpsychiatrie

6.1.1 Besonderheiten bei Kindern und Jugendlichen

In der Behandlung werden Kinder (bis einschließlich zum 13. Lebensjahr) und Jugendliche (vom 14. bis zum 17. Lebensjahr) unterschieden. Rein zahlenmäßig sind Kinder und Jugendliche in der Kinder- und Jugendpsychiatrie etwa gleich große Gruppen.

Kinder sind keine kleinen Erwachsenen: Diese Erkenntnis stand nicht am Anfang der Kinder- und Jugendpsychiatrie, sondern bereits der Kinder- und Jugendheilkunde, die sich im 19. Jahrhundert als Spezialisierung in Abgrenzung zur Erwachsenenmedizin entwickelte. Die Abgrenzung von der Erwachsenenmedizin ist darin begründet, dass Kinder und Jugendliche sich in der Entwicklungsphase auch physiologisch von Erwachsenen unterscheiden, eigene oder kinder- und jugendspezifisch verlaufende Erkrankungen haben und einen eigenen Behandlungsansatz benötigen. Dieser unterscheidet sich so weit von der Erwachsenenmedizin, dass der nicht spezialisierte Arzt hier keine ausreichende Versorgung bereitstellen kann. Kinder- und Jugendpsychiatrie ist seit etwa den 1960er-Jahren im deutschsprachigen Raum ein eigenes Fachgebiet und erfordert vom Behandler eine Ausbildung in Kinder- und Jugendpsychiatrie und -psychotherapie. Kinder- und Jugendpsychiatrie hat sich einerseits aus der Gesamtpsychiatrie entwickelt, andererseits jedoch auch wichtige Quellen in der Pädiatrie und der Pädagogik.

▶ **Neurobiologische Entwicklung.** Die Normalität von Kindern und Jugendlichen weicht zum Teil deutlich von der Normalität Erwachsener ab. Neurobiologisch macht die Hirnreifung verschiedene Entwicklungsperioden durch. Ab der Herausbildung des Neuroektoderms beginnen hochkomplexe Prozesse, im Verlauf derer sich das Nervensystem entwickelt. Mit etwa 4 Jahren hat das Gehirn seine endgültige Größe erreicht. Es finden jedoch weiterhin in grauer und weißer Substanz anatomische, physiologische und biochemische Entwicklungsschritte statt. Ver-

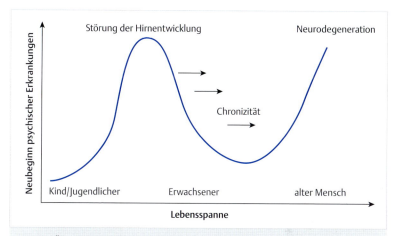

Abb. 6.1 Übersicht über die Lebensspanne. Neubeginn psychischer Erkrankung in Abhängigkeit von Störungen der Hirnentwicklung und der Neurodegeneration.

mutlich erst mit dem Ende der Adoleszenz – im Alter weit über 20 Jahre – ist das Gehirn neurobiologisch ausgereift.

▶ **Psychische Entwicklung.** Parallel zur neurobiologischen Entwicklungsgeschichte verläuft die psychische Entwicklungsgeschichte in kognitiven, emotionalen, sozialen und Verhaltensdomänen. Von Piaget wurde die kognitive Entwicklung von Kindern und Jugendlichen in Stadien eingeteilt. Andere Kliniker und Forscher haben die Stadien der motorischen Entwicklung, der Sprachentwicklung, der sozialen Entwicklung, des Spielens, der Sauberkeitsentwicklung, Entwicklung der Persönlichkeit und von Entwicklungsaltersaufgaben beschrieben. Hierbei zeigt sich, dass in relativ kurzen Abständen während der gesamten Kindheit und Jugend die Normalität und die Definition der psychischen Normalität sich wandeln und immer wieder neu gesetzt werden. Auch in diesem ständigen Wandel unterscheiden sich Kinder und Jugendliche von Erwachsenen.

▶ **Psychisches Erleben.** Ein weiterer, ebenfalls wichtiger Unterschied zu Erwachsenen besteht darin, dass die Psyche und die Persönlichkeit eines Kindes und eines Jugendlichen noch nicht ausgereift sind. Das psychische Erleben eines Erwachsenen ist gefestigt und nicht mehr so sehr von der unmittelbaren Umgebung abhängig. Das psychische Erleben eines Jugendlichen und noch mehr eines Kindes wird dagegen umso mehr von der unmittelbaren Umgebung beeinflusst. Ein Säugling hat zwar bereits eigene Persönlichkeitsmerkmale, ist ansonsten aber fast vollständig von seiner sozialen Umgebung – insbesondere der Nähe und dem Verhalten seiner Mutter bzw. engsten Bezugspersonen – abhängig. Ein Kind lebt nicht allein, sondern erlebt sich in ständiger Wechselwirkung in seiner Familie, seinem Kindergarten und in seiner Schule. Jugendliche entwickeln zunehmend eine eigenständige Persönlichkeit, können hierin aber weiterhin nur im Kontext ihrer primären Bezugspersonen und zunehmend von Peer Groups in gesunder Weise reifen.

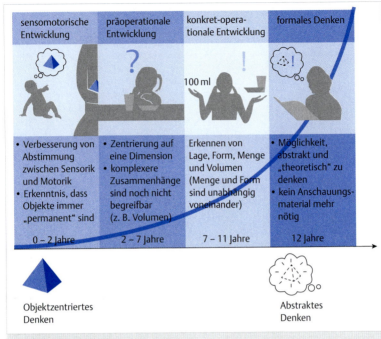

Abb. 6.2 **Psychosoziale Entwicklung.** Stadien nach Piaget. (I care Pflege. Stuttgart: Thieme; 2015)

▶ **Verhalten gegenüber Erwachsenen.** Ein zusätzlicher Aspekt ist das natürliche Verhalten eines Kindes bzw. eines Jugendlichen Erwachsenen gegenüber. In der Begegnung erwachsener Patient und Arzt bzw. Therapeut kommen zwei prinzipiell gleichrangige Personen zusammen – zwei Erwachsene –, auch wenn sich im Detail Aspekte aus sozialem Status und unterschiedlichem Alter beider Personen ergeben können. Die Begegnung zwischen einem kindlichen oder jugendlichen Patienten und einem naturgemäß erwachsenen Arzt oder Therapeuten hat prinzipiell eine andere Dynamik. Ein Kind orientiert sich an einem Erwachsenen, sucht dessen Bestätigung und sieht in ihm entwicklungsbedingt ein Vorbild, eine Vertrauensperson und eine Führungsfigur. Ein Jugendlicher hat einem Erwachsenen gegenüber einerseits noch weiterhin diese Grundhaltung, löst sich andererseits aber entwicklungsbedingt zunehmend von Elternfiguren ab und stellt diese infrage.

6.1.2 Besonderheiten von psychischen Störungen im Kindes- und Jugendalter

Kinder und Jugendliche erkranken neben den psychischen Erkrankungen, die bei Erwachsenen auftreten, auch an Störungsbildern, die nur ihre Altersgruppe betreffen oder zumindest im Kindes- und Jugendalter beginnen. Dies sind beispielsweise:

- emotionale Störung des Kindesalters
- Störung des Sozialverhaltens
- Autismus-Spektrum-Störungen
- Aufmerksamkeitsdefizit-Hyperaktivitätsstörung (ADHS)

Fast alle Erkrankungen, die im Erwachsenenalter auftreten, kommen dagegen auch im Kindes- und Jugendalter vor oder beginnen sogar typischerweise in der Adoleszenz, wenn man Letztere als Altersspanne von 14–25 Jahren definiert. Unipolare Depression, bipolare Störung, Schizophrenie und Persönlichkeitsstörungen haben meist in der Adoleszenz ihre Erstmanifestation, häufig bereits im Jugendalter. Die Symptome und Syndrome sind für Erwachsene beschrieben, im Jugend- und besonders im Kindesalter sind die Erscheinungsformen dieser Krankheiten jedoch nicht selten verändert. Häufig ist deskriptives Wissen für das Kindes- und Jugendalter weniger gut beschrieben oder weniger eindeutig kanonisiert.

Das psychische Erleben und auch psychische Störungen im Kindes- und Jugendalter hängen, wie oben beschrieben, deutlich stärker von der Umgebung ab als bei Erwachsenen. Dies bedeutet aber auch, dass das Verhalten mehr fluktuiert. Umgebungsfaktoren sind im raschen Wechsel. Dementsprechend ist auch das Verhalten im Fluss. Ein depressives Kind wird beispielsweise durch ein Spiel abgelenkt und wirkt auf einmal fröhlich und motiviert. Hieraus könnte der Schluss gezogen werden, dass das Kind gar nicht depressiv ist. Zu einem späteren Zeitpunkt ist das Kind aber wieder allein und in seiner depressiven Gedankenwelt versunken. Bei einem Erwachsenen ist ein solches fluktuierendes Verhalten typischerweise nicht sichtbar oder nicht in dieser Ausprägung: Eine depressive Stimmungslage ist deutlich stabiler. Die alleinige Kenntnis der Erwachsenen-Psychopathologie könnte hier also zu einem Fehlschluss oder Nichterkennen des Störungsbildes bei dem Kind führen.

6.1.3 Spezifische Techniken für die klinische Untersuchung

Die klinische Untersuchung von Kindern und Jugendlichen unterscheidet sich nicht grundsätzlich von der Untersuchung Erwachsener. Es gibt die Anamnese des Kindes oder des Jugendlichen, es gibt die Fremdanamnese, typischerweise durch die Eltern. Es wird ein psychopathologischer Befund erhoben und Zusatzdiagnostik angesetzt. Auch die Techniken haben Überschneidungen. Dennoch unterscheiden sich Herangehensweise und Techniken in wichtigen Punkten, die nachfolgend beschrieben werden.

Aufbau einer therapeutischen Beziehung, Erhebung der Anamnese

▶ **Therapeutische Grundhaltung und Rollenideal des Arztes.** Am Anfang jeder klinischen Untersuchung steht der Aufbau einer therapeutischen Beziehung zwischen Patient und Arzt bzw. Therapeut; das ist bei Kindern und Jugendlichen nicht anders. Die ärztliche bzw. therapeutische Grundhaltung gegenüber einem Kind oder Jugendlichen ist vergleichbar der gegenüber einem Erwachsenen. Auch das Kind und

6

der Jugendliche suchen in dem Arzt bzw. Therapeuten eine empathische, freundliche und kompetente Bezugsperson und einen professionellen Helfer. Das innere Ideal des Arztes bzw. Therapeuten gleicht durchaus dem Erwachsenenbild.

Kinder und Jugendliche sind jedoch weniger erfahren und erwartend im Hinblick auf das klassische äußere Rollenideal eines Arztes oder Therapeuten. Ein langer weißer Arztkittel oder ein Anzug mögen auf Erwachsene vertrauenerweckend wirken, für Kinder und Jugendliche wird so eher Distanz aufgebaut und das Kind oder der Jugendliche fühlt sich unwohl. Typische Vertrauenspersonen von Kindern und Jugendlichen sind der Kinderarzt oder der Lehrer. Diese tragen oft eine sportlich-legere Kleidung, in der sie aber als Erwachsene zu erkennen sind. Falsch wäre es umgekehrt, sich ein Äußeres zu geben, das den Kindern oder Jugendlichen selbst entspricht.

> ### Merke
>
> Bei Kindern und Jugendlichen muss der Untersucher im Vergleich zu Erwachsenen eine deutlich aktivere Rolle einnehmen. Vorteilhaft ist es, den Patienten mit positivem Tenor direkt anzusprechen und durch eine auf ihn zugehende Weise Hemmungen und Blockaden gar nicht erst aufkommen zu lassen. Kinder und Jugendliche sind unmittelbarer und unterliegen nicht komplexen diplomatischen Regeln der Kontaktanbahnung und des Gesprächs. Wichtig sind kurze, prägnante Sätze und Fragen.

▶ **Kommunikation mit Kindern.** Der Untersucher muss die Aufmerksamkeitsspanne von Kindern berücksichtigen und eine Sprache wählen, die Kinder verstehen kön-

nen und die sie anspricht. Der Untersucher zeigt sich eindeutig als Erwachsener, sollte sich verbal jedoch an die Sprache des Kindes anpassen. Kinder kommunizieren allerdings nicht so sehr wie Erwachsene vor allem über verbale Konversation. Wichtige Kommunikationsformen sind auch Spielen und Bewegung. Der Untersucher kann herausfinden, was das Kind gerne spielt oder ob es sich gerne bewegt. Der Zugang kann beim gemeinsamen Kartenspielen gelingen, am Tischkicker oder im gemeinsamen Spaziergang über das Klinikumsgelände. Die gemeinsame Aktivität, sofern vom Kind als angenehm erlebt, führt oft dazu, dass das Kind dem Untersucher vertraut und sich ihm öffnet.

▶ **Kommunikation mit Jugendlichen.** Jugendliche dagegen schätzen es mehr, wenn man sie nicht mehr wie Kinder behandelt, sondern als zunehmend erwachsener werdend ansieht. Respektiert zu werden, ist ein wichtiger Schlüssel, um das Vertrauen des Jugendlichen zu erwerben. Wenn Jugendliche entwicklungsbedingt den Untersucher infrage stellen oder „testen", sollte er sich davon nicht zu sehr irritieren lassen. Bleibt der Untersucher bei einer freundlichen, humorvollen und respektvollen Art, ohne seinerseits die eigene Souveränität aufzugeben, wird der Jugendliche ihn in der Regel akzeptieren. In den meisten Fällen sind auch zunächst deutlich rebellisch erscheinende Jugendliche im Verlauf für Zuwendung und das Angebot von Hilfe empfänglich.

Fremdanamnese

Die Anamnese des kindlichen oder jugendlichen Patienten ist nicht so differenziert und ausführlich wie die eines Erwachsenen. Kinder und Jugendliche können ihre Emotionen, Gedanken und Verhaltensweisen nicht mit der Systematik und dem Vokabular eines Erwachsenen darstellen. Sie haben oft nicht die Aufmerksamkeitsspanne, die Motivation und die Einsicht in eine ausführliche Anamnese. Im Kontext der wie beschrieben noch unreifen Psyche, der Abhängigkeit von der Umgebung und den fluktuierenden Bildern können sie ihr eigenes Erleben auch weitaus schwieriger sortieren und benennen als ein Erwachsener.

> **Merke**
>
> Hieraus ergibt sich, dass der Fremdanamnese bei Kindern und Jugendlichen eine weitaus größere Bedeutung zukommt. Oft ist die Fremdanamnese der wesentliche Bestandteil der Anamnese. Für die Fremdanamnese kommen in erster Linie die Eltern und weiterhin andere wichtige Bezugspersonen infrage.

Spezifische Inhalte der Anamnese

Die Lebenswelt von Kindern und Jugendlichen unterscheidet sich von der Umgebung Erwachsener. Drei wichtige Bereiche kennzeichnen die Lebenswelt von Kindern und Jugendlichen und sind Prädilektionsort von Funktionseinbußen im Rahmen psychischer Erkrankungen (▶ Tab. 6.1):

- *Familie oder häusliche Umgebung*: aufgrund des Wechselspiels mit der Umgebung oft Abbild der Psyche des Kindes oder Jugendlichen
- *Schule bzw. Kindergarten*: Äquivalent zur Berufswelt beim Erwachsenen
- *Freizeitgestaltung*: Äquivalent zum Privatleben beim Erwachsenen

Die Familienstruktur wird oft auch in Form eines Genogramms dargestellt. Hierzu werden Zeichen und Symbole verwendet, die aus der humangenetischen Zeichensprache von Stammbäumen bekannt sind (▶ Abb. 4.3).

Zusatzdiagnostik: Verhaltensbeobachtung

Das psychische Erleben von Kindern und Jugendlichen fluktuiert, ist abhängig von der unmittelbaren Umgebung und ist schwerer zu fassen als das Verhalten von Erwachsenen. Daraus ergibt sich die Konsequenz, dass das psychopathologische Syndrom bei Kindern und Jugendlichen im Rahmen der klinischen Erstuntersuchung oft weniger sicher greifbar ist als dies bei Erwachsenen der Fall ist. Notwendig ist es daher oft, die klinische Untersuchung durch eine Verhaltensbeobachtung zu ergänzen, die formal eine Zusatzuntersuchung ist. Diese Verhaltensbeobachtung kann beispielsweise durch eine 2- bis 3-wöchige stationäre oder teilstationäre Beobachtungsphase geleistet werden. Dass die Diagnostik bei Kindern und Jugendlichen oft auch durch eine solche Phase der Verhaltensbeobachtung ergänzt wird, darf natürlich nicht dazu führen oder missverstanden werden, die klinische Untersuchung mit weniger intellektuellem Rigor durchzuführen oder gar zu vernachlässigen.

> **Merke**
>
> Die Verhaltensbeobachtung ist umso ergiebiger und valider, je fundierter und differenzierter bereits in der klinischen Untersuchung eine Hypothesenbildung stattfand.

Verhaltensbeobachtungen in der Kinder- und Jugendpsychiatrie sowie in der Erwachsenenpsychiatrie unterscheiden sich ebenfalls nicht grundsätzlich voneinander. Die Verhaltensbeobachtungen des Pflegedienstes, der Kotherapeuten und Therapeuten werden gesammelt und regelmäßig den Klinikern berichtet, die im Regelfall

6

Tab. 6.1 Anamnestische Fragen bei Kindern und Jugendlichen.

Lebensbereich	Frageninhalte
Familie	Leben die Eltern zusammen oder getrennt? Lebt das Kind bei einem Elternteil oder in einem Wechselmodell? Wächst das Kind getrennt von beiden Elternteilen auf?
	Wie ist die Beziehung der Eltern untereinander?
	Leben die Eltern mit neuen Partnern zusammen? Wie sind diese Beziehungen unter den Erwachsenen?
	Wie sind die Beziehungen des Kindes zu Eltern, Stiefeltern oder anderen komplementären Bezugspersonen?
	Wächst das Kind mit Geschwistern oder anderen Kindern auf? Wie sind die Beziehungen zwischen dem Kind und den anderen Geschwistern oder Kindern?
	Welche Position hat das Kind in der Familienstruktur?
	Welche sozialen Positionen nehmen die Mitglieder der Familie ein?
	Sind andere Familienmitglieder psychisch erkrankt?
Bereich Schule	Welche Schulform wird besucht, in welche Klasse geht das Kind?
	Geht das Kind gern zur Schule, ungern oder besteht Schulabsentismus?
	Wenn der Schulbesuch ungern erfolgt, bestehen eher Ängste in Bezug auf die Schule oder eher Unlust?
	Wie sind die schulischen Leistungen des Kindes?
	Gibt es auffällige Verhaltensweisen im Unterricht?
	Hat das Kind Freunde an der Schule?
	Gibt es auffällige Verhaltensweisen in Bezug auf Mitschüler?
Freizeitgestaltung	Was macht das Kind in seiner Freizeit?
	Gibt es bestimmte Interessen oder Hobbies?
	Hat das Kind Freunde?
	Verbringt es die Freizeit mit Freunden?
	Betreibt das Kind Sport oder andere Aktivitäten? Oder verbringt es die Freizeit vor allem zu Hause mit Lesen oder vor dem Computer/Fernseher?
	Wie häufig werden Internet-/Videospiele und Smartphone genutzt, welche Inhalte?

durch Einzelgespräche, Gruppengespräche und Visiten den Patienten auch selbst unmittelbar wahrnehmen. In der Kinder- und Jugendpsychiatrie sind jedoch üblicherweise mehr Berufsgruppen an der Verhaltensbeobachtung beteiligt. Der Pflegedienst ist um den Erziehungsdienst erweitert, Kotherapien sind oft breiter aufgestellt und zusätzlich werden Informationen in der Klinikschule gesammelt. Aufgrund des besseren Personalschlüssels in der Kinder- und Jugendpsychiatrie ist die Verhaltensbeobachtung oft ausführlicher und differenzierter.

Die beste Datensammlung ist wertlos, wenn die Informationen nicht aufbereitet und interpretiert werden. Ebenso wie die laufenden Informationen aus Monitoren und Labor auf der Intensivstation oder den kontinuierlichen oder regelmäßigen Elektroenzephalogrammen in der Epileptologie müssen auch die Verhaltensdaten wahrgenommen und verstanden werden. Technisch geschieht dies durch tägliche Übergaben des Pflege- und Erziehungsdienstes und wöchentliche Übergaben von Therapeuten, Kotherapeuten und Klinikschule, wobei die wesentlichen Aspekte der Verhaltensbeobachtung gebündelt oder zusammengefasst berichtet werden. Vergleichbar dem Anamneseprozess ist auch die Kommunikation mit den die Verhaltensbeobachtungen berichtenden Mitarbeitern nicht ein einseitiges Berichten auf der einen Seite und ein bloßes Rezipieren der Information auf der anderen. Es handelt sich auch hier um einen gesteuerten Dialog. Die berichteten Informationen werden diskutiert und eingeordnet; der Kliniker stellt Fragen, möchte bestimmte Hypothesen prüfen, bestätigen oder wieder abschwächen. Insofern führt der Kliniker bei der Verhaltensbeobachtung mit vergleichbarem Instrumentarium die klinische Untersuchung fort.

Techniken der Exploration in großen Runden

Kinder und Jugendliche bewegen sich in sozialen Netzwerken – Familie, Schule, Jugendamt, Therapeuten, Betreuer, Freunde. Dies bedingt, dass in Explorationssituationen der Untersucher oft nicht das Kind oder den Jugendlichen allein spricht, sondern sich einer Vielzahl von Beteiligten gegenübersieht.

In großen Runden ist es wichtig, das Gespräch zu strukturieren und als Kliniker die Führung zu übernehmen. Diese Techniken werden ausführlich in Kap. 2 beschrieben. Es ist sinnvoll, wenn nach der Einleitung zunächst das Kind bzw. der Jugendliche und anschließend die Eltern bzw. komplementäre primäre Bezugspersonen und schließlich andere Betreuungspersonen das Wort erhalten.

Große Runden führen oft dazu, dass Kinder und Jugendliche in der Exploration noch gehemmter auftreten und sich gar nicht mehr äußern wollen. Hier kann es hilfreich sein, zunächst die anderen Personen zu Wort kommen zu lassen. Kind oder Jugendlicher können hierbei zuhören; oft möchten sie sich dann noch selbst zu Wort melden. Gelingt dies nicht, kann der Untersucher mit dem Kind oder Jugendlichen den Raum verlassen und sich kurz allein mit ihm unterhalten.

6.1.4 Voraussetzungen des Untersuchers

Kinder- und Jugendpsychiatrie und -psychotherapie ist ein eigenes Facharztgebiet bzw. eine eigene Approbation für Psychologische Psychotherapeuten. Auch wenn sich die Kinder- und Jugendpsychiatrie aus der Gesamtpsychiatrie heraus entwickelt hat und weiterhin in vielfältiger Wechselwirkung mit dieser steht, benötigt der Untersucher folgende spezifische Kenntnisse

6

und Fähigkeiten, um Kinder und Jugendliche qualitativ ausreichend untersuchen zu können:

- Kenntnisse über das normale psychische Erleben und Verhalten von Kindern und Jugendlichen
- Fähigkeiten, mit Kindern und Jugendlichen in Kontakt und Interaktion zu treten
- Kenntnisse über das pathologische psychische Erleben und Verhalten von Kindern und Jugendlichen
- Erfahrungen in der Befunderhebung bei Kindern und Jugendlichen

6.2 Gerontopsychiatrie/ Geriatrie

Aufgrund der soziodemografischen Entwicklung („Überalterung") nimmt die Bedeutung von Alterserkrankungen kontinuierlich zu. Der Anteil der über 65-Jährigen liegt derzeit in Deutschland bei zirka 20 %.

6.2.1 Besonderheiten der Geriatrie

Die Untersuchung geriatrischer Patienten findet typischerweise konsiliarisch in somatischen (internistischen) Krankenhäusern, auf Abteilungen für Akutgeriatrie oder auf spezialisierten gerontopsychiatrischen Stationen bzw. Fachabteilungen statt. In Anbetracht der meist vorliegenden Multimorbidität erfolgt in der Regel eine zusätzliche internistische Untersuchung und Behandlung. Bei den somatischen Beeinträchtigungen dominieren koronare Herzerkrankung, Diabetes mellitus, chronisch-obstruktive Lungenerkrankung und Presbyakusis. Die Grundzüge der somatischen Untersuchung sind in Kap. 8.2 dargestellt.

Etabliert ist heute eine funktionsorientierte multidimensionale, multidisziplinäre Diagnostik in Form des geriatrischen Assessments. Dabei wird versucht, das komplexe Alterungsgeschehen im Ganzen zu erfassen; es erfolgt also eine Bestandsaufnahme der bestehenden gesundheitlichen Probleme und der erhaltenen Fähigkeiten. Hierbei steht die „funktionale" Betrachtung im Sinne der Internationalen Klassifikation der Funktionsfähigkeit (ICF) im Vordergrund, d.h. das Vorliegen krankheitsbedingter Behinderungen und sozialer Beeinträchtigungen. Die untersuchungsrelevanten Bereiche sind in ▶ Abb. 6.3 wiedergegeben.

Besonders wichtig sind:

- Beurteilung der Sturzgefahr (siehe auch Psychopharmaka-Medikation), erforderliche Gehhilfen (z. B. Rollator)
- Vorliegen eines Frailty-Syndroms („Gebrechlichkeit", gekennzeichnet durch Gewichtsverlust, mangelnde Ausdauer, körperliche Inaktivität, reduzierte Gehgeschwindigkeit und Griffstärke des Handgriffs)
- relevante, beeinträchtigende Körpersymptome (Seh- und Hörvermögen, Inkontinenz)
- „subjektiv erlebter" Gesundheitszustand
- Befunde werden mithilfe standardisierter Instrumente objektiviert, hierzu gehören eine strukturierte Anamnese und Funktionstests; obligate Leistungsinhalte sind Prüfung der kardiopulmonalen und neuromuskulären Funktion und Beurteilung von Hirnleistungsstörungen (Auffassungsstörung, kognitive Defizite)

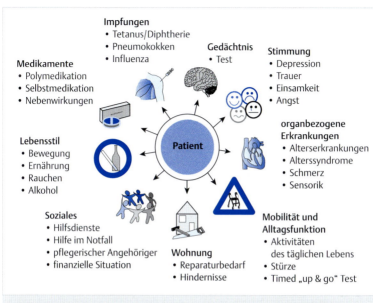

Impfungen
• Tetanus/Diphtherie
• Pneumokokken
• Influenza

Gedächtnis
• Test

Stimmung
• Depression
• Trauer
• Einsamkeit
• Angst

Medikamente
• Polymedikation
• Selbstmedikation
• Nebenwirkungen

Lebensstil
• Bewegung
• Ernährung
• Rauchen
• Alkohol

Patient

organbezogene Erkrankungen
• Alterserkrankungen
• Alterssyndrome
• Schmerz
• Sensorik

Soziales
• Hilfsdienste
• Hilfe im Notfall
• pflegerischer Angehöriger
• finanzielle Situation

Wohnung
• Reparaturbedarf
• Hindernisse

Mobilität und Alltagsfunktion
• Aktivitäten des täglichen Lebens
• Stürze
• Timed „up & go" Test

Abb. 6.3 Geriatrie. Untersuchungsrelevante Gesundheitsbereiche im Alter. (Kochen MM. Duale Reihe Allgemeinmedizin und Familienmedizin. Stuttgart: Thieme; 2012)

6.2.2 Besonderheiten von psychischen Störungen in der Geriatrie

Die häufigsten klinischen Bilder sind Delir, Depression, Demenz, psychotische/wahnhafte Störungen und – oft nicht erkannt – Substanzkonsumstörungen.

▶ **Schlafstörungen.** Sie sind ein sehr häufig beklagtes geriatrisches Symptom. Im höheren Lebensalter sinkt die Schlafeffizienz (Quotient aus Gesamtschlafzeit und Gesamtbettzeit). Die Patienten klagen über Ein- und Durchschlafstörungen, nicht erholsamen Nachtschlaf, Früherwachen und Tagesschläfrigkeit, oft sind die Symptome kombiniert. Grundlage für die Abklärung der Schlafstörung ist die Anamnese. Wichtige Screeningfragen sind:
• Um wie viel Uhr gehen Sie normalerweise zu Bett? (Oft viel zu früh)
• Wann wachen Sie morgens in der Regel auf?
• Haben Sie Probleme beim Einschlafen?
• Wie oft wachen Sie nachts auf?
• Schnarchen Sie, haben Sie Atempausen (Fremdanamnese)?
• Bewegen Sie sich nachts heftig im Bett, haben Sie unruhige Beine?
• Sind Sie tagsüber schläfrig-müde?

In vielen Fällen lassen sich die Ursachen der Insomnie (auslösende Faktoren, Erkrankungen, z.B. Altersdepression) identifizieren (Kap. 5).

▶ **Delire.** Es handelt sich um akute Verwirrtheitszustände (z. B. postoperativ); je nach klinischem Bild und Ausmaß werden sie manchmal nicht erkannt oder stellen auch akute Notfälle dar (Kap. 5.7, Kap. 9.1).

▶ **Depression.** Sie können im Rahmen rezidivierender Depressionen oder primär als Altersdepression auftreten. Häufig besteht Komorbidität, d. h. die Depression tritt im Rahmen bzw. (mit) bedingt durch somatische Krankheiten auf (bidirektionale Beziehung Depression – körperliche Erkrankung, z. B. Diabetes mellitus bei Depressiven häufiger und umgekehrt). Wichtige Formen sind die Depression nach Schlaganfall, die Postinfarktdepression (nach Myokardinfarkt) und Depressionen bei Morbus Parkinson.

Das klinische Bild wird oft durch körperliche Beschwerden (Somatisierung z. B. in Form von Schmerzen oder Schwindel) und kognitive Störungen („Pseudodemenz", Depression-executive-Dysfunction-Syndrom) bestimmt. Die depressiven Symptome (Freud-, Antriebs-, Schlaf-, Interesselosigkeit) müssen deshalb gezielt exploriert werden, ebenso die Suizidalität in Anbetracht des erhöhten Suizidrisikos (Kap. 5.12). Subsyndromale depressive Störungen sind häufiger als eine Major Depression. Die Differenzierung zwischen einer schweren Depression und einer Demenz kann diagnostisch schwierig sein; neuropsychologische Tests sind hierbei hilfreich (Kap. 8.1). Depression und Demenz können aber auch nebeneinander bestehen.

▶ **Demenz.** Anamnese, Exploration und klinische Untersuchung von Demenzen sind in Kap. 5.7 ausgeführt; Laboruntersuchungen und bildgebenden Verfahren kommt hier eine besondere Bedeutung zu. Als psychometrische Tests werden häufig Mini-Mental-Status-Test (MMST) oder DemTect eingesetzt (Kap. 8.1); das Einholen von Fremdanamnesen ist unverzichtbar.

▶ **Psychotische/wahnhafte Störungen.** Neben symptomatischen Psychosen infolge hirnorganischer Erkrankungen (typisch: optische Halluzinationen) können im Alter Spätschizophrenien und vor allem Wahnsyndrome auftreten. Zu diesen zählen *nihilistischer Wahn* (Cotard-Syndrom; „ich habe keine Organe, keinen Körper mehr, ich bin schon tot, die Erde ist untergegangen"), *Capgras-Syndrom* (nahe stehende Personen sind für den Patienten durch Schauspieler ersetzt) und *hypochondrische Psychose* (Patient ist überzeugt, eine unheilbare oder tödliche Erkrankung zu haben).

Die Exploration dieser Störungen erfordert große klinische Erfahrung (Gesprächstechnik, z. B. indirekte und auch suggestive Fragen).

▶ **Substanzkonsumstörungen.** Relativ häufig liegt bei älteren Menschen eine Alkoholkonsumstörung (Abusus, auch Abhängigkeit; Entzugssyndrome) vor; verbreitet ist auch der Langzeitkonsum von Hypnotika, Tranquilizern und Analgetika („low dose dependency", Benzodiazepin-Entzugssyndrome). Bei dieser „stillen, heimlichen Sucht" sind Fremdangaben neben Laborbefunden von großer anamnestischer Bedeutung.

6.2.3 Spezifische Techniken für die klinische Untersuchung

Aufbau einer therapeutischen Beziehung, Patientenanamnese

Am Anfang jeder klinischen Untersuchung steht der Aufbau einer therapeutischen Beziehung. Bei geriatrischen Patienten ist häufig nicht mit einem „klassischen Übertragungsprozess" zu rechnen, der Untersucher muss eine vergleichsweise deutlich aktivere Rolle einnehmen. Wichtig sind folgende Punkte:

- klar, deutlich, langsam und in angepasster Lautstärke sprechen
- verständliche, kurze, prägnante Sätze und Fragen formulieren, Inhalte auch wiederholen und nachfragen; häufig vorhandene Einschränkung von Auffassung, Aufmerksamkeit, Konzentration und Merkfähigkeit berücksichtigen und verständliche, auch landsmannschaftlich orientierte Sprache (Dialekt, Sprachbarriere) wählen
- paraverbale (z. B. Sprechweise, Stimmklang, Sprechtempo) und extraverbale Ebene (Körpersprache – Mimik, Gestik) beachten
- bei eingeschränkter Gesprächsführung bzw. eingeschränkter verbaler Kommunikation (kognitive Defizite) die emotionale Kontaktaufnahme verstärken (Blickkontakt, leichte Berührung)
- gezielte Symptomerhebung (Checkliste Diagnosekriterien): Fragen zur Orientierung (örtlich, zeitlich, zur Person) und zum Gedächtnis, zum Vorhandensein von paranoisch-paranoider und halluzinatorischer Symptomatik (z. B. sich beobachtet fühlen, merkwürdige Vorkommnisse, Geräusche, misstrauische Nachbarn, nächtliches Gestaltensehen, Visionen), zum Affekt (Stimmung, Lebensfreude, Ängste), zur Suizidalität (suizidale Gedanken, Einstellung zur Sterbehilfe) sowie zu Schlaf-, Ess-, Trinkverhalten
- Verlauf und Krankheitsanamnese (Ersterkrankung, Symptomatik: erstmaliges Auftreten, plötzlich oder allmählich auftretend, fluktuierend, rezidivierend; Auslöser z. B. Berentung, Todesfälle) sowie Exploration von Interventionen/Therapien → zeitaufwendig, häufig lücken-/fehlerhaft
- Vorbehandlungen – Medikamentenanamnese (schwierig, meist Polypharmazie; eventuell Besserung durch Einführung der E-Karte)

- aktuelle Medikation hinsichtlich ihrer Eignung für alte Patienten überprüfen (s. PRISCUS-Liste, Publikationen Bundesministerium [BMBF])
- wichtige biografische Eckpunkte im Sinne eines Kurzlebenslaufs erheben
- positive Ressourcen, typischen Alltag, Aktivitäten (Interessen, Hobbies, positive Ressourcen) und Sozialkontakte eruieren
- Bezugspersonen, Familienangehörige eruieren

Fremdanamnese

Die Anamnese des geriatrischen Patienten ist aufgrund der Defizite von Kognition, Antrieb und Affekt oft limitiert. Die Patienten können ihr eigenes Erleben nur eingeschränkt schildern, und die Angaben sind aufgrund formaler Denkstörungen häufig unsortiert und bruchstückhaft. Deshalb kommt der Fremdanamnese größte Bedeutung zu; sie ist oft der wesentliche Bestandteil der Anamnese. Infrage kommen nächste Angehörige und enge Bezugspersonen sowie Kollegen, Pflegepersonal (Heim) und Mitarbeiter ambulanter Dienste. Wichtige Punkte sind Verlauf, dominierende Symptomatik, Alltagsbewältigung (Mobilität: Rollator, Fahrtauglichkeit; Selbstversorgung: Essen, Hygiene, Einkaufen) und Medikation (Compliance).

> ### Merke
>
> Die Sichtweise der Angehörigen ist kritisch abzuwägen. Unter Umständen sind die Interessen und Wünsche der Familie konträr zu denen des Patienten.

Spezifische Inhalte der Anamnese, spezielle Themen

Die Lebenswelt von Alterspatienten ist unterschiedlich – sie sind meist im Ruhestand und müssen ihrem Leben einen neuen Inhalt und eine neue Struktur geben, nachdem die „Taktung" durch den Beruf wegfällt. Zu eruieren sind deshalb:

- Vorliegen und Dauer der Berentung
- familiäre Situation und Beziehung (Partner, Kinder, Enkel; eventuell bestehender Erbstreit)
- Kontakte (Freunde, Vereine), Aktivitäten (Hobbies, Sport, Reisen), Einsamkeit, Isolation, Mobilität
- obligate Frage nach Anhedonie (Freudlosigkeit) und suizidalen Gedanken (fatalistisch-resignative Züge; hohes Suizidrisiko im Alter), Frage nach Todesfällen in Familie und Bekanntschaft
- Einstellung zum Sterben und Tod eruieren (Konfrontation mit der eigenen Endlichkeit), Frage nach Testament, Patientenverfügung, Vorsorgevollmacht, Betreuungsverfügung
- Versorgung und sozialrechtliche Aspekte: Organisation bedarfsgerechter Pflege und häuslicher Versorgung, Mitwirkung bei Bestimmung des Pflegegrads, eventuell Palliativ-/Hospizversorgung.

Zusatzdiagnostik: Verhaltensbeobachtung, Ratingskalen

In Anbetracht der oft eingeschränkten verbalen Kommunikationsmöglichkeit kommt der Beobachtung des Verhaltens große Bedeutung zu; hierzu zählen psychomotorische Unruhe, Nesteln, fehlender Blickkontakt, Mimik, Gestik, zusammengesunkene Körperhaltung. Wichtig sind Berichte der Angehörigen („vergisst die Herdplatte auszuschalten, geistert nachts durchs Haus, findet die Wohnungstüre nicht") und/oder des Pflegedienstes (z. B. Schlaf-, Ess-, Trinkverhalten). Aphasie und Apraxie erfordern eine genauere neurologische Untersuchung.

Zur neuropsychologischen Untersuchung liegen verschiedene Beurteilungs-/Ratingskalen vor (Kap. 8.1). Hierzu zählen neben Demenzskalen (z. B. Mini-Mental-Status-Test [MMST], DemTect) die Geriatrische Depressionsskala (GDS) und Assessmentinstrumente zur Erfassung der Alltagskompetenz und Selbsthilfefähigkeit, z. B. ADL-Skala (Activities of Daily Living), IADL (Instrumental Activities of Daily Living) und Barthel-Index (für stationäre Patienten).

Kapitel 7

Psychopathologischer Befund

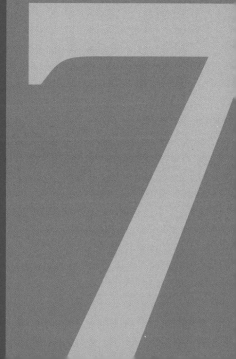

7 Psychopathologischer Befund

Robert Waltereit

In der Anamnese werden die Angaben von Patient, Angehörigen, Betreuern und anderen Personen gesammelt. Der psychopathologische Befund ist dagegen, in Analogie zum körperlichen Untersuchungsbefund, die Einschätzung eines Kanons von psychopathologischen Kategorien durch den Untersucher. Es wurde bereits darauf hingewiesen, dass die Anamnese die Narrative aufzeichnet, während der Befund die sich damit überschneidende, aber letztlich unabhängige Beurteilung des Klinikers darstellt.

In der *körperlichen Untersuchung* erhebt der Arzt Befunde an vielen Bereichen des Körpers. Das Schema der körperlichen Untersuchung orientiert sich jedoch nicht an einer möglichst vollständigen Topografie des Körpers. Es ist keine Untersuchung der Anatomie. Stattdessen orientiert sich die körperliche Untersuchung an möglichen Krankheitszeichen. Sie orientiert sich also an der Pathologie. Sie sucht nach den Zeichen, die Generationen von Klinikern herausgearbeitet haben, um mögliche körperliche Erkrankungen erkennen zu können.

In Analogie hierzu orientiert sich der psychopathologische Befund nicht an der Psychologie, sondern an der Psychopathologie als psychisches Gegenstück zur somatischen Pathologie. In diesem Sinne ist Psychopathologie auch in fließendem Übergang zur Lehre der Psychiatrie und Psychotherapie zu verstehen.

Nachfolgend werden zunächst die klinische Psychopathologie und die Struktur des psychopathologischen Befunds vorgestellt. Anschließend wird eine konkrete Anleitung zur Erhebung des psychopathologischen Befunds gegeben. Abschließend werden in kurzer Form die Ursachen und prinzipiellen Ausprägungen psychischer Störungen beschrieben.

7.1 Struktur

7.1.1 Wesen des psychopathologischen Befunds

In der somatischen Medizin erhebt der Arzt nach der Anamnese den körperlichen Befund. Dieser folgt einem bestimmten Kanon von Techniken, wie Inspektion, Perkussion, Auskultation, Palpation und dem Verwenden von bestimmten Instrumenten wie einem Stethoskop, einem Reflexhammer und einer Lampe. Dies suggeriert eine technische, mechanische Vorgehensweise, die oberflächlich den Eindruck einer „Objektivität" des Befunds gegenüber der „Subjektivität" der Anamnese hervorruft. Anamneseerhebung und psychopathologischer Befund gehen vordergründig ineinander über und wecken so Zweifel an der „Objektivität" des psychopathologischen Befundes.

Psychiater und Psychotherapeut setzen für den psychopathologischen Befund ebenfalls *Techniken* an, auch wenn diese erst für den geschulten Beobachter erkennbar sind. Inspektion und Beobachtung des Verhaltens sind wichtige Techniken. Der Untersucher nimmt die Kommunikation des Patienten inhaltlich, aber auch in ihrem emotionalen und sozialen Kontext auf. Der Untersucher beobachtet sich selbst während der Exploration und prüft, welche Reaktionen der Patient in der zwischenmenschlichen Interaktion in ihm herruft. Umgekehrt prüft der Untersucher, welche Reaktion er selbst in der Interaktion beim Patienten hervorruft.

Ferner – und hier schließt sich der Bogen zum körperlichen Befund – ist die Erhebung des psychopathologischen Befunds *kein passives Aufnehmen von Sinneseindrücken.* Stattdessen steuern Psychiater und

Psychotherapeut die Untersuchung durch ihr Wissen um das normale psychische Erleben, das pathologische psychische Erleben und Verhalten, ihr Wissen um Untersuchungstechniken im Einzelnen und um die Struktur sowie die Vollständigkeit des psychopathologischen Befunds im Gesamten.

Hierin, in Struktur und Kanon zu untersuchender Bereiche, besteht eine Analogie zur psychiatrisch-psychotherapeutischen Anamneseerhebung. Die Anamnese kann aufgrund fehlender Informationen allerdings lückenhaft sein. Zu den einzelnen Kategorien des psychopathologischen Befunds muss sich der Untersucher jedoch immer so weit festlegen, wie es ihm seine eigene Einschätzung aufgrund der vorliegenden Datenlage erlaubt.

Wie setzt sich der Kanon der Kategorien des psychopathologischen Befunds zusammen und worauf gründet sich diese Kategorisierung? Wie bereits oben erwähnt, ist der psychopathologische Befund nicht primär ein Katalog, der sich an dem Aufbau der normalen Psyche oder der Psychologie orientiert. In Analogie zum körperlichen Befund ist der Kanon an den Erscheinungsformen der gestörten Psyche bzw. der psychischen Erkrankungen orientiert.

Merke

Die Psychopathologie als ein Wissensgebiet in Psychiatrie und Psychotherapie hat die Aufgabe, ein Begriffs- und Ordnungssystem für die pathologischen psychischen Phänomene zur Verfügung zu stellen. Die Psychopathologie bildet eine Grundlage für die klinische Anwendung des Faches Psychiatrie und Psychotherapie. Profunde Kenntnisse der Psychopathologie sind Voraussetzung für die klinische Untersuchung.

7.1.2 Psychopathologie als Methodenlehre

▶ **Sichtweisen im 19. und 20. Jahrhundert.** Die Psychopathologie als Wissenschaft ist untrennbar verknüpft mit den Arbeiten des Heidelberger Internisten, Psychiaters und Philosophen Karl Jaspers (1883–1969). Psychopathologie an sich ist das Ergebnis der Beobachtungen und Überlegungen der Psychiater, Psychotherapeuten und Philosophen, welche diese seit der Entstehung und Etablierung des Faches Psychiatrie und Psychotherapie formuliert haben. Im Austausch und der Diskussion zwischen den führenden Protagonisten des 19. und des 20. Jahrhunderts fand bereits eine gewisse Kanonisierung statt, ein Prozess, den man mit heutigen Begriffen auch als „Schwarmintelligenz" bezeichnen könnte. Jaspers wird als derjenige angesehen, der die Vielzahl der Einzeldarstellungen in einer Monografie [17] gebündelt hat und hierbei sowohl naturwissenschaftliche als auch geisteswissenschaftliche Sichtweisen integrierte.

Laut Jaspers soll Psychopathologie erfassen „was und wie Menschen erleben" und auf diese Weise die „Spannweite der seelischen Wirklichkeiten kennen lernen". Psychopathologie zielt in diesem Sinne zunächst auf die Erfassung und Beschreibung von krankhaften Erlebnis- und Verhaltensweisen ab. Sie sucht darüber hinaus jedoch mit unterschiedlichen Methoden nach den individuellen Ursachen, Bedingungen und Folgen der beschriebenen Phänomene. Schließlich bemüht sie sich darum, krankhafte Erlebnis- und Verhaltensweisen in eine sinnvolle Ordnung zu bringen.

Es wäre jedoch eine sehr theoretische Sichtweise auf die Psychopathologie, wenn man diese als eine Art Philosophie der Psychiatrie und Psychotherapie verstünde. Psychopathologie hat in erster Linie den Zweck, das pathologische psychische Erleben und Verhalten in seinen häufigen Ausprägungen zu beschreiben, hieraus sinnvolle Kategorien zu bilden, anhand derer diese Ausprägungen am individuellen Patienten untersucht werden können und so dem Kliniker zu einer Einordnung des pathologischen psychischen Geschehens und Diagnose zu verhelfen.

▶ **Aktuelle Sichtweise.** Das Gegenstück zu einer philosophischen Überhöhung der psychopathologischen Methodenlehre ist die aktuelle Tendenz zu einer Abwertung der Psychopathologie. Ausdruck dieser Fehlentwicklung ist es, den Patienten Selbstauskunftsfragebögen auszuteilen und dann aus der Berechnung von Punktwerten Syndrome und Diagnosen abzuleiten. Diese Vorgehensweise verkennt, dass die psychopathologischen Kategorien und Begriffe sich stets auf eine konkrete klinische Untersuchung beziehen, mit einem fundierten Psychiater und Psychotherapeuten auf der einen Seite in Kommunikation, Interaktion mit dem Patienten sowie Beobachtung und Steuerung der Untersuchung durch den Psychiater und Psychotherapeuten auf der anderen Seite.

Ohne theoretische Kenntnisse in Psychiatrie, Psychotherapie und Psychopathologie und ohne praktisches Wissen und Training in diesen Disziplinen ist keine valide Erhebung eines psychopathologischen Befunds möglich.

7.1.3 Instrumente zur psychopathologischen Befunderhebung

Der Prozess der Diagnosestellung wird traditionell in die Ebenen Symptome, Syndrome und Diagnosen aufgeteilt, wobei häufige Muster von Symptomen ein Syndrom ausmachen und der Schritt vom Syndrom zur Diagnose in der somatischen Medizin mit der Erkenntnis der Ätiologie einhergeht. Im psychopathologischen Befund werden auf der unteren Ebene – also der Ebene der Symptome – Beobachtungen und Befunde erhoben.

Eingangs wurde bereits beschrieben, dass Psychiater und Psychotherapeut sich

bestimmter Instrumente bedienen, um die psychopathologischen Informationen zu erheben:

- Beobachtung des Verhaltens des Patienten, der Psychomotorik
- Rezeption der Kommunikation des Patienten, formal, inhaltlich, aber auch in ihrem emotionalen und sozialen Kontext
- Eigenbeobachtung des Untersuchers während der Exploration, welche Reaktionen der Patient in der zwischenmenschlichen Interaktion in ihm herruft
- Beobachtung des Patienten, welche Reaktionen der Untersucher in der Interaktion beim Patienten hervorruft

Aus diesen Wahrnehmungen, Beobachtungen und Introspektionen des Untersuchers ergeben sich seine Beurteilungen zu einzelnen psychopathologischen Kategorien. Im nachfolgend dargestellten AMDP-System werden die Instrumente zur Einschätzung etwas unscharf in Selbst- und Fremdbeurteilungsinstrumente aufgeteilt.

7.1.4 Kanon der psychopathologischen Kategorien

Der Kanon der psychopathologischen Kategorien ist nicht verbindlich fixiert, hat jedoch unter Psychiatern und Psychotherapeuten seit langem eine etablierte Struktur. Im deutschsprachigen Raum wurde 1965 die Arbeitsgemeinschaft für Methodik und Dokumentation in der Psychiatrie (AMDP) von namhaften Vertreten des Faches gegründet, um die psychopathologische Befunderhebung zu standardisieren. Während man zunächst eher an ein Instrument für die Forschung gedacht hatte, fand das AMDP-System zunehmend Eingang in den klinischen Alltag. Fast alle Kliniker richten sich – mit in der Regel allenfalls eher kleinen individuellen Modifikationen – nach dieser Struktur in der Erhebung und Abfassung des psychopathologischen Befunds (▶ Tab. 7.1).

Tab. 7.1 Symptome im AMDP-System.

Symptombereiche	zugehörige Symptome
Bewusstseinsstörungen	Bewusstseinsverminderung, Bewusstseinstrübung, Bewusstseinseinengung, Bewusstseinsverschiebung
Orientierungsstörungen	zeitlich, örtlich, situativ, zur eigenen Person
Aufmerksamkeits- und Gedächtnisstörungen	Auffassungsstörungen, Konzentrationsstörungen, Merkfähigkeitsstörungen, Gedächtnisstörungen, Konfabulation, Paramnesien
formale Denkstörungen	gehemmt, verlangsamt, umständlich, eingeengt, perseverierend, Grübeln, Gedankendrängen, ideenflüchtig, Vorbeireden, gesperrt/Gedankenabreißen, inkohärent/zerfahren, Neologismen
Befürchtungen und Zwänge	Misstrauen, Hypochondrie, Phobien, Zwangsdenken, Zwangsimpulse, Zwangshandlungen
inhaltliche Denkstörungen	Wahnstimmung, Wahnwahrnehmung, Wahneinfall, Wahngedanken, Wahndynamik, systematisierter Wahn, Beziehungswahn, Beeinträchtigungs- und Verfolgungswahn, Eifersuchtswahn, Schuldwahn, Verarmungswahn, hypochondrischer Wahn, Größenwahn, andere Wahninhalte
Sinnestäuschungen	Illusionen, Stimmenhören, andere akustische Halluzinationen, optische Halluzinationen, Körperhalluzinationen, Geruchs- und Geschmackshalluzinationen
Ich-Störungen	Derealisation, Depersonalisation, Gedankenausbreitung, Gedankenentzug, Gedankeneingebung, andere Fremdbeeinflussungserlebnisse
Störungen der Affektivität	ratlos, Gefühl der Gefühllosigkeit, affektarm, Störung der Vitalgefühle, deprimiert, hoffnungslos, ängstlich, euphorisch, dysphorisch, gereizt, innerlich unruhig, klagsam/jammerig, Insuffizienzgefühle, gesteigertes Selbstwertgefühl, Schuldgefühle, Verarmungsgefühle, ambivalent, Parathymie, affektlabil, affektinkontinent, affektstarr
Störungen des Antriebs und der Psychomotorik	antriebsarm, antriebsgehemmt, antriebsgesteigert, motorisch unruhig, Parakinesen, maniert/bizarr, theatralisch, mutistisch, logorrhoisch
zirkadiane Besonderheiten	morgens schlechter, abends schlechter, abends besser
andere Symptome	sozialer Rückzug, soziale Umtriebigkeit, Aggressivität, Suizidalität, Selbstbeschädigung, Mangel an Krankheitsgefühl, Mangel an Krankheitseinsicht, Ablehnung der Behandlung, Pflegebedürftigkeit

Quelle: Jäger M. Aktuelle psychiatrische Diagnostik. Ein Leitfaden für das tägliche Arbeiten mit ICD und DSM. Stuttgart: Thieme; 2015

7

7.1.5 Befunderhebung in Anlehnung an das AMDP-System

Das AMDP-System stellt im deutschsprachigen Raum die allgemein akzeptierte Referenz für die Erhebung des psychopathologischen Befunds dar. Der Kern des AMDP-Systems ist ein Manual zur Erhebung des psychopathologischen Befunds mit 100 Einzelsymptomen. Die Einzelsymptome sind in ▸ Tab. 7.1 aufgeführt. Zusätzlich enthält das Manual die Option, 40 Einzelsymptome des körperlichen Befunds standardisiert zu erheben.

▸ **Kategorien und Symptome.** Jedes Symptom ist auf einer vierstufigen Skala von 0 bis 3 (nicht vorhanden, leicht, mittel, schwer ausgeprägt). Sollte ein Symptom nicht untersuchbar sein oder das Vorhandensein des Symptoms fraglich sein, lautet die Anweisung, keine Aussage zum Symptom zu treffen. Diese beiden Vorgehensweisen sind in der klinischen Praxis jedoch nicht üblich bzw. werden in der Regel weniger rigide gehandhabt. Psychopathologische Symptome werden oft als einfach vorhanden beschrieben oder mit üblicher Verwendung von Sprache als leichter oder schwerer ausgeprägt geschildert. Es ist auch eher unüblich, alle möglichen Symptome einer psychopathologischen Kategorie explizit zu benennen. Sind Symptome der Kategorie pathologisch ausgestaltet, werden diese konkret beschrieben, die normalen Befunde der Kategorie werden ausgelassen.

Enthält eine psychopathologische Kategorie keine pathologischen Befunde, beschreibt man dies üblicherweise damit, dass die gesamte Kategorie als regelrecht bezeichnet wird. Beispiel: „keine Befürchtungen und Zwänge". Bestimmte psychopathologische Kategorien haben eigene Redewendungen, um den Normalbefund zu kennzeichnen. Beispiel: „im formalen Denken geordnet".

Ein *psychopathologischer Normalbefund* lautet in üblicher klinischer Terminologie wie folgt:

- bewusstseinsklar und allseits orientiert
- keine Aufmerksamkeits- oder Gedächtnisstörungen
- im formalen Denken geordnet
- keine Befürchtungen oder Zwänge
- keine inhaltlichen Denkstörungen
- keine Sinnestäuschungen
- keine Ich-Störungen
- im Affekt euthym und schwingungsfähig
- Antrieb und Psychomotorik regelrecht
- keine akute Eigen- oder Fremdgefährdung, einschließlich akuter Suizidalität

Der Begriff „euthym" beschreibt die regelrechte Grundstimmung. Normal ist ferner, dass sich der Affekt der Situation und sozialen Umgebung anpasst. Dies wird als „schwingungsfähig" bezeichnet. Die Erwähnung der Kategorie zirkadianer Besonderheiten ist im Befundbericht nicht üblich, sofern es keine pathologischen Befunde gibt. Dagegen kommt dem Aspekt akuter Gefährdungen erhebliche klinische und forensische Bedeutung zu. Auch im Normalbefund wird daher explizit darauf Bezug genommen, dass keine akute Eigen- oder Fremdgefährdung einschließlich Suizidalität vorliegt.

Liegt dagegen ein Symptom vor, kann dieses unter Verwendung des Vokabulars des AMDP-Systems beschrieben werden. Ein Symptom wird dann einfach als vorliegend bezeichnet: „Bewusstseinstrübung", „Derealisationserleben". Die Stärke des Symptoms kann mit leicht oder schwer oder anderer passender Wortwahl gradiert werden. Üblich ist auch, ein Symptom in seiner klinischen Ausprägung kurz zu benennen, obwohl dies formal Teil der Anamnese ist. Der Trennung in Anamnese und Befund wird jedoch auch Genüge getan, wenn in der Anamnese eine ausführliche Beschwerdeschilderung erfolgt und im Befund eine kurze Präzisierung. Beispiel für einen Befundtext in der Kategorie Sinnestäuschungen: „Stimmenhören im Sinne von imperativen und dialogisierenden männlichen Stimmen".

▶ **Reihenfolge, Zeitraum.** Werden pathologische Einzelsymptome beschrieben, werden diese nacheinander im Kontext ihrer jeweiligen psychopathologischen Kategorie formuliert. Dabei gibt es keine feste Ordnung und es ist eher Geschmackssache, ob erst die Kategorie benannt wird und dann das Symptom, oder ob erst das Symptom benannt und dann die restliche Kategorie als unauffällig beschrieben wird:

- „im formalen Denken deutlich umständlich, teilweise Vorbeireden und inkohärentes Denken"
- „Agoraphobie ohne Panikstörung, ansonsten keine Befürchtungen oder Zwänge"

Merke

In Anlehnung an das AMDP-System sollte die Reihenfolge eingehalten werden, da eine Abweichung die Verständlichkeit zwischen Klinikern unnötig behindert und es hierfür keinen vernünftigen Grund gibt. Auf keinen Fall werden Symptome einer Kategorie über mehrere Bereiche des Befundberichts gestreut. Hierdurch würde der ganze Befundtext schwer verständlich und die Vollständigkeit der Befunderhebung für den Leser zweifelhaft.

Mit dem psychopathologischen Befund wird stets der aktuelle Querschnitt erfasst. Frühere vorhandene Symptome aus dem Längsschnitt sind als nun normal bzw. nicht vorhanden anzugeben, sofern dies der Fall ist. Der für die Beurteilung der psychopathologischen Symptome und Kategorien relevante Zeitraum vor der klinischen Untersuchung ist nicht festgelegt. Das AMDP-System schlägt vor, den Zeitraum auf nicht mehr als 3–4 Tagen zu beschränken.

7.1.6 Psychopathologische Syndrome

Unter einem Syndrom versteht man die Kombination von bestimmten Symptomen, die gehäuft im Querschnitt miteinander auftreten. Über einen ursächlichen Zusammenhang dieser Symptome, insbesondere in Hinsicht auf die Ätiologie und Pathogenese, wird hierbei zunächst keine Aussage getroffen. Psychopathologische Syndrome wurden auf klinisch-intuitivem Weg konzipiert. Die verschiedenen Bemühungen wurden prägnant unter anderem von Hippius zusammengefasst.

Psychopathologische Syndrome

- Bewusstseinsstörung
- Rausch
- Dämmerzustand
- Verwirrtheitszustand
- Delir
- Syndrom der gestörten Intelligenz
- Gedächtnisstörung
- Wesensänderung
- depressives Syndrom
- dysphorisches Syndrom
- Angstsyndrom
- phobisches Syndrom
- Zwangssyndrom
- gehemmt-apathisches Syndrom
- neurasthenisches Syndrom
- autistisches Syndrom
- manisches Syndrom
- Erregungszustand
- Depersonalisationssyndrom
- hypochondrisches Syndrom
- Syndrom der Wahnstimmung
- paranoides Syndrom
- halluzinatorisches Syndrom
- dissoziales Syndrom
- Syndrom des süchtigen Verhaltens
- Syndrom des abweichenden Sexualverhaltens
- suizidales Syndrom
- Syndrom der gestörten körperlichen Befindlichkeit

nach Hippius

Mit dem statistischen Verfahren der Faktorenanalyse wurden psychopathologische Daten ausgewertet, die nach dem AMDP-System erhoben wurden. Hieraus wurden 9 unterschiedliche Syndrome extrahiert (►Tab. 7.2).

Die Syndrome betreffen bereits den diagnostischen Prozess und gehen damit eigentlich über den Rahmen der klinischen Untersuchung und die Erhebung des psychopathologischen Befunds hinaus. Es bestehen aber während der klinischen Untersuchung Wechselwirkungen zwischen der

Tab. 7.2 Syndrome nach AMDP.

Syndrom	enthaltende Symptome
paranoid-halluzinatorisches Syndrom	Wahnstimmung, Wahnwahrnehmung, Wahneinfall, Wahngedanken, systematisierter Wahn, Wahndynamik, Beziehungswahn, Beeinträchtigungs- und Verfolgungswahn, Stimmenhören, Körperhalluzinationen, Depersonalisation, Gedankenentzug, andere Fremdbeeinflussungserlebnisse
depressives Syndrom	Grübeln, Gefühl der Gefühllosigkeit, Störung der Vitalgefühle, deprimiert, hoffnungslos, Insuffizienzgefühle, Schuldgefühle, antriebsgehemmt, morgens schlechter, Durchschlafstörungen, verkürzte Schlafdauer, Früherwachen, verminderter Appetit
psychoorganisches Syndrom	Bewusstseinstrübung, Desorientierung (zeitlich, örtlich, situativ, zur eigenen Person), Konfabulation, Auffassungsstörung, Merkfähigkeitsstörung, Gedächtnisstörung, Pflegebedürftigkeit
manisches Syndrom	ideenflüchtig, euphorisch, gesteigertes Selbstwertgefühl, antriebsgesteigert, motorisch unruhig, logorrhoisch, soziale Umtriebigkeit
Hostilitätssyndrom	misstrauisch, dysphorisch, gereizt, aggressiv, Mangel an Krankheitsgefühl, Mangel an Krankheitseinsicht, Ablehnung der Behandlung
vegetatives Syndrom	Hypochondrie, Übelkeit, Atembeschwerden, Schwindel, Herzklopfen, Herzdruck, vermehrtes Schwitzen, Kopfdruck, Hitzegefühl
apathisches Syndrom	formale Denkstörungen (gehemmt, verlangsamt, umständlich, eingeengt), affektarm, affektstarr, antriebsarm, sozialer Rückzug
Zwangssyndrom	Zwangsdenken, Zwangsimpulse, Zwangshandlungen
Negativsyndrom	Konzentrationsstörungen, gehemmtes Denken, Denken, eingeengtes Denken, gesperrtes Denken/Gedankenabreißen, inkohärentes Denken, Gefühl der Gefühllosigkeit, affektarm, Parathymie, affektstarr, antriebsarm, mutistisch, sozialer Rückzug, verminderte Libido

Quelle: Jäger M. Aktuelle psychiatrische Diagnostik. Ein Leitfaden für das tägliche Arbeiten mit ICD und DSM. Stuttgart: Thieme; 2015

Befunderhebung und der Hypothese eines psychopathologischen Syndroms, das sich auf bereits zur Verfügung stehende Daten bezieht. Da beim individuellen Patienten typischerweise zu diesem Zeitpunkt erst einige Symptome des Syndroms vorhanden sind, weckt die Hypothese eines Syndroms die Sensibilität des Untersuchers, die fehlenden Symptome in der Exploration zu analysieren und so die Hypothese zu verifizieren oder zu falsifizieren.

Im DSM-5 werden die Störungen grob nach den internalisierenden und externalisierenden Faktoren gruppiert. Bei internalisierenden Störungen stehen Angst, depressive und somatische Symptome im Vordergrund, bei externalisierenden Störungen sind dies impulsive und substanzbezogene Symptome sowie soziale Verhaltensstörungen.

7.2 Praktische Durchführung der Befunderhebung

7.2.1 Übersicht und Struktur

Wie bereits im Kapitel Anamnese beschrieben, fließen die Erhebung der Anamnese und die Erhebung des psychopathologischen Befunds ineinander über. In der anschließenden Dokumentation und Kommunikation werden jedoch Anamnese und Befund getrennt: Die Anamnese umfasst die tatsächlichen Angaben und Aussagen des Patienten, der Angehörigen und anderen Personen, der Befund dagegen ist die Einschätzung des Klinikers zu einem Kanon psychopathologischer Kategorien.

Die Eindrücke, aus denen der Kliniker also die psychopathologischen Kriterien bewertet, entnimmt er zunächst aus dem Verlauf des Anamnesegesprächs. Wie im entsprechenden Kapitel beschrieben, exploriert der Kliniker in der aktuellen Anamnese das psychopathologische Syndrom. Diese Exploration ist eine der wesentlichen Techniken, auf die sich der psychopathologische Befund gründet. Das Anamnesegespräch sollte möglichst alle psychopathologischen Kategorien bereits während des Interviewprozesses unmerklich anschneiden, und der Kliniker untersuchen, ob sich zu der Kategorie pathologische Symptome finden oder nicht. Sofern die Kategorien nicht schon während des Gesprächs angeschnitten wurden, sollten sie zum Ende der Untersuchung aktiv vom Kliniker exploriert werden. Zum Ende des Untersuchungsgesprächs muss der Kliniker versucht haben, zu jeder Kategorie eine Einschätzung zu gewinnen, ob pathologische Symptome vorliegen oder nicht. Dieses Basisprogramm ist in diesem Kapitel die *„orientierende Untersuchung"*.

Merke

Es hat sich als sehr hilfreich erwiesen, wenn der Untersucher die psychopathologischen Kategorien für sich und dann jeweils bei Bedarf im explorierenden Dialog mit dem Patienten in der Reihenfolge durchgeht, die im AMDP-System beschrieben ist und der allgemein üblichen Reihenfolge entspricht.

Die *„ausführliche Untersuchung"* betrifft Untersuchungstechniken, die dann zum Tragen kommen, wenn sich in einer psychopathologischen Kategorie Hinweise auf pathologische Symptome ergeben, die tieferer Abklärung bedürfen. Der Kontext der jeweiligen Untersuchung, die zeitlichen Ressourcen, die Mitwirkung und der Erkrankungsgrad des Patienten geben in der konkreten Untersuchungssituation den Rahmen vor, inwieweit der Kliniker zu

7

einer ausführlichen Untersuchung in der Lage ist. Zur ausführlichen Untersuchung wird hier auch das Analysieren von seltenen Symptomen gerechnet, deren Exploration nicht zum Standardprogramm einer normalen Untersuchung gehören.

7.2.2 Untersuchung der einzelnen psychopathologischen Kategorien

Die psychopathologischen Symptome sind hier an das AMDP-System angelehnt dargestellt und psychopathologischen Kategorien zugeordnet. Wenn Abweichungen vom AMDP-System vorgenommen wurden, ist dies entsprechend gekennzeichnet und begründet. Soweit es sich um im AMDP-System definierte Symptome handelt, werden diese mit „S" (= Selbstaussagen und -schilderungen des Patienten), „F" (= Fremdbeobachtungen durch den Untersucher) und mit „SF" (= Mischformen) gekennzeichnet. Dieses Unterkapitel stützt sich wesentlich auf die Darstellungen von Möller, Laux und Deister [27] sowie auf das AMDP-System [1].

Die Darstellung der einzelnen psychopathologischen Kategorien folgt dem Schema:

- Definition der Kategorie
- Definition der möglichen Symptome
- Anweisung für die orientierende Untersuchung
- Anweisung für die ausführliche Untersuchung

Bewusstseinsstörungen

Definition der Kategorie

Bewusstseinsstörung ist ein Oberbegriff für alle Veränderungen der Bewusstseinslage. Unterschieden wird zwischen *quantitativen* (Bewusstseinsverminderung im Sinne der Schlaf-Wach-Skala) und *qualitativen* Bewusstseinsveränderungen (Bewusstseinseintrübung, -einengung und -verschiebung). Das Bewusstsein ist eine grundlegende Funktion des zentralen Nervensystems.

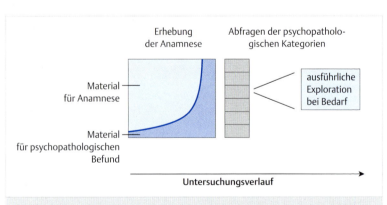

Abb. 7.1 Psychopathologischer Befund. Anamnese und Befunderhebung im zeitlichen Verlauf, gegebenenfalls ausführliche Untersuchung.

Definition der möglichen Symptome

▶ **Bewusstseinsverminderung (F).** Dieses Symptom wird alternativ als Vigilanzminderung bezeichnet und findet sich auch in der neurologischen Untersuchung. In der Medizin wird die Bewusstseinsminderung klassischerweise in folgende Grade eingeteilt:

- bewusstseinsklar: uneingeschränkt wach
- benommen: schwer besinnlich, verlangsamt, in der Informationsaufnahme und -verarbeitung eingeschränkt
- somnolent: abnorme Schläfrigkeit, aber noch erweckbar
- soporös: nur noch durch Schmerzreize erweckbar
- komatös: nicht mehr erweckbar

Eine Bewusstseinsminderung vom Ausmaß eines Sopors ist normalerweise nicht mehr mit einer psychiatrischen, sondern mit einer neurologischen Erkrankung vereinbar.

▶ **Bewusstseinstrübung (F).** Das Bewusstsein ist zwar vorhanden, aber verschiedene Gesichtspunkte der eigenen Person und der Umwelt können nicht richtig verstanden werden, können nicht sinnvoll miteinander verknüpft werden, können nicht entsprechend mitgeteilt werden und der Patient kann nicht sinnvoll hiernach handeln. Die Bewusstseinstrübung wird typischerweise im Kontext eines Delirs beobachtet.

▶ **Bewusstseinseinengung (SF).** Gesamtes Erleben und Verhalten sind auf wenige Themen fokussiert. Wie der Schein einer Taschenlampe wird nur das beleuchtete Feld wahrgenommen, alle anderen Aspekte im gedanklichen Raum fallen heraus. Diese starke Fokussierung ist nicht vergleichbar mit einer bewussten Konzentrationsleistung; das Pathologische liegt darin, dass andere wichtige Aspekte gar nicht mehr wahrgenommen werden. Das Erleben ist insgesamt traumähnlich verändert. Komplizierte und äußerlich geordnete Handlungsabläufe (z. B. Reisen) sind trotzdem noch möglich. Die Bewusstseinseinengung kommt bei akuten Belastungsreaktionen, epileptischem Dämmerzustand und Hypnose vor.

▶ **Bewusstseinsverschiebung (S).** Die Patienten berichten, ihr gesamtes Erleben sei erweitert. Sie erleben sich als insgesamt wacher, lebendiger und offener. Alle Gefühle werden als besonders intensiv erlebt. Es kann ein Gefühl der Vergrößerung des dem Bewusstsein erkennbaren Raumes oder Tiefe geben. Die Bewusstseinsverschiebung kommt vor unter Drogeneinfluss oder bei Psychosen.

Anweisung für die orientierende Untersuchung

Eine quantitative Bewusstseinsstörung muss immer erfasst werden. Die Abgrenzung der Benommenheit gegen die Bewusstseinsklarheit sollte im Untersuchungsgespräch nicht schwer fallen. Somnolenz ist ohne weiteres erkennbar und eine psychiatrische Untersuchung ist dann deutlich erschwert. Ab einem Sopor ist ohnehin eine Konsultation der neurologischen bzw. internistischen Kollegen geboten. Ein Schmerzreiz wird beispielsweise durch Kneifen an den Fingernägeln gesetzt.

Anweisung für die ausführliche Untersuchung

Die Einteilung in quantitative und qualitative Bewusstseinsstörungen hat eine lange Tradition in der Psychopathologie und wurde ausführlich theoretisch begründet. Eine Bewusstseinstrübung lässt sich in der Praxis jedoch nicht so leicht von einer Be-

7

nommenheit abgrenzen. Eine längere Beobachtung und Analyse des Gesprächsverlaufs können zur Unterscheidung beitragen, werden aber kaum praktische Konsequenz haben. Eine Bewusstseinstrübung wird als Zeichen eines Delirs angesehen. Die anderen qualitativen Bewusstseinsstörungen erfordern eine aktive Exploration des Klinikers. Hilfreiche Einstiegsfragen können sein:

- „Hatten Sie das Gefühl, Farben intensiver zu sehen oder Musik lauter zu hören?"
- „Hatten Sie das Gefühl, dass Ihre Wahrnehmung besonders scharf ist? Bitte beschreiben Sie das genauer!"

Orientierungsstörungen

Definition der Kategorie

Mangelnde Kenntnis über aktuelle zeitliche, räumliche, situative oder persönliche Gegebenheiten. Je nach Intensität der Störung kann man eine eingeschränkte oder eine aufgehobene Orientierung unterscheiden. Falls die Orientierungsstörung wahnhaften Charakter hat, die reale Orientierung jedoch vorhanden ist, liegt keine Orientierungsstörung vor. Orientierungsstörungen finden sich schwerpunktmäßig beim Delir und bei Demenzen.

Definition der möglichen Symptome

▶ **Zeitliche Orientierungsstörung (S).** Das Datum (Tag, Monat und Jahr), der Wochentag oder die Jahreszeit können nicht richtig oder nur teilweise richtig angegeben werden. Das Abweichen des genauen Kalendertags wird noch nicht als Orientierungsstörung gewertet, sofern die Abweichung nicht mehr als einen Tag ausmacht. Der Wochentag muss jedoch richtig angegeben werden.

▶ **Örtliche Orientierungsstörung (S).** Der aktuelle Aufenthaltsort kann nicht benannt werden oder die Angaben darüber sind sehr ungenau. Dies setzt voraus, dass der Patient auch aus Sicht eines Gesunden hierüber ausreichende Informationen hat.

▶ **Situative Orientierungsstörung (S).** Die gegenwärtige Situation, in der sich der Patient befindet, wird nur teilweise oder gar nicht erkannt. Der Patient hat beispielsweise Schwierigkeiten anzugeben, ob er sich aktuell als Patient in einer Untersuchung befindet.

▶ **Orientierungsstörung über die eigene Person (S).** Wesentliche Aspekte der eigenen Person und der eigenen Lebensgeschichte werden nicht oder nur teilweise gewusst. Dies zeigt sich in mangelndem Wissen über den eigene Namen, das eigene Geburtsdatum und andere wichtige lebensgeschichtliche Gegebenheiten. Desorientiertheit zur eigenen Person ist Ausdruck einer schwerwiegenden Orientierungsstörung.

Anweisung für die orientierende Untersuchung

Die meisten Patienten außerhalb der Gerontopsychiatrie haben keine Orientierungsstörung. Einen Hinweis auf deutliche Orientierungsstörungen sollte der Kliniker während des Explorationsgesprächs erkennen können. Zum routinemäßigen Ausschluss einer Orientierungsstörung ist es empfehlenswert, regelhaft einige sensitive Daten abzufragen: „Eine kurze Frage, die ich zum Ende immer stelle. Wissen Sie, welchen Tag wir heute haben und wo wir sind?"

Anweisung für die ausführliche Untersuchung

Ist der Hinweis auf eine konkrete Orientierungsstörung gegeben, sollte diese explizit mit Einzelfragen geprüft werden, um einen Eindruck vom Ausmaß der Störung objektivieren zu können. Hierzu bieten sich folgende Fragen an:

- *Zeitliche Orientierung*: „Welches Jahr, welchen Monat, welchen Wochentag, welchen Kalendertag und welche Jahreszeit haben wir?"
- *Örtliche Orientierung*: „In welchem Land, in welchem Bundesland, in welcher Stadt, in welchem Krankenhaus oder Praxis und auf welcher Station oder in welchem Stockwerk sind wir?"
- *Situative Orientierung*: „Welchen Beruf habe ich? Warum sind Sie hier?"
- *Orientierung zur eigenen Person*: „Wie alt sind Sie bzw. wann wurden Sie geboren? Sind Sie verheiratet? Welchen Beruf haben Sie bzw. welchen Beruf haben Sie früher ausgeübt?"

Aufmerksamkeits- und Gedächtnisstörungen

Definition der Kategorie

In dieser Kategorie werden Symptome von Störungen der allgemeinen kognitiven Fähigkeiten zusammengefasst. Nicht Teil dieser Kategorie sind Störungen der sozialen Kognition und Störungen der Intelligenz im Sinne lebenslang veranlagter allgemeiner Kognition. Störungen dieser Kategorie finden sich bei sehr vielen psychischen Erkrankungen. So gut wie jede psychische Erkrankung kann mit Konzentrationsstörungen einhergehen. Mittelgradige Störungen dieser psychopathologischen Kategorie finden sich oft bei der Depression und der Schizophrenie. Ausgeprägte Störungen allgemeiner kognitiver Fähigkeiten finden sich oft bei der Demenz und beim Delir.

Definition der möglichen Symptome

▶ **Konzentrationsstörungen** (SF). Die Fähigkeit, die Aufmerksamkeit auf eine Tätigkeit oder ein Thema ausreichend zu fokussieren, ist vermindert. Konzentration und Aufmerksamkeit sind in diesem Sinne weitgehend Synonyme.

▶ **Auffassungsstörungen** (SF). Die Fähigkeit, Äußerungen und Texte in ihrer Bedeutung zu begreifen und sinnvoll miteinander zu verbinden, ist beeinträchtigt. Die Auffassung kann bei Vorliegen der Störung verlangsamt, teilweise oder ganz fehlend sein. Der tiefere Sinn eines Satzes oder eines Begriffs wird dann nicht erkannt. Praktisch kann sich dies als Ausdruck fehlender Abstraktionsfähigkeit, aber auch als fehlendes Erkennen von sozialen Bedeutungen äußern.

▶ **Merkfähigkeitsstörungen** (SF). Die Fähigkeit, sich neue Informationen über einen Zeitraum von zirka 10 Minuten zu merken, ist teilweise oder vollständig beeinträchtigt.

▶ **Gedächtnisstörungen** (SF). Die Fähigkeit, Informationen länger als etwa 10 Minuten zu speichern bzw. Erlerntes aus dem Gedächtnis abzurufen, ist teilweise oder vollständig beeinträchtigt. Die Zeitspannen zur Unterscheidung des Kurzzeit-, Intermediär- und Langzeitgedächtnisses werden unterschiedlich definiert und werden in diesem Symptom breit zusammengefasst. Neurobiologisch liegt der Unterschied eher darin, ob eine Information für nur zirka eine Stunde oder für Stunden und länger im Gedächtnis bleiben soll.

▶ **Konfabulationen** (F). Erinnerungslücken werden vom Patienten mit spontan wechselnden Einfällen ausgefüllt. Hierdurch kann der Eindruck einer Abenteuer- und

143

auch Lügengeschichte entstehen; die Konfabulation wird vom Patienten aber nicht in dieser Absicht eingesetzt.

▶ **Paramnesien (S).** Hinter diesem Sammelbegriff verbirgt sich eine Vielzahl von Phänomenen, die inhaltlich nicht leicht in Deckung zu bringen sind:
- falsches Wiedererkennen bzw. vermeintliche Vertrautheit oder vermeintliche Fremdheit („deja-vu", „jamais-vu")
- Ekmnesien, wobei das Zeiterleben gestört ist und die Vergangenheit als Gegenwart erlebt wird
- Flashbacks (Nachhallerinnerungen)
- Intrusionen, d. h. sich aufdrängende Erinnerungen an ein typischerweise stark emotional besetztes Ereignis
- falsche Erinnerungen, in denen die Vergangenheit in verfälschter Form erinnert wird

Anweisung für die orientierende Untersuchung

Für alle Symptome der Kategorie Aufmerksamkeits- und Gedächtnisstörungen kommt es zunächst auf den Eindruck des Untersuchers während der Exploration an. In der orientierenden Untersuchung fokussiert sich der Kliniker auf die Konzentrations-, Merkfähigkeits- und Gedächtnisstörungen als die prägnantesten Symptome.

Die *Konzentrationsfähigkeit* sollte routinemäßig durch eine anamnestische Frage orientierend geprüft werden. Der Untersucher befragt den Patienten zu subjektiven Veränderungen bei Tätigkeiten, die eine Aufmerksamkeitsleistung erfordern:
- „Wenn Sie ein Buch lesen oder eine Zeitschrift, können Sie sich so gut konzentrieren wie sonst oder fällt Ihnen dies zur Zeit schwerer?"
- „Wenn Sie im Fernsehen einen Film sehen, driften Ihre Gedanken dann ab und Sie folgen dem Film nicht mehr richtig?"

- „Können Sie sich bei der Arbeit oder bei der Ausbildung zurzeit noch richtig konzentrieren oder schweifen Sie innerlich ab?"

Die *Merkfähigkeit* und das *Gedächtnis* sind orientierend schwieriger zu prüfen. Eine Frage wie „können Sie sich Dinge schlechter merken oder sind Sie vergesslich" hilft nicht weiter, weil die Patienten mit tatsächlicher Gedächtniserkrankung krankheitsbedingt ihre Gedächtniseinbußen oft nicht wahrnehmen. Das Wahrnehmen von Gedächtnisstörungen an sich selbst ist dagegen häufig bei Patienten mit depressiver Symptomatik, ohne dass die erlebten Gedächtnislücken in der Realität tatsächlich so ausgeprägt vorliegen müssen.

Sinnvoll ist auch eine fremdanamnestische Exploration der Angehörigen: „Haben Sie den Eindruck, dass Ihr Ehemann sich Dinge nicht mehr so gut merken kann?".

Anweisung für die ausführliche Untersuchung

Für die klinische Untersuchung der *Konzentrationsfähigkeit* gibt es mehrere Möglichkeiten. Ein Gesunder kann, sofern keine Intelligenzminderung vorliegt, die folgenden Aufgaben fehlerfrei lösen. Die Untersuchung kann mit den Worten eingeleitet werden: „Ich möchte Ihnen nun eine kleine Aufgabe stellen. Was ist Ihnen lieber – Kopfrechnen oder Buchstabieren?"
- Fortlaufendes Abziehen der Zahl 7 von der Ausgangszahl 100: „Was ist hundert minus sieben?" Von der genannten Zahl werden wird wieder die Zahl 7 abgezogen. „Und hiervon wiederum sieben abziehen." Dies wird insgesamt 5-mal durchgeführt.
- Vorwärts- und Rückwärtsbuchstabieren. Das Vorwärtsbuchstabieren dient dabei nur der Vergegenwärtigung des Wortes. „Buchstabieren Sie bitte das Wort RADIO. – Und nun bitte rückwärts."

Im Hinblick auf *Merkfähigkeits- und Gedächtnisstörungen* achtet der Kliniker im Verlauf der Exploration auf objektive Hinweise, ob beispielsweise vorangehende Abschnitte der Exploration vom Patienten bereits wieder vergessen sind oder dies auf frühere Begegnungen zutrifft. Sensible Hinweise auf eine Gedächtnisstörung sind Lücken im Altgedächtnis, die der Kliniker im Rahmen der soziobiografischen Anamnese erhebt und die sich normalerweise jeder Gesunde gut merken kann. Besonders sensitiv sind Jahreszahlen:

- „Wann sind Sie in Rente gegangen? Wie alt waren Sie und in welchem Jahr war dies?"
- „Wann haben Sie geheiratet?"
- „Wann sind Ihre Kinder geboren? In welchen Jahren sind Ihre Enkel geboren?"

Merkfähigkeits- und Gedächtnisstörungen können auch durch klinische Tests in der Untersuchung geprüft werden. Ein sinnvoller, leicht anwendbarer Test ist das Merken und der Abruf von drei Wörtern. Ein Gesunder kann diese Aufgabe in der Regel fehlerfrei lösen:

- „Ich möchte Ihnen nun drei Wörter geben, die Sie sich bitte merken sollen. Auto – Blume – Kerze. Bitte wiederholen Sie die drei Wörter. Bitte merken Sie sich die Wörter, ich frage sie später noch einmal ab." Danach folgt eine wenige Minuten andauernde Unterbrechung, die mit anderen Inhalten ausgefüllt wird. Hierfür bietet sich eine Konzentrationsprüfung, wie oben beschrieben, an.
- „Ich komme nun auf die drei Wörter zurück, die ich Ihnen vorhin genannt habe. Wie heißen die drei Wörter?"

Ausführliche Testungen der Konzentrationsfähigkeit sowie der Merkfähigkeit und des Gedächtnisses übersteigen die Möglichkeiten der klinischen Untersuchungstechnik. Dies ist stattdessen eine Zusatzuntersuchung, die mit neuropsychologi-schen Methoden angegangen werden muss. Für die Testung der ungeteilten und der geteilten Aufmerksamkeit stehen verschiedene neuropsychologische Methoden zur Verfügung. Für das Gedächtnis wurden ebenfalls neuropsychologische Testbatterien entwickelt, die mehrere Domänen des Gedächtnisses valide analysieren (z. B. CERAD).

▶ **Auffassungsstörungen.** Eine Auffassungsstörung erkennt der Untersucher, wenn er aufmerksam darauf achtet, ob der Patient nicht nur konkrete, sondern auch abstrakte Gesprächsinhalte versteht. Bei Verdacht auf Auffassungsstörungen kann der Untersucher dem Patienten eine kurze Geschichte, eine Bildgeschichte oder eine Fabel vorlesen und anschließend ermitteln, was der Patient verstanden hat. Bei Vorliegen der Störung denkt der Patient konkretistisch, er erkennt also nur die bloßen Worte und nicht, was der abstrakte oder auch der soziale Sinn oder die tiefere oder auch soziale Bedeutung für andere Menschen hinter den Worten ist. Eine Auffassungsstörung kann also auch in Richtung einer Störung der sozialen Intelligenz gehen. Eine Auffassungsstörung kann jedoch auch im Gefolge einer allgemeinen Konzentrationsstörung auftreten.

▶ **Konfabulationen.** Sie sind stets sekundäre und zusätzliche Phänomene bei bereits vorhandenen Merkfähigkeits- und Gedächtnisstörungen. Die Untersuchungstechnik besteht darin, die Angaben und den Gesprächsfluss des Patienten zu analysieren und zu verstehen, gegebenenfalls spezifisch nachzuexplorieren und hieraus zur richtigen Interpretation von Konfabulationen zu gelangen.

▶ **Paramnesien.** Sie sind ein Sammelbegriff für ein breites Spektrum an Gedächtnisstörungen, die sich nicht durch eine quantitative Einbuße, sondern durch

7

qualitative Veränderungen und Verschiebungen auszeichnen. Die Untersuchungstechnik besteht ebenfalls darin, die Angaben und den Gesprächsfluss des Patienten zu analysieren und zu verstehen, gegebenenfalls spezifisch nachzuexplorieren und hieraus zur richtigen Interpretation zu gelangen.

Störungen der Intelligenz (nicht AMDP)

Definition der Kategorie

Obwohl nicht im AMDP-System aufgeführt, wird die Beurteilung der Intelligenz im Sinne über einen lebenslangen Zeitraum konstanter allgemeiner kognitiver Fähigkeiten zum klassischen Kanon des psychopathologischen Befunds gezählt und deshalb an dieser Stelle aufgeführt. Erhebliche Störungen der Intelligenz äußern sich als Intelligenzminderung und sind als solche eigentlich eine Diagnose und keine psychopathologische Kategorie.

Definition der möglichen Symptome

Eine *Intelligenzminderung* liegt vor bei einem Intelligenzquotienten (IQ) unter 70. Unter einer *niedrigen Intelligenz* oder *Lernbehinderung* wird im deutschsprachigen Raum ein IQ von 70–85 verstanden. Eine Intelligenzminderung hat überwiegend genetische Ursachen.

Anweisung für die orientierende Untersuchung

Eine erhebliche Störung der Intelligenz sollte dem Kliniker im Verlauf der klinischen Untersuchung auffallen, kann sich aber mit durch eine aktuelle Krankheit beeinträchtigten allgemeinen kognitiven Fähigkeiten vermischen. Bei Verdacht hierauf

kann eine angeborene Intelligenzminderung meist durch Erfragen des Schulabschlusses orientierend erfasst werden: „Welchen Schulabschluss haben Sie?"

Ein regulärer Hauptschulabschluss macht eine Intelligenzminderung sehr unwahrscheinlich und ist eher selten mit einer Lernbehinderung verbunden. Ein Realschulabschluss steht für eine durchschnittliche, das Abitur für eine überdurchschnittliche Intelligenz. Menschen mit einer angeborenen Intelligenzminderung haben typischerweise einen Förderschulabschluss und fassen danach auch nicht auf dem regulären Arbeitsmarkt Fuß, sondern sind beispielsweise in einer Werkstatt für geistig Behinderte tätig.

Anweisung für die ausführliche Untersuchung

Eine ausführliche Abklärung einer Intelligenzminderung oder niedrigen Intelligenz überschreitet den Rahmen der klinischen Untersuchung und findet üblicherweise in Form einer neuropsychologischen Zusatzuntersuchung in Form eines Intelligenztests statt. Eine orientierende Testung der Intelligenz ist durch ausgewählte Items aus einem Intelligenztest (z. B. 4 Items aus dem HAWIE) oder einen Selbstauskunftsbogen (z. B. MWT-B) möglich.

Liegt keine angeborene Intelligenzminderung vor und sind die allgemeinen kognitiven Fähigkeiten aber trotzdem deutlich beeinträchtigt, ist dies vermutlich auf eine aktuelle psychische Erkrankung zurückzuführen.

Formale Denkstörungen

Definition der Kategorie

Formale Denkstörungen sind Störungen des Denkablaufs. Sie werden vom Patienten subjektiv empfunden oder äußern sich in den sprachlichen Äußerungen. Der Begriff formaler Denkstörungen ist Ausdruck einer mechanischen Sichtweise auf das Denken. Es geht dabei um Veränderungen in der Geschwindigkeit, Kohärenz und Stringenz des Gedankenablaufs. Als ein prinzipielles Kriterium für das Vorliegen von formalen Denkstörungen kann die Erschwerung des Interviews angesehen werden, soweit dies nicht durch andere Umstände erklärt werden kann.

Definition der möglichen Symptome

▶ **Gehemmt** (**S**). Der Patienten empfindet das Denken subjektiv als gebremst, verlangsamt oder blockiert (gegen einen inneren Widerstand). Die Denkhemmung kann sich bis zu dem subjektiven Erleben ausweiten, überhaupt nicht mehr denken zu können. Die Denkhemmung ist typisch für eine depressive Störung. Die Denkhemmung wird vom Untersucher nicht parallel beobachtet, jedoch kann der Patient über dieses subjektive Erleben klagen.

▶ **Verlangsamt** (**F**). Für den Beobachter erscheint das Denken verlangsamt und schleppend. Der Gesprächsverlauf ist zähflüssig und träge. Das verlangsamte Denken ist jedoch nicht das vom Untersucher objektiv beobachtete Gegenstück zum subjektiv erlebten gehemmten Denken. Es ist auch eher assoziiert mit hirnorganischen Störungen.

▶ **Umständlich** (**F**). Der Patient verliert sich in unwichtigen Einzelheiten und bleibt an ihnen hängen, ohne ganz vom Ziel abzukommen. Der inhaltliche Zusammenhang bleibt aber stets gewahrt. Durch diese Desorganisiertheit und Weitschweifigkeit kann auch der Gang der Exploration behindert werden. Umständliches Denken findet sich manchmal als Vorstufe zu zerfahrenem Denken.

▶ **Eingeengt** (**SF**). Der Patient ist in seinen Denkinhalten eingeschränkt, auf ein Thema oder wenige Themen verhaftet und auf wenige Zielvorstellungen fixiert. Im Gespräch hat der Patient Mühe, von einem Thema auf ein anderes überzugehen und kommt immer wieder auf das alte Thema zurück. Eingeengtes Denken ist typisch für depressive Störungen.

▶ **Perseverierend** (**F**). Der Patient bleibt an zuvor gebrauchten Worten oder Angaben haften, die im aktuellen Zusammenhang nicht mehr sinnvoll sind. Ein Patient bezeichnet beispielsweise einen Schlüssel korrekt als solchen, wiederholt danach aber immer wieder das Wort „Schlüssel", wenn er aufgefordert wird, seinen Namen zu nennen oder andere Gegenstände zu bezeichnen.

▶ **Grübeln** (**S**). Die Gedanken des Patienten kreisen ohne Ergebnis immer wieder um die gleichen, oft unangenehmen Inhalte. Sie sind nur mit Mühe zu unterbrechen. Das Grübeln wird von den Patienten als unangenehm bis quälend erlebt. Die Erfolgslosigkeit des Denkens ist ein wichtiges Kriterium, denn es entspricht sonst natürlich gesundem Denken, für Probleme Lösungen zu erarbeiten. Grübeln ist ein häufiges Symptom bei depressiven Störungen.

▶ **Gedankendrängen** (**S**). Der Patient kann die Fülle der andrängenden, immer wieder neuen Einfälle oder Gedanken nicht ordnen oder beherrschen. Diese Gedanken können sinnvoll oder sinnlos sein, sich überstürzen oder wie automatisch ablaufen. Das Gedankendrängen ist aber für den Beobachter nicht direkt ersichtlich, der Denkfluss kann ihm als nicht beschleunigt erscheinen.

7

147

▶ **Ideenflüchtig** (F). Deutlich vermehrtes Auftreten von Einfällen, die nicht einem gemeinsamen Oberbegriff oder Thema zuzuordnen sind. Der ideenflüchtige Patient gerät hierbei vom Hundertsten ins Tausendste und führt einen Gedanken oft nicht zu Ende, weil sein Denken von ständig dazwischen kommenden Einflüssen abgelenkt wird. Das Denken des Ideenflüchtigen muss nicht beschleunigt sein. Ideenflüchtiges Denken spricht für eine manische Symptomatik.

▶ **Vorbeireden** (F). Der Patient verfehlt mit seiner Antwort das Thema der Frage, obwohl er die Frage verstanden hat. Hierbei hat er aber nicht die Absicht, sein Gegenüber zu ignorieren oder nicht zu respektieren. Ein Beispiel für Vorbeireden ist: „Wie geht es Ihnen?" – „Ich bin mit der Straßenbahn gekommen." Vorbeireden ist ein Ausdruck desorganisierten Denkens und mit der Erkrankung Schizophrenie assoziiert.

▶ **Gesperrt/Gedankenabreißen** (SF). Der eigentlich sonst flüssige Gedankengang oder Sprachfluss bricht plötzlich ohne erkennbaren Grund ab. Der Patient stockt mitten im Satz und schweigt. Möglicherweise greift er dann das Gespräch unter Umständen mit einem ganz anderen Thema wieder auf. Das Gespräch wird entweder vom Untersucher als „gesperrt" (F) beobachtet, oder der Patient berichtet „Gedankenabreißen" (S), d. h. eine plötzliche und grundlos erscheinende Unterbrechung des Gedankengangs. Gedankenabreißen ist ein Symptom bei Schizophrenie.

▶ **Inkohärent/zerfahren** (F). Das Denken und Sprechen des Patienten verlieren für den Zuhörer ihren verständlichen Zusammenhang. Dies kann sich derart steigern, dass die Äußerungen des Patienten bis in einzelne, scheinbar zufällig durcheinander gewürfelte Sätze, Satzgruppen und Gedankenbruchstücke zerrissen sind. Bei leichteren Formen mit unlogischem Denken kann der Satzbau noch intakt sein. Bei schweren Formen ist er zerstört bis hin zu unverständlichem, sinnlosem Wort- und Silbengemisch (Schizophasie). Inkohärentes Denken ist ein Symptom bei Schizophrenie.

▶ **Neologismen** (F). Wortneubildungen oder Wortverwendungen, die dem allgemeinen sprachlichen Gebrauch nicht entsprechen und oft nicht unmittelbar verständlich sind. Im Extremfall kann vom Patienten eine künstliche Sprache gebildet oder gebraucht werden. Von Subkulturen verwendete Sprachgebräuche sind nicht unter diesem Symptom abzubilden.

Anweisung für die orientierende Untersuchung

Dem Erkennen von formalen Denkstörungen liegt eine Beobachtung des Sprach- und Denkflusses des Patienten zugrunde, welche der psychiatrisch und psychotherapeutisch geschulte Kliniker genuin leisten können sollte. Eine wichtige Voraussetzung ist, dass sich der Kliniker mit den Begrifflichkeiten vertraut gemacht hat. Er sollte routinemäßig erfassen können, dass keine schwerwiegenden Denkstörungen vorliegen.

Ein Teil der Symptome dieser Kategorie erfordert die Selbstauskunft des Patienten. Das wichtigste und häufigste Symptom, das nur durch Angaben des Patienten zugänglich ist, ist das Grübeln. Der Kliniker exploriert das Symptom durch gezieltes Fragen: „„Müssen Sie viel denken? Kennen Sie es, dass immer wieder die gleichen Gedanken kommen, ohne dass Sie eine Lösung für die Probleme finden?"

Bejaht der Patient die Frage, wird der Untersucher nachhaken, wie ausgeprägt das Grübeln ist. Typisch ist abendliches Grübeln, was verhindert, dass der Patient einschlafen kann – mit der Exploration dieses Aspekts deckt der Untersucher gleichzeitig die für eine Depression kennzeichnenden abendlichen Einschlafstörungen ab. Wenn Grübeln vorliegt, ist es für die aktuelle Anamnese von großer Bedeutung, um welche Inhalte das Grübeln kreist. Oft geht es inhaltlich um aktuelle Belastungsfaktoren, ungelöste Probleme und Sorgen um die Zukunft.

Oft lässt sich beim Grübeln eine kognitive Triade explorieren, die von Aaron Beck für die Depression beschrieben wurde. Die kognitive Triade postuliert, dass Depressive – in Bezug auf das durch die Erkrankung veränderte Denken – drei wesentliche Grundannahmen haben. Diese betreffen das *Selbst* („ich bin hässlich"), die *Welt* („keiner liebt mich") und die *Zukunft* („es wird so unerträglich bleiben").

Anweisung für die ausführliche Untersuchung

Ergibt sich, dass der Patient formale Denkstörungen aufweist, die über das häufig isoliert vorkommende Symptom des Grübelns hinausgehen, soll sich der Blick des Untersuchers auf die Analyse des Denk- und Sprachflusses verschärfen und vertiefen. Der Untersucher kann sich im Gespräch bewusst darauf konzentrieren zu verstehen, worin die Denkstörungen des Patienten konkret bestehen, wenn er erst einmal ihr Vorliegen wahrgenommen hat. Diese Intensivierung des diagnostischen Blickes macht den wesentlichen Teil der ausführlichen Exploration der Denkstörungen aus.

Diese fokussierte Explorationshaltung kann ergänzt werden durch spezifische Fragen, die auf die Selbstauskunft des Patienten abzielen:

- „Haben Sie das Gefühl, dass sich Ihr Denken etwas verändert hat?"
- „Fällt Ihnen das Denken schwerer oder leichter als üblicherweise?"
- „Haben Sie das Gefühl, zu viele Gedanken gleichzeitig im Kopf zu haben?"
- „Haben Sie das Gefühl, dass Ihnen der Gedanke öfter einfach abhandengekommen oder abgerissen ist?"

Ergiebiger ist es aber oft, mit Angehörigen Symptome des formalen Denkens zu analysieren. Der Kliniker erläutert hierfür mit allgemein verständlichen Worten und Begriffen die Symptome, zu denen er bereits Hypothesen gebildet hat:

- „Haben Sie den Eindruck, dass er von Gedanke zu Gedanke springt?"
- „Haben Sie den Eindruck, dass seine Gedanken manchmal plötzlich abbrechen?"
- „Kommt Ihnen sein Denken und Sprechen unverständlich vor?"

Merke

Denkstörungen können sich nicht nur im Sprachbild und Sprachfluss äußern. Schriftstücke des Patienten – sowohl in papierener als auch in elektronischer Form – können ebenso Zeugnis von formalen Denkstörungen geben.

Der Patient wird diese selten von sich aus präsentieren und die Frage nach einer Schriftprobe wird unverständlich wirken. Die Bitte, bis zum nächsten Termin einen subjektiven Lebenslauf zu verfassen oder eine Darstellung der aktuellen Probleme, ist oft unabhängig von der Frage nach formalen Denkstörungen für den gesamten Diagnoseprozess überstürzend. Manchmal legen auch Angehörige Briefe oder Nachrichten vor, die unter anderem formale Denkstörungen nahelegen.

7

Befürchtungen und Zwänge

Definition der Kategorie

Die hier zusammengefassten Störungen beschreiben ängstliche Befürchtungen, Einstellungen oder Verhaltensweisen. Ängste und Zwänge werden traditionell psychopathologisch in einer Kategorie beschrieben. Bei den Ängsten ist zu beachten, dass unspezifische oder generalisierte Ängste nach AMDP-System in der Kategorie „Affekt" kodiert werden. Diese Trennung erscheint aus Sicht der Autoren zu theoretisch motiviert und entspricht nicht dem üblichen klinischen Duktus. Ebenso fehlen Panikattacken als häufiges Symptom im AMDP-System.

Definition der möglichen Symptome

▶ **Misstrauen (SF).** Die Kommunikation und das Verhalten anderer Menschen werden ängstlich, unsicher oder feindselig auf die eigene Person bezogen. Misstrauen tritt in gesteigerter, wahnhafter Form auch bei paranoidem Denken auf. Der Wahn ist dann unter inhaltlichen Denkstörungen zu markieren, die misstrauische Befürchtung in dieser Kategorie.

▶ **Hypochondrie (S).** Sachlich nicht begründbare, beharrlich gehaltene Sorge um die eigene Gesundheit. Normale Körpervorgänge bekommen oft eine übermäßige Bedeutung.

▶ **Phobien (S).** Ängste vor bestimmten Situationen oder Objekten. Die Ängste sind meist mit Vermeidungsreaktionen verbunden. Phobien sind eigentlich der Oberbegriff für eine ganze Gruppe von Erkrankungen und kein Symptom. Die Phobie ist eine Form der Angst, die sich thematisch auf bestimmte Situationen oder Objekte bezieht und vom Patienten als eigentlich unbegründet und unangemessen erkannt

wird. Dies können Ängste vor Tieren sein, Furcht vor negativer Bewertung durch andere Menschen, Ängste vor Höhe und vor großen Plätzen (Agoraphobie).

▶ **Zwangsdenken (S).** Aufdrängen von nicht unterdrückbaren Denkinhalten, die entweder selbst sinnlos oder in ihrer Persistenz und Penetranz als unsinnig und meist quälend empfunden werden. Sie lassen sich vom Patienten nicht oder nur schwer unterbinden und drängen sich meist auch gegen inneren Widerstand auf. Die Gedanken werden, in wichtiger Abgrenzung zu einem Wahngedanken, jedoch stets als eigene, nicht von außen eingegebene Gedanken erlebt.

▶ **Zwangsimpulse (S).** Immer wieder sich aufdrängende Impulse, bestimmte Handlungen auszuführen, die als unsinnig oder übertrieben erlebt werden. Die Abtrennung der Zwangsimpulse vom Zwangsdenken als eigenes Symptom ist etwas künstlich.

▶ **Zwangshandlungen (S).** In der Art oder Intensität als sinnlos erkannte und meist als quälend empfundene, nicht unterdrückbare Handlungen, meist aufgrund von Zwangsimpulsen und Zwangsgedanken. Zwangshandlungen und -rituale müssen meist in genau vorgeschriebener Form, oft in bestimmter Häufigkeit widerholt werden (z. B. Wasch- und Kontrollzwänge). Vorgegebenen werden die Zwangshandlungen dem Patienten von seinen eigenen Zwangsimpulsen. Der Versuch, den Impuls zu unterdrücken, führt zu starker Anspannung, die erst durch die Ausführung der Handlung kurz abfällt. Die Zwangshandlungen lassen sich deshalb vom Patienten nicht oder nur schwer unterbinden und drängen sich meist gegen inneren Widerstand auf. Die Handlungen werden, in Abgrenzung zu wahnhaft oder durch Sinnestäuschungen motivierte Handlungen, stets als eigene, nicht von außen bestimmte erlebt.

▶ **Generalisierte Ängste (nicht AMDP-System).** Generalisierte Ängste sind eine eigene diagnostische Entität. Die Ängste treten überwiegend oder ständig auf und sind an kein festes Thema gebunden. Es bestehen übertriebene oder unrealistische Besorgnisse bezüglich allgemeiner oder besonderer Lebensumstände. Angst an sich als Symptom ohne jegliche inhaltliche Thematik ist dagegen innerhalb der Kategorie „Affekt" zu markieren.

▶ **Panikattacken (nicht AMDP-System).** Ohne sichtbaren Anlass kommt es zu massiven Angstattacken, die mit ausgeprägten vegetativen Symptomen der Angst verbunden sind. In der Panikattacke besteht oft die Befürchtung, in Lebensgefahr oder schwerer Gefahr für die eigene Gesundheit zu sein. Panikattacken können isoliert oder in Verbindung mit Agoraphobie auftreten.

Anweisung für die orientierende Untersuchung

Wie bei allen psychopathologischen Kategorien, sammelt der Untersucher Eindrücke von Ängsten und Zwängen während der Exploration. Bis auf während der Exploration auftretende Ängste, Zwänge und vegetative Reaktionen bleiben dem Untersucher die Symptome aber verborgen, da sie nur durch Selbstauskunft des Patienten erhoben und beurteilt werden können. In der orientierenden Untersuchung muss der Kliniker – sofern der Patient nicht von sich aus berichtet hat – deshalb immer nach dem Vorliegen von Ängsten oder Zwängen fragen. Die Frage nach Ängsten ist auch ein guter paralleler Einstieg in die Kategorie „inhaltliche Denkstörungen".

Routinemäßig werden Ängste und das Vorliegen von Zwängen, sowohl Zwangsgedanken als auch Zwangshandlungen, exploriert:

• „Haben Sie häufig Ängste oder haben Sie vor etwas Bestimmtem Angst?"

• „Kennen Sie das, dass Sie immer wieder bestimme Gedanken denken müssen?"
• „Müssen Sie bestimmte Dinge ständig wiederholen oder kontrollieren, beispielsweise ob Sie die Tür auch wirklich zugemacht haben oder ob Ihre Hände auch wirklich sauber sind?"

Anweisung für die ausführliche Untersuchung

Die ausführliche Untersuchung der Ängste und Zwänge besteht wie bei den anderen Kategorien in einer vertiefenden und vollständigen Nachexploration, nachdem die orientierende Untersuchung das Vorliegen von Ängsten oder Zwängen erbracht hat. Die vertiefende Exploration erfordert Kenntnisse über die jeweiligen Krankheitsbilder.

Weitere Explorationsfragen bei Ängsten oder Zwängen:

• „Gab es in den letzten Tagen Gefühle von Ängstlichkeit oder bestehen diese schon längere Zeit?"
• „Haben Sie Angst, weil Sie erwarten, dass etwas Schlimmes passieren könnte?"
• „Geraten Sie in bestimmten Situationen in Angst?"
• „Befürchten Sie, ernsthaft krank zu sein?"
• „Haben Sie das Gefühl, dass mit Ihrem Körper etwas nicht in Ordnung ist?"
• „Denken Sie viel über Ihr körperliches Befinden nach?"
• „Müssen Sie bestimmte Gedanken immer wieder denken, obwohl Sie sich dagegen innerlich zur Wehr setzen?"
• „Müssen Sie bestimmte Dinge immer wieder tun, obwohl Sie sie für unsinnig halten? Bitte nennen Sie Beispiele."
• „Haben Sie wiederkehrende Gedanken, bei denen es um starke Aggressivität oder sexuelle Inhalte geht, die Sie nicht umsetzen wollen und die Sie selbst als unpassend und unerwünscht erleben?"

7

151

Inhaltliche Denkstörungen

Definition der Kategorie

Inhaltliche Denkstörungen setzen sich aus überwertigen Ideen und Wahnideen zusammen. Ein Wahn ist eine unkorrigierbar falsche Beurteilung der Realität, die erfahrungsunabhängig auftritt und an der mit subjektiver Gewissheit festgehalten wird. Diese Überzeugung steht im Widerspruch zur Wirklichkeit und zur Überzeugung der Mitmenschen des gleichen Kulturkreises. Wahnphänomene können in unterschiedlicher Form und mit unterschiedlichem Inhalt auftreten. Eine überwertige Idee kann dagegen noch im Bereich des normalen Denkens liegen. Es handelt sich um einen gefühlsmäßig stark besetzten Erlebnisinhalt, der das Denken in unsachlicher und einseitiger Weise beherrscht, aber nicht absolut unkorrigierbar ist.

Die Kategorie enthält eine Vielzahl von Symptomen, die sich vor allem durch ihre Position auf einer Zeitachse entlang der Entwicklung von Wahngedanken, mit zunehmender Dynamik hin zu einer Systematisierung, und in inhaltlichen Themen des Wahns unterscheiden. Wahn findet sich bei schizophrenen, manischen und depressiven Psychosen, bei hirnorganischen Störungen sowie als Mikropsychosen bei Persönlichkeitsstörungen.

Definition der möglichen Symptome

▶ **Wahnstimmung** (S). Wahnstimmung meint eine besondere, häufig diffuse emotionale Gespanntheit im Vorfeld des Wahns. Dies ist eine Stimmung des Unheimlichen, Vieldeutigen. Aus dieser Stimmung heraus können Wahnideen entstehen. Es ist ein allgemeines, unbestimmtes Gefühl, dass etwas los ist, in der Luft liegt, alles den Betreffenden angeht. In der Wahnstimmung ist der Wahninhalt noch nicht definiert, deshalb kann der Patient meist keine Gründe für sein Erleben angeben.

▶ **Wahnwahrnehmung** (S). Tatsächliche Sinneswahrnehmungen erhalten eine abnorme Bedeutung, meist im Sinne der Eigenbeziehung, ohne dass hierfür ein rationaler oder emotional verständlicher Anlass besteht. Die Wahnwahrnehmung ist eine wahnhafte Fehlinterpretation einer an sich richtigen Wahrnehmung.

▶ **Wahneinfall** (S). Rein gedankliche, neu aufgetretene wahnhafte Vorstellungen und Überzeugungen. Es handelt sich um eine noch in keiner Weise elaborierte, erstmalig aufgetretene Idee.

▶ **Wahngedanken** (S). Aus Wahnwahrnehmungen oder Wahneinfällen hervorgegangene und festgehaltene wahnhafte Überzeugungen. Es handelt sich also um einen zunehmend elaborierten, aber noch isolierten Gedanken.

▶ **Systematisierter Wahn** (S). Beschreibt den Grad der Verknüpfung einzelner Wahnsymptome mit anderen Wahnphänomenen, Sinnestäuschungen, Ich-Störungen oder auch nicht krankhaft veränderten Beobachtungen und Erlebnissen des Patienten. Wahngedanken werden durch logische bzw. paralogische Verknüpfungen zu einem Wahngebäude ausgestaltet. Ein systematisierter Wahn steht für ein auf der Zeitachse weit fortgeschrittenes Wahnerleben.

▶ **Wahndynamik** (SF). Ausmaß der Affekte und des Antriebs, die im Zusammenhang mit dem Wahn auftreten. Eine starke Wahndynamik liegt beispielsweise vor, wenn ein Patient mit einem depressiven Schuldwahn verzweifelt weint und händeringend über seine Verfehlungen klagt.

▶ **Beziehungswahn (S).** In der exakten Definition: wahnhaftes Beziehen von Ereignissen auf die eigene Person. Die irrige Vorstellung, dass neutrale Ereignisse in der Umgebung einen Bezug zum Patienten hätten, ist eigentlich eine Grundannahme fast jeden Wahndenkens. Der Beziehungswahn im engeren Sinne meint daher die wahnhafte Überzeugung, dass es auch interpersonelle Beziehungen von Personen in der Umgebung des Patienten zu ihm selbst gebe, typischerweise eine Liebesbeziehung.

▶ **Beeinträchtigungs- und Verfolgungswahn (S).** Häufigstes Wahnsymptom bei paranoider Schizophrenie. Der Patient erlebt sich als Ziel von Feindseligkeiten. Er wähnt sich bedroht, gekränkt, beleidigt, verspottet oder verhöhnt. Er weiß, dass man nach seinem Hab und Gut, seiner Gesundheit oder gar seinem Leben trachtet.

▶ **Eifersuchtswahn (S).** Wahnhafte Überzeugung, vom Partner betrogen und hintergangen zu werden.

▶ **Schuldwahn (S).** Wahnhafte Überzeugung, etwas falsch gemacht und Schuld auf sich geladen zu haben, beispielsweise gegen eine höhere sittliche Instanz verstoßen zu haben.

▶ **Verarmungswahn (S).** Wahnhafte Überzeugung, dass die finanzielle Lebensbasis bedroht oder verloren gegangen ist.

▶ **Hypochondrischer Wahn (S).** Wahnhafte Überzeugung, dass die Gesundheit bedroht oder verloren gegangen ist. Die Wahngewissheit macht den Unterschied zur hypochondrischen Befürchtung.

▶ **Größenwahn (S).** Wahnhafte Selbstüberschätzung und Selbstüberhöhung. Der Patient ist der Überzeugung, anderen Menschen eindeutig überlegen zu sein. Dieses kann sich auf Intelligenz, Schönheit, Reichtum, Begabung, Abstammung und vieles andere mehr beziehen. Die wahnhafte Selbstüberschätzung kann sich dahingehend steigern, eine berühmte Persönlichkeit der Gegenwart oder Vergangenheit zu sein. Den Unterschied zur narzisstischen Selbstsucht macht die Wahngewissheit beim Größenwahn. Ein Mensch mit narzisstischer Problematik verbirgt hinter der strahlenden Fassade eine tiefe Selbstunsicherheit, die ihm auch immer wieder bewusst wird.

▶ **Andere Wahninhalte (S).** Wahnthemen, die nicht in die oben genannten Symptomdefinitionen passen.

▶ **Nihilistischer Wahn (nicht AMDP-System).** Wahnhafte Überzeugung, alles sei verloren, aussichtslos, hoffnungslos.

▶ **Bizarrer Wahn (nicht AMDP-System).** Der Begriff des bizarren Wahnes ist ein wichtiger klinischer Begriff. Hierunter versteht man einen Wahninhalt, der vollkommen unrealistisch ist, da er beispielsweise eklatant gegen die Naturgesetze verstößt. Das Wahnhafte ist so offensichtlich, dass eine Überprüfung des möglichen Realitätsgehaltes in den Hintergrund tritt. Ein bizarrer Wahn wäre beispielsweise die Überzeugung, mit Außerirdischen zu kommunizieren oder durch Stromschläge ferngesteuert zu werden.

▶ **Überwertige Idee (nicht AMDP-System).** Ein gefühlsmäßig stark besetzter Erlebnisinhalt, der das Denken in unsachlicher und einseitiger Weise beherrscht, aber nicht absolut unkorrigierbar ist.

Anweisung für die orientierende Untersuchung

Der Wahn ist nur durch Selbstauskunft erkenn- und verifizierbar. Vom sich aus berichtet ein Patient selten einen Wahn, da

7

dieser für den Patienten oft hoch emotional besetzt ist und dem Untersucher nicht einfach offenbart wird. Hinweise kommen eher aus der Umgebung des Patienten. Ergeben sich Symptome anderer Kategorien, die für eine Psychose sprechen, sollte dies ein Indiz sein, inhaltliche Denkstörungen spezifisch zu explorieren. In den häufigeren Fällen, in denen sich kein Hinweis auf gestörtes inhaltliches Denken oder eine Psychose ergibt, sollte der Untersucher mit einigen orientierenden Fragen häufige Wahnthemen überprüfend ansprechen:

- „Haben Sie in letzter Zeit Dinge erlebt, die Ihnen sehr merkwürdig vorkamen oder von denen Sie denken, dass Ihnen das kein Mensch glaubt?"
- „Haben Sie Feinde? Gibt es Menschen, die Ihnen schaden oder Ihnen Böses wollen?"

Anweisung für die ausführliche Untersuchung

Die Exploration von inhaltlichen Denkstörungen erfordert eine ausführliche und gründliche psychiatrisch-psychotherapeutische Exploration. Der Untersucher muss sich die notwendige Zeit hierfür nehmen und die häufigen Wahnthemen und die dazugehörigen Erkrankungsbilder kennen. Wahnthemen sind für den Patienten oft angst- und schambesetzt oder er misstraut im Rahmen seines Wahnes dem Untersucher. Im Verlauf der Untersuchung muss bereits eine gewisse therapeutische Beziehung aufgebaut worden sein, damit der Patient bereit ist, mit dem Untersucher über diese Themen zu sprechen. Wichtig ist, dass der Untersucher möglichst neutral und verständig auf die Wahninhalte reagiert. Der Untersucher sollte eine interessierte Haltung einnehmen, aber keine ablehnende, irritierte oder überraschte. Der Untersucher hört geduldig zu, fragt nach, exploriert eigene Hypothesen, spricht dabei aber so mit dem Patienten, als spräche man über irgendein nicht wahnhaftes Thema.

Inhalt der Exploration ist das genaue Herausarbeiten des Wahnthemas oder der Wahnthemen. Das Wahnthema hat oft biografischen Bezug, muss es aber nicht haben. Es ist wichtig für die therapeutische Beziehung, den Wahn zu „verstehen" – was nicht bedeutet, dass der Untersucher den Wahn als Realität akzeptiert. Je besser der Wahn psychopathologisch und inhaltlich verstanden und beschreibbar ist, desto mehr Vorarbeit ist für die Diagnosestellung geleistet.

Merke

Das Feststellen eines Wahnsymptoms setzt immer voraus, dass der Inhalt tatsächlich nicht real ist und der Patient tatsächlich wahnhaft überzeugt ist.

Mit einer zu frühen Annahme des fehlenden Realitätsbezuges kann man sich im Einzelfall sehr täuschen. Menschen können selbstverständlich real verfolgt sein, es gibt selbstverständlich echte Intrigen. Bezogen auf den kulturellen Hintergrund des Patienten können bestimmte Annahmen, wie beispielsweise die Kommunikation mit Geistern, nicht Ungewöhnliches sein. Eine Patientin, die angibt, mit einem Prominenten eine Beziehung zu haben, könnte damit die Realität beschreiben. Wichtig ist auch, die Gewissheit der wahnhaften Überzeugung zu prüfen: Liegt tatsächlich ein Wahn oder doch nur eine überwertige Idee vor?

Schließlich sollte sich der Untersucher mit der Entwicklung der Wahninhalte über die Zeitachse und deren Grad an Elaboriertheit und Systematisierung beschäftigen. Es ist von essenzieller diagnostischer Bedeutung, wie lange beispielsweise der Wahn bereits besteht. Wahnstimmungen und Wahneinfälle haben eine ganz andere diagnostische Dignität als ein systematisierter, bizarrer Wahn.

Sinnestäuschungen

Definition der Kategorie

Sinnestäuschungen bestehen einerseits aus *Illusionen* und *Pseudohalluzinationen*, die ohne Vorliegen einer psychischen Erkrankung vorkommen, andererseits aus *echten Halluzinationen*, die in den meisten Fällen mit einer psychischen Erkrankung, oft Psychosen oder Deliren, assoziiert sind. Halluzinationen sind Wahrnehmungserlebnisse ohne entsprechenden Außenreiz, die aber trotzdem für wirkliche Sinneseindrücke gehalten werden. Sie können auf allen Sinnesgebieten auftreten. Der Grad des Realitätscharakters kann unterschiedlich sein. Wird die Unwirklichkeit der Sinnestäuschung erkannt, spricht man von Pseudohalluzinationen. Sie sind von Illusionen zu unterscheiden, bei denen etwas wirklich Gegenständliches für etwas anderes gehalten ist, als es tatsächlich ist (z. B. ein Busch im Dunkeln wird für eine Person gehalten). Hat die Illusionen wahnhaften Charakter, handelt es sich um eine Wahnwahrnehmung.

Definition der möglichen Symptome

▶ **Illusionen** (S). Reale Gegenstände, Geräusche, Personen oder Situationen werden für etwas anderes gehalten, als sie wirklich sind. Es handelt sich um eine Fehldeutung von Sinneseindrücken.

▶ **Stimmenhören** (S). Hören von Stimmen (Phonemen), ohne dass jemand tatsächlich spricht. Die Stimmen können bekannte oder unbekannte Personen repräsentieren; es können männliche und weibliche Stimmen, eine Stimme oder mehrere Stimmen sein. Sie können kommentierend, dialogisierend, beschimpfend, befehlend (imperativ) sein. Sie müssen nicht immer von außen wahrgenommen werden, sondern können als fremde Stimmen auch im eigenen Körper leibhaftig gehört werden. Auch das laute Hören eigener Gedanken wird hier abgebildet. Unverständliche oder unartikulierte Lautäußerungen wie Murmeln, Flüstern werden unter anderen akustischen Halluzinationen markiert. Stimmenhören ist ein wichtiges Symptom bei *paranoider Schizophrenie.*

▶ **Andere akustische Halluzinationen** (S). Hören von Geräuschen, jedoch nicht von Stimmen, ohne dass solche Geräusche vorhanden sind (auch als Akoasmen bezeichnet).

▶ **Optische Halluzinationen** (S). Optische Sinnestäuschungen ohne entsprechende Reizquelle. Sie können von Lichtblitzen und Mustern bis hin zum Erleben von szenischen Situationen reichen. Optische Halluzinationen finden sich eher bei Deliren und Drogenpsychosen als bei schizophrenen Psychosen.

▶ **Körperhalluzinationen** (S). Sinnestäuschungen im Bereich der Körperwahrnehmung ohne entsprechende Reizquelle. Weitgehend synonym ist der Begriff Zönästhesien. Taktile Halluzinationen beziehen sich auf die Sinnesempfindungen der Haut („eine Hand legte sich auf meinen Körper"), Leibeshalluzinationen werden im Körper verortet („elektrischer Strom fließt durch meinen Bauch, das Gehirn schwappt hin und her").

▶ **Geruchs- und Geschmackshalluzinationen** (S). Geschmacks- und Geruchswahrnehmungen ohne entsprechende Reizquelle. Patienten mit wahnhaften Vergiftungsängsten berichten beispielsweise über den Geruch von Gas.

7

Anweisung für die orientierende Untersuchung

Ähnlich den inhaltlichen Denkstörungen werden Sinnestäuschungen nur selten vom Patienten spontan berichtet. Trotzdem muss sich der Untersucher immer einen orientierenden Eindruck verschaffen.

Es empfiehlt sich, mögliche Halluzinationen routinemäßig in der klinischen Untersuchung beiläufig, aber direkt mitabzufragen. Erfolgt dieses Fragen auf selbstverständliche, unkomplizierte und unaffektierte Weise, berichten nicht wenige Patienten auch über ihre Sinnestäuschungen:

- „Sehen Sie manchmal Dinge, die andere nicht sehen, oder hören Sie manchmal Dinge, die andere nicht hören?"
- „Sie hören jetzt meine Stimme. Hören Sie noch eine andere Stimme?"

Anweisung für die ausführliche Untersuchung

Sinnestäuschungen, insbesondere Halluzinationen, treten typischerweise im Kontext von Wahnerleben auf. Die Exploration des Wahnes schließt deshalb naturgemäß die Exploration von Sinnestäuschungen mit ein.

Besteht der Verdacht auf Sinnestäuschungen, besteht eine spezifische Strategie auch darin, sich über einen unverfänglichen Umweg dem Thema zu nähern. Man geht im Gespräch von normalen alltäglichen Erscheinungen aus und fragt beispielsweise nach nächtlichen Träumen, in denen bekanntlich jeder Mensch Dinge wahrnimmt, die in diesem Augenblick nicht auf äußere Sinnesreize zurückzuführen sind. Man fragt dann nach sonderbaren oder befremdlichen Erscheinungen im Übergang vom Wachen zum Schlafen, welche ebenfalls noch kein unbedingter Ausdruck pathologischen Erlebens sind. Abschließend fragt man nach solchen Erlebnissen auch am Tag. Man kann dem Patien-

ten auch vermitteln, dass manche Menschen, wenn sie sich intensiv in Gedanken mit etwas beschäftigen, den Eindruck bekommen, sie hörten oder sähen die entsprechenden Dinge oder Personen auch real vor sich.

Manchmal kann auch auffälliges Verhalten des Patienten während der Exploration den Einstieg in ein Gespräch über Halluzinationen geben, beispielsweise wenn der Patient offensichtlich durch etwas abgelenkt oder in Anspruch genommen ist. Ein solches Verhalten allein kann jedoch keinesfalls als Beleg für Sinnestäuschungen gewertet werden.

Ich-Störungen

Definition der Kategorie

Unter dieser Kategorie sind zwei Untergruppen zusammengelegt, die sich psychopathologisch deutlich unterscheiden und auch mit anderen Erkrankungsbildern assoziiert sind. Die erste Untergruppe betrifft Symptome, bei denen das Ich-Erleben verändert ist (Derealisations- und Depersonalisationserleben). Dieses findet sich bei starkem akutem Stress, bei Persönlichkeitsstörungen und bei dissoziativen Störungen.

Die zweite Untergruppe betrifft die psychotischen Ich-Störungen, bei denen die Grenze zwischen dem Ich und der Umwelt auf Gedanken- und Beeinflussungsebene durchlässig bis aufgehoben erscheint. Symptome in dieser Untergruppe sind ein starker Hinweis auf das Vorliegen einer meist schizophrenen Psychose.

Definition der möglichen Symptome

▶ **Derealisation** (**S**). Die Umgebung erscheint unwirklich, fremdartig oder auch räumlich verändert. Der Patient fühlt sich, als sei er wie in einem Film oder als sei eine Art Milchglasscheibe zwischen ihm und der Umwelt. Es handelt sich nicht um eine psychotische Erlebnisweise – der Patient spürt analog zur Pseudohalluzination, dass etwas in einer Weise verändert ist, das so nicht real ist.

▶ **Depersonalisation** (S). Der Patient kommt sich selbst fremd, unwirklich, verändert oder wie ein anderer vor. Er hat das Gefühl, „neben sich zu stehen". Es handelt sich ebenfalls um keine psychotische Erlebnisweise.

▶ **Gedankenausbreitung** (S). Der Patient gibt an, dass seine Gedanken nicht mehr ihm allein gehören, andere hätten daran Anteil und wüssten, was er denkt. Der Patient geht auch vom Phänomen des Gedankenlesens aus.

▶ **Gedankenentzug** (S). Der Patient hat das Gefühl, ihm würden Gedanken weggenommen oder „abgezogen".

▶ **Gedankeneingebung** (S). Der Patient erlebt seine Gedanken und Vorstellungen als beeinflusst, gemacht, gelenkt, gesteuert, eingegeben oder aufgedrängt. Dies kann durch andere Personen stattfinden, aber auch durch nicht personalisierbare Mächte.

▶ **Andere Fremdbeeinflussungserlebnisse** (S). Gefühle, Intentionen, Verhalten oder Körperfunktionen werden als gemacht erlebt. Dieses Symptom deckt andere Beeinflussungserlebnisse ab, die nicht schon in Gedankenausbreitung, Gedankenentzug und Gedankeneingebung formuliert sind. Das „Gefühl des Gemachten" ist ein wichtiges Konzept in der Psychopathologie von Kurt Schneider. Es bedeutet, dass besonders in der schizophrenen Psychose die Gewissheit besteht, dass eine fremde Person oder Macht in den eigenen Erlebnisbereich eingreift.

Anweisung für die orientierende Untersuchung

Die nicht psychotischen Ich-Störungen Derealisations- und Depersonalisationserleben ergeben sich häufig bei der Exploration der akuten Beschwerden. Für die psychotischen Ich-Störungen gilt wiederum das unter der Kategorie der inhaltlichen Denkstörungen Geschriebene.

Hat sich im Anamnesegespräch kein Hinweis auf eine Ich-Störung ergeben, kann diese Kategorie mit folgender regelhaft gestellter Frage abgeprüft werden: „Kann man Ihre Gedanken lesen? Werden Sie von irgendwo gesteuert?"

Anweisung für die ausführliche Untersuchung

Besteht der Verdacht auf eine Ich-Störung, besteht die Hauptaufgabe für die Erstellung des psychopathologischen Befunds wiederum in einer ausführlichen und vollständigen Exploration. Diese setzt voraus, dass der Untersucher die Symptome der Kategorie sowie die assoziierten Störungsbilder kennt und dieses Wissen anwenden kann.

Bei der Exploration von Begriffen wie „Gedankenlesen" und „Steuerung" muss auf der Ebene des Patientenerlebens herausgearbeitet und differenziert werden, wie der Patient die Begrifflichkeiten genau versteht. So ist es natürlich normales psychisches Erleben, wenn man aus Mimik und Interaktion eine Vorstellung davon hat, was der andere im Sinn hat und möglicherweise denkt. Psychotisches Gedankenlesen besteht darin, dass ein anderer, der möglicherweise auch gar nicht im Raum ist, die konkreten Gedanken wörtlich ablesen kann. Es ist auch normales psychisches Erleben, wenn ein Mensch den anderen in einem hierarchischen Verhältnis lenkt oder wenn sich beispielsweise Partner gegenseitig in ihrem Denken und Handeln beeinflussen. Manipulatives Verhalten kann dissoziales Verhalten sein, krankhaftes Verhalten ist es nicht ohne weiteres. Psychotisches Beeinflussungserleben ist durch das oben erwähnte „Gefühl des Gemachten" charakterisiert. Es findet jenseits der normalen interpersonellen Interaktion eine Steuerung mit wahnhafter Konnotation statt, beispielsweise durch elektromagnetische Wellen oder Strahlen.

Spezifische Fragen zur Exploration von Ich-Störungen:

- „Haben Sie in letzter Zeit beobachtet, dass Sie oder Ihre Umgebung sich verändert hat?"
- „Fühlen Sie sich wie in einem Film oder wie hinter einer Milchglasscheiben?"
- „Stehen Sie irgendwie neben sich, so wie in einem Traum?"
- „Haben Sie das Gefühl, andere kennen Ihre Gedanken?"
- „Haben Sie das Gefühl, dass Ihre Gedanken von anderen eingesetzt werden? Haben sie das Gefühl, dass Ihre Gedanken von anderen weggenommen, vielleicht sogar abgezogen werden?"
- „Werden Sie von anderen Personen oder von irgendwo gesteuert oder gelenkt?"

Störungen der Affektivität

Definition der Kategorie

Die Affektivität umspannt das große Feld der Emotionen, Gefühle und Stimmungen. Unter *Affekten* versteht man in diesem Kontext die meist nur kurz dauernden Emotionen oder „Gefühlswallungen" wie Zorn, Hass, Wut und Freude. Unter *Stimmungen* versteht man längerfristige emotionale Zustände wie depressive Stimmungslagen. Die Beurteilung der Affektivität beruht nicht nur auf der Fremdbeobachtung durch den Untersucher und die Selbstauskünfte des Patienten. Wichtig für die Beurteilung ist auch, wie der Kliniker die eigenen Emotionen und die beobachteten Emotionen des Patienten im Kontext

der interpersonellen Interaktion während der klinischen Untersuchung wahrnimmt.

Definition der möglichen Symptome

▶ **Ratlos** (F). Der Patient erscheint in seiner Stimmung wie jemand, der sich nicht mehr zurechtfindet und seine Situation, Umgebung oder Zukunft kaum oder nicht mehr begreift. Er versteht nicht mehr, was mit ihm geschieht und erscheint verwundert und hilflos.

▶ **Gefühl der Gefühllosigkeit** (S). Der Patient erlebt einen leidvollen Verlust affektiver Regungen, und zwar häufig nicht nur für Freude, sondern auch für Trauer. Er „spürt" nicht mehr. Das Gefühl der Gefühllosigkeit ist oft eine Steigerung vorheriger deprimierter und hoffnungslos erlebter Stimmungslagen.

▶ **Affektarm** (F). Die Anzahl (das Spektrum) gezeigter Affekte ist vermindert. Affektarmut bedeutet nicht eine Verminderung des Affekts – das wäre Affektstarre –, sondern lediglich eine Verengung auf wenige oder sogar nur einzelne Affektformen.

▶ **Störung der Vitalgefühle** (S). Herabsetzung des allgemeinen Gefühls von Kraft, Energie und Lebendigkeit. Die Störung der Vitalgefühle ist als subjektives emotionales Erleben mit Antriebsmangel assoziiert.

▶ **Anhedonie** (S). Freudlosigkeit. Der Patient kann sich über nur noch weniges oder nichts mehr freuen.

▶ **Deprimiert** (SF). Der Affekt ist allgemein niedergedrückt oder niedergeschlagen. Deprimierte Stimmung umspannt Unbehagen, Sorge, Niedergeschlagenheit bis hin zum Erleben von Hilflosigkeit, Weinen, Gequältsein.

▶ **Hoffnungslos (S)**. Der Patient ist pessimistisch gestimmt, es fehlt eine subjektive Zukunftsorientierung. Der Glaube an eine positive Zukunft ist vermindert oder gänzlich abhandengekommen.

▶ **Ängstlich (SF)**. Der Patient hat Angst, entweder ohne oder mit erkennbarer oder benennbarer Ursache. Im letzteren Fall ist das zusätzliche Kodieren eines Symptoms aus der Kategorie „Befürchtungen und Zwänge" angezeigt.

▶ **Euphorisch (SF)**. Zustand des übersteigerten Wohlbefindens, des Behagens, der Heiterkeit, der Zuversicht, des gesteigerten Vitalgefühls.

▶ **Dysphorisch (SF)**. Missmutige Verstimmtheit. Der Patient ist übellaunig, mürrisch, nörgelnd, missgestimmt, unzufrieden, ärgerlich.

▶ **Gereizt (SF)**. Der Patient reagiert für die Situation unangemessen rasch oder heftig mit Ärger bzw. Aggression. Der Untersucher spürt die Bereitschaft zu aggressiv getönten affektiven Ausbrüchen, die aus scheinbar äußerer Ruhe (gespannter Ruhe) kommen können.

▶ **Innerlich unruhig (S)**. Der Patient klagt, dass er seelisch bewegt, in Aufregung oder Spannung ist.

▶ **Klagsam/jammerig (F)**. Schmerz, Kummer, Ängstlichkeit werden ausdrucksstark in Worten, Mimik und Gestik vorgetragen („Wehklagen").

▶ **Insuffizienzgefühle (S)**. Der Patient hat das Vertrauen in die eigene Leistungsfähigkeit oder den eigenen Wert teilweise oder ganz verloren.

▶ **Gesteigertes Selbstwertgefühl (S)**. Das Empfinden für den eigenen Wert, die eigene Kraft oder Leistung ist unangemessen gesteigert.

▶ **Schuldgefühle (S)**. Der Patient fühlt sich für eine Tat, für Gedanken oder Wünsche verantwortlich, die er selbst als verwerflich ansieht. Er hat das Gefühl, etwas falsch gemacht und gegen Normen verstoßen zu haben. Im Gegensatz zum Schuldwahn steht der Affekt im Vordergrund und es besteht keine wahnhafte Überzeugung.

▶ **Verarmungsgefühle (S)**. Der Patient fürchtet, ihm fehlten die Mittel, seinen Lebensunterhalt weiterhin zu bestreiten, und er könne verarmen. Im Gegensatz zum Verarmungswahn steht wiederum der Affekt im Vordergrund und es besteht keine wahnhafte Überzeugung.

▶ **Ambivalent (S)**. Gegensätzliche Gefühle in Bezug auf eine bestimmte Person, Vorstellung oder Handlung bestehen nebeneinander und führen zu einem angespannten Zustand. Mit Ambivalenz ist nicht Entschlussunfähigkeit gemeint, wie es sich oft bei depressiven Störungen findet. Gemeint ist das gleichzeitige Vorhandensein von sich widersprechenden Gefühlen.

▶ **Parathymie (F)**. Situationskontext oder berichteter Erlebnisinhalt stimmen nicht mit dem Gefühlsausdruck überein. Der Affekt ist insofern inadäquat. Beispielsweise erzählt der Patient lachend von einer Beerdigung.

▶ **Affektlabil (SF)**. Schneller Wechsel der Affekte, der auf einen Anstoß von außen erfolgt (Vergrößerung der affektiven Ablenkbarkeit) oder spontan auftritt (emotionale Instabilität). Das Symptom kann auch als emotional-instabiler Affekt bezeichnet werden, was in Richtung der emotional-instabilen Persönlichkeitsstörung hinweist. Der Affekt wechselt hierbei schnell und mit großer Amplitude, oft mehrmals am Tag.

7

▶ **Affektinkontinent (SF).** Affekte können bei geringem Anstoß überschießen, vom Patienten nicht beherrscht werden und nehmen manchmal eine übermäßige Stärke an. Die Ausprägung der mangelnden Kontrolle des Affekts kann auf eine hirnorganische Ursache hinweisen.

▶ **Affektstarr (F).** Die affektive Modulationsfähigkeit ist in dem Sinne vermindert, dass die Amplitude des Affekts auffallend klein ist. Die Affekte finden also eine unnatürlich geringe Ausprägung. Affektstarre findet sich bei hirnorganischen Störungen, bei Autismus und beim Negativsyndrom der Schizophrenie.

Anweisung für die orientierende Untersuchung

Die Analyse der Affektivität des Patienten ist eine grundlegende Aufgabe auch der orientierenden Untersuchung. Sie ergibt sich aus der Beobachtung des Patienten während der Exploration, den Angaben des Patienten und der Analyse der Emotionen in der interpersonellen Interaktion. Freut sich der Patient bei Inhalten oder Situationen, bei denen sich andere freuen oder aufgelockert reagieren würden? Ist der Patient bei Inhalten oder Situationen betrübt, die andere irritieren oder traurig stimmen würden? Lässt sich zum Patienten auf emotionaler Ebene eine therapeutische Beziehung aufbauen, über die der Untersucher die Emotionen des Patienten nachvollziehen oder zumindest erspüren kann? Der Untersucher muss sich seines eigenen affektiven Zustands bewusst sein, damit er die Affektivität neben bloßer Beobachtung des Verhaltens und Notiz der Selbstauskünfte in ganzer Bandbreite wahrnehmen kann.

Ergibt sich während der klinischen Untersuchung der Aspekt einer normalen oder zumindest nicht erheblich beeinträchtigten Affektivität, sollte trotzdem routinemäßig eine Frage zur Absicherung dieses Eindrucks gestellt werden:

- „Sie machen auf mich jetzt keinen besonders traurigen oder bedrückten Eindruck. Liege ich da richtig oder erleben Sie dies anders?"
- „Sind Sie in diesen Tagen oft traurig gewesen?"

Anweisung für die ausführliche Untersuchung

Hat sich der Aspekt einer gestörten Affektivität ergeben, ist es Aufgabe des Klinikers, diesen ausführlich und umfänglich unter Kenntnis der möglichen Symptome und zugehörigen Erkrankungen zu explorieren. Gerade bei der Affektivität kommt es darauf an, dass der Kliniker parallel zur Untersuchung Hypothesen bildet über mögliche zugrunde liegende psychische Erkrankungen. Passt der Affekt eher zu einer Depression, einer Manie, einer akuten Psychose, einer Schizophrenie, einer Angststörung, einer Störung des Sozialverhaltens bei Kindern und Jugendlichen, einer Demenz im Alter, einer emotional-instabilen oder zu einer anderen Persönlichkeitsstörung? Die Exploration der Affektivität steht dann im Wechselspiel zur diagnostischen Hypothesenbildung, was den Blick nicht zu früh einengen darf, oft aber für die vertiefende Herausarbeitung des psychopathologischen Syndroms von großer Bedeutung ist.

Einstiegsfragen für eine ausführliche Exploration der Affektivität:

- „Hat sich irgendetwas an Ihrem Gefühlsleben verändert?"
- „Haben Sie den Eindruck, dass Ihre Lebendigkeit und Ihr Schwung sich verändert haben?"
- „Fühlen Sie sich niedergeschlagen oder traurig?"
- „Kennen Sie das, dass sich die Stimmung von einen auf den anderen Augenblick ändert? Gibt es dann starke Gefühls-

zustände wie Angst oder Wut? Kann sich die Stimmung mehrmals am Tag ändern?"

• „Kommt es vor, dass Sie sich eigentlich widersprechende Gefühle gleichzeitig erleben?"

Störungen des Antriebs und der Psychomotorik

Definition der Kategorie

Unter diesem Begriff werden alle Störungen zusammengefasst, welche die Energie, Initiative und Aktivität eines Menschen – den Antrieb – sowie die durch psychische Vorgänge geprägte Gesamtheit des Bewegungsablaufs – die Psychomotorik – betreffen. Das Erkennen dieser Symptome ergibt sich zu einem erheblichen Teil aus der Beobachtung des Patienten.

Definition der möglichen Symptome

▶ **Antriebsarm** (**SF**). Mangel an Energie, Initiative und Interesse. Der Patient berichtet von sich aus wenig, ist hypomimisch, kann schwer zu Aktivitäten motiviert werden. Synonym: Antriebsminderung, ein wichtiges Symptom bei depressiver Störung. Die schwere Ausprägung der Antriebsarmut wird Stupor genannt: Der Patient bewegt sich kaum noch, liegt nur noch im Bett, vernachlässigt selbst lebenswichtige Handlungen wie Essen und Trinken.

▶ **Antriebsgehemmt** (**S**). Bei der Antriebshemmung werden im Gegensatz zur Antriebsarmut die Initiative und Energie vom Patienten nicht als an sich vermindert, sondern als gebremst erlebt.

▶ **Antriebsgesteigert** (**SF**). Zunahme an Energie, Initiative und Interesse. Die Aktivität des Patienten äußert sich in zielge-

richteter Aktivität, die aber nicht unbedingt sinnvoll sein muss. Der Patient verfolgt viele Pläne. Das Gegenstück zu Antriebsarmut.

▶ **Motorisch unruhig** (**SF**). Gesteigerte und ungerichtete motorische Aktivität. Der Patient ist in Bewegung, läuft umher, wippt mit den Füßen, trommelt mit den Fingern.

▶ **Parakinesen** (**F**). Sie umfassen eine Gruppe von Störungen in Bewegungsmustern und -abläufen, die einerseits bei der Katatonie im schizophrenen Formenkreis eingeordnet werden, andererseits bei Autismus, Intelligenzminderung und Tic-Störungen.

• *Parakinesen*: qualitativ abnorme, meist komplexe Bewegungen, die häufig die Gestik, die Mimik und auch die Sprache betreffen.

• *Stereotypien*: Äußerungen auf sprachlichem und motorischem Gebiet, die die Tendenz aufweisen, oft längere Zeit hindurch in immer gleicher Form wiederholt zu werden. Im Gegensatz zur Perseveration ist hier kein Zusammenhang zu früher im Gespräch gebrauchten Worten und Gesten erkennbar. Hierzu gehören die katatonen Symptome Verbigerationen (Wortstereotypien), Echolalie (echoartiges Nachsprechen), Echopraxie (automatenhaftes Nachahmen), Katalepsie (Haltungsstereotypien) und Flexibilitas cerea (wächserne Biegsamkeit).

• *Befehlsautomatismus*: Der Patient führt auf entsprechenden Reiz automatenhaft Handlungen aus.

• *Negativismus*: Ein negativistischer Patient tut gerade das nicht, was man von ihm erwartet (passiver Negativismus), oder das genaue Gegenteil (aktiver Negativismus). Eine paradoxe Anweisung kann manchmal zum Ausführen der eigentlich gewünschten Handlung führen, wenn das Gegenteil befohlen wird.

7

▶ **Manieriert/bizarr** (F). Alltägliche Bewegungen und Handlungen, einschließlich Gestik, Mimik und Sprache, erscheinen dem Beobachter verstiegen, verschroben, possenhaft und verschnörkelt. Eine bizarre Psychomotorik ist inhaltlich vom Begriff des bizarren Wahns zu trennen.

▶ **Theatralisch** (F). Der Patient erweckt den Eindruck, dass er sich darstellt, dass er die Situation bzw. seine Beschwerden dramatisiert.

▶ **Mutistisch** (F). Wortkargheit bis hin zum Nichtsprechen bzw. Verstummen. Sprechorgane und Sprechfähigkeit sind intakt. Mutismus ist im Gegensatz zur Antriebsarmut auf den Teilbereich der sprachlichen Kommunikation fokussiert und kann isoliert ohne Antriebsminderung auftreten.

▶ **Logorrhoisch** (F). Der Patient hat einen übermäßigen Rededrang. Bei starker Ausprägung ist aufgrund des unstillbaren Rededrangs keine sprachliche Kommunikation möglich. Versuche, ihn zu unterbrechen, nimmt der Patient nicht zur Kenntnis oder weist sie zurück. Logorrhö ist im Gegensatz zu Antriebssteigerung und motorische Unruhe auf die sprachliche Kommunikation fokussiert.

Anweisung für die orientierende Untersuchung

Antrieb und Psychomotorik werden zu einem erheblichen Teil durch den Untersucher selbst in der Beobachtung des Patienten eingeschätzt. Dies wird dem Kliniker gelingen, soweit er Kenntnisse in den möglichen Symptomen und Erfahrung in deren Erkennung besitzt. Der Antrieb ist jedoch als Momentaufnahme in der artifiziellen Situation der klinischen Untersuchung nur mit Einschränkung beurteilbar und benötigt auch die Selbstauskunft des Patienten.

Beim Eindruck von ungestörtem Antrieb und regelrechter Psychomotorik sollte der Kliniker deshalb routinemäßig eine ergänzende Frage zum Antrieb stellen: „Kommen Sie morgens gut aus dem Bett? Fällt es Ihnen schwer, zur Arbeit zu gehen?"

Anweisung für die ausführliche Untersuchung

Hat sich der Eindruck ergeben, dass Antrieb und Psychomotorik gestört sind, folgt daraus die Notwendigkeit zu ausführlicher und vertiefender Exploration. Die Vorgehensweise bei Verdacht auf Antriebsstörung weicht dabei von der Vorgehensweise bei psychomotorischen Auffälligkeiten ab.

Störungen des Antriebs erfordern die Selbstauskunft des Patienten. Es ist nicht ausreichend, den Antrieb in der Untersuchungssituation selbst einzuschätzen. Wichtiger sind Informationen über die letzten Tage und Wochen, über den Antrieb im Tagesverlauf sowie während bestimmter Aktivitäten und Situationen. Diese Informationen können über den Patienten selbst erhoben werden, valider sind möglicherweise fremdanamnestische Informationen der Angehörigen. Die Exploration des Antriebs benötigt auch die parallele Hypothesenbildung über mögliche zugrunde liegende psychische Erkrankungen. Liegt eine Depression vor, eine Manie, ein emotional-instabil motivierter Erregungszustand, eine drogeninduzierte Psychose? Wiederum ist hier das Wechselspiel zwischen Exploration und Hypothesenbildung ein wichtiger Schlüssel, um die Symptome richtig zu erfassen.

Ist einmal erkannt, dass die *Psychomotorik* auffällig ist, setzt eine Analyse der Bewegungsabläufe ein, die Kenntnisse des Klinikers voraussetzt und die Fokussierung der Aufmerksamkeit auf die Bewegungsmuster. Der Kliniker sollte sich nicht zu schnell festlegen, ob er manierierte oder theatralische oder parakinetische Bewegungsabläufe feststellt. Während Manieriertheit, Theatralik, Mutismus und Logorrhö noch vergleichsweise leicht zu erkennen sind, wird die Beschreibung parakinetischer Bewegungsmuster wohl auch den meisten erfahrenen Psychiatern und Psychotherapeuten Schwierigkeiten bereiten. Hier ist es hilfreich, sich beispielsweise eine Ratingskala zur Beurteilung katatoner Bewegungsmuster zur Hand zu nehmen und katatone Symptome hiernach zu bewerten. Liegen komplexe, fluktuierende Bewegungsabläufe vor, sprengt deren Analyse den Rahmen der klinischen Untersuchung. Die ausführliche Bewertung wird dann im Sinne einer Zusatzuntersuchung durch Verhaltensbeobachtungen im Verlauf und durch Mitbeurteilung durch Kollegen erreicht.

Akute Eigen- und Fremdgefährdung (nicht AMDP)

Definition der Kategorie

Es ist üblich, im psychopathologischen Befund eine psychiatrisch-psychotherapeutische Einschätzung zu akuter Eigen- und Fremdgefährdung zu geben. Im AMDP-System können unter der Kategorie „andere Störungen" die Symptome Suizidalität und Aggressivität eingeschätzt werden. Wegen der erheblichen therapeutischen und rechtlichen Konsequenzen darf jedoch in keiner klinischen Untersuchung eine Einschätzung einer aktuellen Eigen- oder Fremdgefährdung fehlen. Die Autoren haben dieser Einschätzung deshalb eine eigene psychopathologische Kategorie zugeordnet.

Gefährdung bedeutet, dass vom Patienten die Gefahr für Handlungen mit relevantem Risiko für das Leben oder erhebliche, irreversible Gesundheitsschädigungen für sich selbst oder für andere Personen ausgeht.

Gefährdungen können längerfristig, latent oder akut sein. Der psychopathologische Befund ist kein ausführliches Gutachten, sondern eine Beurteilung des aktuellen psychopathologischen Querschnitts bei jeden untersuchten Patienten. Unmittelbare therapeutische und rechtliche Konsequenzen haben die akuten Gefährdungen. Der Begriff der *akuten Gefährdung* ist nicht klar definiert. Akute Gefährdung wird üblicherweise in einem Zeitraum von den nächsten 24 Stunden, aber nicht länger als bis zu 72 Stunden verstanden.

Der Abschnitt über akute Eigen- und Fremdgefährdung als psychopathologische Kategorie darf nicht so missverstanden werden, dass er Eigen- oder Fremdgefährdung oder auch nur Suizidalität vollständig behandeln würde. Die zugrunde liegenden Mechanismen und Störungsbilder sind Gegenstand eigener klinischer und wissenschaftlicher Darstellungen. Beim Symptom Fremdgefährdung ist zu beachten, dass hier nicht unterschieden wird, ob die Fremdgefährdung im Rahmen einer psychischen Erkrankung oder aus anderem Kontext, insbesondere antisozialem Verhalten, begründet ist.

Definition der möglichen Symptome

▶ **Akute Suizidalität (nicht AMDP-System).** Es bestehen gegenwärtige Gedanken, Impulse oder Pläne, sich das Leben zu nehmen.

▶ **Andere akute Eigengefährdung (nicht AMDP-System).** Es bestehen andere gegenwärtige Gedanken, Impulse oder Pläne, nicht durch Suizid, aber durch andere Handlungen das eigene Leben oder die Gesundheit irreversibel zu gefährden.

▶ **Akute Fremdgefährdung (nicht AMDP-System).** Es bestehen gegenwärtige Gedanken, Impulse oder Pläne, andere Per-

7

163

sonen in ihrem Leben oder ihrer Gesundheit irreversibel zu gefährden.

Anweisung für die orientierende Untersuchung

Eindrücke über akute Gefährdungen ergeben sich über die klinische Untersuchung an sich. In Unterscheidung zu den anderen psychopathologischen Kategorien muss sich der Kliniker zu akuten Gefährdungen jedoch immer ein ausreichend sicheres Urteil verschaffen; es hier reicht nicht, keinen Hinweis auf einen auffälligen Befund zu haben.

Gedanken, Impulse und Pläne sind prinzipiell nur über die Selbstauskunft des Patienten erschließbar. Neben den Angaben des Patienten sind fremdanamnestische Angaben von Angehörigen und betreuenden Personen von großer Bedeutung, sofern sie verfügbar sind.

Die Selbstauskunft des Patienten ist umso valider, je mehr eine therapeutische Beziehung zwischen Patient und Untersucher besteht. Suizidalität und Gefährdungsaspekte sollen daher erst zum Ende der klinischen Untersuchung geprüft werden, wenn die größte Chance für das Wirken der therapeutischen Beziehung besteht. Der Kliniker hat zu dem Zeitpunkt auch bereits eine Reihe von anderen Fragen gestellt, deren Antwort leichter überprüfbar und weniger kritisch ist. Er hat also bereits einen Eindruck davon, wie valide die Antworten den Patienten sind.

Merke

Die Kombination aus dem Aufbau einer therapeutischen Beziehung und dem Stellen kritischer Fragen erst zum Ende der Exploration ist eine wichtige Untersuchungstechnik.

Hat der Kliniker den Eindruck, dass sich nur schlecht eine therapeutische Beziehung aufbauen lässt und die Angaben des Patienten wenig valide sind, kann er die Einschätzung akuter Gefährdung umso weniger von den Abgaben des Patienten abhängig machen und wird tendenziell eher zur Einschätzung kommen, dass eine akute Gefährdung nicht auszuschließen ist. Die Beurteilung der akuten Gefährdung ist, wie alle Kategorien des psychopathologischen Befunds, letztlich immer die Summe der fachlichen Einschätzungen des Klinikers, nicht eine Aufzählung anamnestischer Angaben.

Suizidalität und Fremdgefährdung werden immer direkt angesprochen und exploriert.

- „Gibt es oder gab es in den letzten Tagen bei Ihnen den Gedanken, ich will nicht mehr am Leben sein?"
- „Muss ich mir Sorgen machen, dass andere durch Sie in Gefahr kommen können?"

Da Suizidalität oft im Kontext depressiver Affekte und Stimmungen auftritt, macht es Sinn, von der Affektivität zur Exploration der Gefährdungen inhaltlich überzugehen. „Sie haben gerade berichtet, dass Ihre Stimmung seit Wochen gedrückt ist. Nun ist es so, dass mit solchen Stimmungen nicht selten der Gedanken einhergeht, nicht mehr zu wissen, warum man noch auf dieser Welt ist. Wie ist das bei Ihnen?"

Um die Validität der Angaben des Patienten abzusichern, können auch *Angehörige befragt* werden, ob sie die Angaben des Patienten zu Gefährdungen für glaubwürdig halten. „Sie haben mitgehört, was Ihre Ehefrau gesagt hat. Sie kennen sie länger als ich – halten Sie die Angabe, dass gegenwärtig keine Gefahr besteht, sich das Leben nehmen zu wollen, für glaubwürdig?"

Anweisung für die ausführliche Untersuchung

Bereits die orientierende Untersuchung muss zu einem hinreichend sicheren Urteil über akute Gefährdungen kommen. „Ausführliche Untersuchung" bedeutet daher weiteres Explorieren in unklaren, schwierigen Fällen. Wesen der ausführlichen Exploration ist wiederum das gründliche Herausarbeiten der Gedanken, Emotionen und Assoziationen des Patienten sowie eine Hypothesenbildung über die zugrunde liegenden psychischen Erkrankungen. Hierfür sind wiederum fundierte psychiatrisch-psychotherapeutische Kenntnisse und Erfahrungen des Untersuchers über Suizidalität und andere Gefährdungen sowie die betreffenden Krankheitsbilder notwendig. In der konkreten Umsetzung kann die ausführliche Untersuchung bedeuten, dass der Patient zur stationären Beobachtung in die Klinik aufgenommen werden muss.

Zirkadiane Besonderheiten

Definition der Kategorie

Abbildung von regelhaften Schwankungen der Befindlichkeit und des Verhaltens des Patienten während 24-Stunden-Perioden. Zirkadiane Besonderheiten sind eine psychopathologische Kategorie im AMDP-System, spielen aber in der klinischen Praxis nicht diese Rolle und werden üblicherweise auch nicht eigens im psychopathologischen Befund vermerkt, sofern kein auffälliger Befund vorliegt.

Definition der möglichen Symptome

▶ **Morgens schlechter** (**SF**). Im Vergleich zum Tagesverlauf regelhafte Akzentuierung der Symptomatik am Morgen.

▶ **Abends schlechter** (**SF**). Im Vergleich zum Tagesverlauf regelhafte Akzentuierung der Symptomatik am Abend.

▶ **Abends besser** (**SF**). Im Vergleich zum Tagesverlauf regelhafte Besserung der Symptomatik am Abend.

Anweisung für die orientierende Untersuchung

Sofern sich kein Anhalt für Auffälligkeiten ergibt, wird diese Kategorie im Rahmen des psychopathologischen Befunds nicht weiter untersucht.

Anweisung für die ausführliche Untersuchung

Liegen zirkadiane Auffälligkeiten vor, werden sie in Verbindung mit der zirkadian veränderten Symptomatik mit exploriert.

Andere Störungen
Definition der Kategorie

Hierin sind Merkmale zusammengefasst, die den anderen Kategorien nicht zugeordnet werden können, jedoch klinisch relevant sind. Die Gefährdungen sind hier, der klinischen Praxis entsprechend, als eigene Kategorie herausgenommen, werden als Suizidalität und Aggressivität, der AMDP-Klassifikation entsprechend, noch einmal aufgelistet. Symptome dieser Kategorie werden oft nicht eigens im psychopathologischen Befund vermerkt. Selbstbeschädigung wird regelmäßig in der Kinder- und

Jugendpsychiatrie geprüft, Pflegebedürftigkeit betrifft den gerontopsychiatrischen Kontext.

Definition der möglichen Symptome

▶ **Sozialer Rückzug (SF).** Sozialer Rückzug von anderen Menschen.

▶ **Soziale Umtriebigkeit (SF).** Deutliche Zunahme sozialer Aktivitäten.

▶ **Aggressivität (SF).** Feindseliges und angriffslustiges Verhalten.

▶ **Suizidalität (SF).** Gedanken, Pläne und konkrete Handlungen, die sich auf Selbsttötung beziehen.

▶ **Selbstbeschädigung (SF).** Selbstverletzung ohne Suizidabsicht. Alternativ wird dieses Verhalten als selbst verletzendes Verhalten bezeichnet.

▶ **Mangel an Krankheitsgefühl (S).** Der Patient fühlt sich nicht seelisch krank, obwohl er aktuell an einer psychischen Erkrankung leidet.

▶ **Mangel an Krankheitseinsicht (S).** Der Patient erkennt seine krankhaften Erlebens- und Verhaltensweisen nicht als krankheitsbedingt an, sondern führt sie auf andere Faktoren zurück. Dies ist beispielsweise bei der Depression zu beobachten.

▶ **Ablehnung der Behandlung (SF).** Der Patient lehnt die Behandlung ab oder wehrt sich dagegen.

▶ **Pflegebedürftigkeit (SF).** Der Patient ist bei Aktivitäten des täglichen Lebens auf Hilfe durch Betreuungspersonen angewiesen.

Anweisung für die orientierende Untersuchung

Die Untersuchung von akuter Suizidalität wird in der Kategorie „akute Eigen- und Fremdgefährdung" beschrieben. Selbstbeschädigung gehört in der Kinder- und Jugendpsychiatrie zum Kanon des psychopathologischen Befunds. Selbstverletzendes Verhalten wird aus den Angaben der Patienten und Angehörigen sowie aus der körperlichen Untersuchung erkannt. Sinnvoll ist es, selbstverletzendes Verhalten direkt anzusprechen.

Anweisung für die ausführliche Untersuchung

Liegen Auffälligkeiten in diesen Symptomen vor, werden diese in Verbindung mit den assoziierten Kategorien und Erkrankungen mit exploriert. Viele der hier genannten Symptome werden jedoch üblicherweise in der Anamnese vermerkt.

7.3 Ursachen psychischer Erkrankungen

Eine zentrale Fragestellung von Psychiatrie und Psychotherapie ist die nach der Entstehung psychischer Erkrankungen. Dabei standen in der Vergangenheit somatische oder biologische Erklärungsmodelle im Vordergrund, zeitweise psychologische und soziologische oder sozialpsychiatrische. Eine solche dichotome Sichtweise gilt heute als überholt. Als Erklärung für die Entstehung psychiatrischer Erkrankungen dient grundsätzlich das *biopsychosoziale Modell.* Dieses Modell besagt, dass von einer Kombination aus biologischen, psychologischen und sozialen Ursachen auszugehen ist, die dazu führt, dass

Menschen psychisch krank werden. In einer Fehlfunktion eines biologischen, psychischen oder sozialen Mechanismus liegt dann jeweils eine Ursache von psychischer Erkrankung.

Der psychopathologische Befund bildet Symptome psychischer Erkrankungen im gegenwärtigen Querschnitt ab.

Dieses Kapitel wird deshalb mit einer kurzen Darstellung der Ursachen psychischer Erkrankungen abgeschlossen.

7.3.1 Biologische Ursachen

Aus biologischer bzw. naturwissenschaftlicher Sicht hat die Psyche ihre materielle Verortung im Gehirn. Die befruchtete Eizelle entwickelt als eines von drei Keimblättern das Ektoderm, woraus sich das Gehirn im Wesentlichen entwickelt. Etwa mit 4 Jahren hat das Gehirn seine endgültige Größe erreicht. Erst mit etwa 20 Jahren ist die biologische Gehirnentwicklung abgeschlossen.

Neurobiologische Prozesse, insbesondere der Hirnentwicklung, sind zu einem erheblichen Teil genetisch vorgegeben. Vor allem neurobiochemische, psychoneuroendokrinologische, psychoimmunologische, neurotrophe, psychophysiologische und metabolische Faktoren sind für die Gehirnfunktion relevant. Psychische Faktoren beeinflussen ebenfalls konkret messbar die biologische Funktion des Gehirns: Das Lernen von Informationen im Langzeitgedächtnis führt zu feinanatomischen Veränderungen an den Synapsen der beteiligten Neurone. Chronischer Stress führt unter anderem zu hormonal-endokrinen Dysfunktionen und neurotoxischen Effekten in der Hippokampusregion.

Merke

Biologische Ursachen spielen eine wesentliche Rolle bei hirnorganischen Erkrankungen, Suchterkrankungen, Psychosen und affektiven Erkrankungen wie Depression, Manie und bipolaren Störungen.

7.3.2 Psychische Ursachen

Sobald ein Bewusstsein vorhanden ist – vielleicht auch früher –, erlebt die Psyche Gedanken und Emotionen. Gedanken und Emotionen werden im Gehirn gespeichert, d. h., sie werden gelernt und können erinnert werden. Gedanken und Emotionen werden komplexer, sie erhalten Repräsentationen der Umwelt. Erfahrungen wiederholen sich, die Psyche entwickelt heraus Metaebenen, Regeln und Strukturen. Auf bestimmte Erlebnismuster lernt die Psyche mit bestimmten Verhaltensmustern zu reagieren. Die Psyche von Kindern ist noch wenig gefestigt, ihre Gedanken und Emotionen sind noch erheblich von ihrer Umgebung abhängig. Im Lauf des Älterwerdens verstetigt sich die Psyche, Jugendliche bilden zunehmend eine Persönlichkeit heraus. Der Erwachsene hat nun funktionale und dysfunktionale Schemata und Persönlichkeitsstrukturen in sich.

Merke

Dysfunktionale Schemata können Ursachen von Depressionen und Angststörungen sein. Die Persönlichkeit kann – bezogen auf die Anforderungen der Umwelt – zu expansiv, zu gehemmt oder zu isoliert in ihren Denkmustern sein.

7

7.3.3 Soziale Ursachen

Über die gesamte Lebenszeit bewegt sich der Mensch in einer sozialen Umwelt. Zunächst wird der Säugling in seine Primärfamilie geboren. Das Verhalten der Eltern zum Kind, das Verhalten der Eltern untereinander, Geschwister und Dynamiken in der Familie sind von großer Bedeutung. Später kommen Kindergarten, Schule, Freunde und Peer Groups hinzu. Wie verlaufen private Beziehungen, das Berufsleben, die Gründung einer eigenen Familie? Soziale Stressoren können sich positiv auswirken oder aber Belastungsfaktoren darstellen.

Merke

Längerfristige Stressoren können die kindliche Entwicklung chronisch beeinflussen und den Grundstein für Depressionen, Angststörungen und Persönlichkeitsstörungen legen. Subakute Stressoren können als Belastungsfaktoren Krankheitsschübe von affektiven Erkrankungen und Psychosen triggern. Schwerwiegende akute und chronische Stressoren können Belastungsreaktionen, Anpassungsstörungen und posttraumatische Belastungsstörungen hervorrufen.

Welche konkreten Schädigungsmechanismen führen zu psychischer Erkrankung und dann zu welchen? Ebenso wie die allgemeine Pathologie Muster herausarbeitet, aus denen körperliche Erkrankungen entstehen, arbeitet die allgemeine Psychopathologie Muster heraus, aus denen psychische Erkrankungen entstehen. Wenn man die drei Ursachencluster – biologische, psychische und soziale Ursachen – mit zwei chronologischen Parametern – konstitutionelle und entwicklungsbedingte versus Schädigungen durch spezifische Ereignisse – kombiniert, können mögliche Schädigungsmechanismen in sechs Clustern gefunden werden (▶ Tab. 7.3). Diese Cluster sind nicht als scharf begrenzt zu verstehen, es gibt vielfältige Überlappungen.

Tab. 7.3 Prinzipielle Ursachen psychischer Erkrankungen

Schädigungsmechanismus	Ebene und Inhalte
biologisch (konstitutionell/ entwicklungsbedingt)	genetische Ebene: einzelne Gene, polygenetisch, komplex genetisch
	zelluläre Ebene: Neurotransmitterstörungen
	Gehirn: Hirnentwicklungsstörungen, neurodegenerative Erkrankungen
	gesamter Organismus: metabolische Erkrankungen
biologisch (spezifische Ereignisse)	Netzwerkebene: Epilepsie
	Gehirn: Schädel-Hirn-Trauma, Hirntumor, Gehirnblutung, Schlaganfall
	gesamter Organismus: Intoxikationen, bakterielle und virale Infektionen, Autoimmunerkrankungen
psychisch (konstitutionell/ entwicklungsbedingt)	globale Kognition: Intelligenzminderung, Teilleistungsstörung
	soziale Kognition: tief greifende Entwicklungsstörung
	entwicklungsbedingte, dysfunktional verlaufende Stressoren und Veränderungen: Entwicklung, Pubertät
psychisch (spezifische Ereignisse)	nicht lösbare innerpsychische Konflikte
	„endogen" ausgelöste Schübe affektiver oder psychotischer Störungen
sozial (konstitutionell/ entwicklungsbedingt)	dysfunktionale Beziehungsmuster in der Primärfamilie: Eltern, Geschwister
	dysfunktionale Beziehungsmuster Freunde, Schule
	dysfunktionale kulturelle Faktoren: Migration, Entwicklungsgrad der Gesellschaft, ökonomische Schichtzugehörigkeit, subkulturelle Position in der Gesellschaft
sozial (spezifische Ereignisse)	Belastungsfaktoren im Privatleben: dysfunktionale Beziehungen, Trennungen
	Belastungsfaktoren im Berufsleben: Überlastung, Arbeitslosigkeit, sozialer Stress
	akute Stressoren: traumatische Ereignisse

7

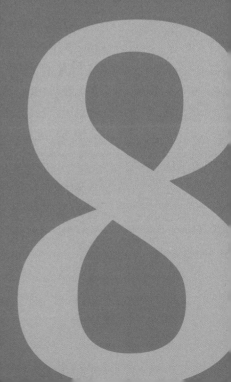

Kapitel 8

Zusatzuntersuchungen

8 Zusatzuntersuchungen

Gerd Laux

8.1 Psychometrie – Ratingskalen

Die psychometrischen Erhebungsverfahren können je nach Methode unterteilt werden in standardisierte Beurteilungsverfahren, systematische Verhaltensbeobachtung und objektive Tests (testpsychologische Untersuchungen) im engeren Sinne des Wortes. Durch standardisierte Untersuchungsmethoden kann der psychopathologische Befund objektiviert und quantifiziert werden.

Psychologische Testverfahren dienen als standardisierte Messverfahren zur Erfassung psychischer Funktionen und Leistungen im Vergleich zu Normwerten.

8.1.1 Testpsychologische Untersuchungen

▶ **Leistungsdiagnostik.** Der Einsatz von Leistungstests (objektive Tests) in der Psychiatrie hat eine lange Tradition und geht auf die Anfänge der experimentellen Psychologie zurück. Besonders bei Verdacht auf einen Intelligenzmangel oder einen demenziellen Abbau können testpsychologische Untersuchungen zur Objektivierung der Beeinträchtigung verschiedener kognitiver Funktionen (z. B. Intelligenz, Gedächtnis, Konzentration) beitragen.

Aufgabe der Leistungsdiagnostik ist es, eine quantitative Aussage über Leistungsminderungen, aber auch Leistungspotenziale, z. B. in den Bereichen Wahrnehmung, Aufmerksamkeit, Gedächtnis und Intelligenz, zu treffen.

Die in der deutschen Psychiatrie am weitesten verbreiteten *Intelligenztests* sind die Wechsler-Intelligenztests (WIE). Neben der Unterteilung in mehr verbale oder handlungsbezogene Intelligenzleistungen können zusätzlich verschiedene Indexwerte beispielsweise für Arbeitsgeschwindigkeit und Arbeitsgedächtnis bestimmt werden. Ein bekannter Untertest ist der Zahlen-Symbol-Test. Als Kurzverfahren zur Abschätzung des intellektuellen Leistungsniveaus bietet sich zur orientierenden Prüfung verbaler Intelligenzleistungen der Mehrfachwahl-Wortschatz-Intelligenztest (MWT-B) an.

Sehr verbreitet in der Diagnostik zur Überprüfung der selektiven oder fokussierten *Aufmerksamkeit* ist der Aufmerksamkeits-Belastungs-Test (Test d2). Bei diesem Test sind unter zeitkritischen Bedingungen Zielreize unter Störreizen herauszufinden. Zur Überprüfung von *Gedächtnisfunktionen* (Kurzzeit- und Arbeitsgedächtnis, Lern- und Merkfähigkeit) stehen verschiedene Testbatterien wie die Wechsler-Memory-Scale-Revised (WMS-R) zur Verfügung. Darüber hinaus gibt es eine Vielzahl von testpsychologischen Verfahren zur Überprüfung *exekutiver Funktionen* (kognitive Flexibilität/Umstellungsfähigkeit), wie z. B. den Wisconsin-Card-Sorting-Test (WCST), der *Sprache* (Aachener Aphasietest [AAT]) sowie visuokonstruktiver oder motorischer Leistungen.

Zur Beurteilung der *Fahrtauglichkeit* wird üblicherweise eine Batterie standardisierter Testverfahren eingesetzt, die Leistungsbereiche wie Aufmerksamkeit, Reaktionsfähigkeit und Belastbarkeit beinhaltet (z. B. ART-90, Wiener Testsystem, TAP).

▶ **Persönlichkeitsdiagnostik.** Neben den Verfahren zur standardisierten Beurteilung des psychopathologischen Befunds gibt es standardisierte Verfahren zur Persönlichkeitsdiagnostik, die meist als Selbstbeurteilungsverfahren konstruiert sind.

Der Patient bekommt die Aufgabe, für seine Persönlichkeit zutreffende Aussagen zu bestimmten Verhaltensweisen zu machen. Durch eine Kontrollskala (Lügenskala) kann eine Aussage darüber gemacht werden, ob der Patient sich um eine wahrheitsgemäße Beantwortung bemüht hat. Mithilfe von Persönlichkeitstests werden Akzentuierungen und Abnormitäten der Persönlichkeitsstruktur standardisiert erfasst.

▶ **Gütekriterien.** Standardisierte Untersuchungsverfahren und psychologische Testverfahren sollen so weit wie möglich den folgenden testtheoretischen Gütekriterien entsprechen:
- *Objektivität*: Unabhängigkeit der Testergebnisse vom Untersucher und Auswerter.
- *Standardisierung*: Durchführung, Auswertung und Interpretation sollen so weit standardisiert sein, dass es möglichst nicht zu Verfälschungen der Ergebnisse kommt.
- *Reliabilität*: Zuverlässigkeit, mit der ein Untersuchungsverfahren ein Merkmal erfasst. Bei Messwiederholung sollte möglichst das gleiche Ergebnis herauskommen.
- *Validität*: Genauigkeit, mit der das erfasst wird, was erfasst werden soll. Der Zusammenhang des Messresultats mit dem jeweiligen Außenkriterium für das zu Messende sollte möglichst eng sein.
- *Normierung*: Vorliegen von Referenzwerten über verschiedenartig zusammengesetzte klinische Gruppen und verschiedene Gruppen normaler Probanden sowie gegebenenfalls eine repräsentative Stichprobe der Durchschnittsbevölkerung.
- *Praktikabilität*: Zeitlicher, personeller und materieller Aufwand für die Durchführung des Untersuchungsverfahrens sollten möglichst gering sein.

Hinsichtlich der standardisierten Beurteilungsverfahren unterscheidet man zwischen Fremd- und Selbstbeurteilungsverfahren.

▶ **Fremdbeurteilungsverfahren.** Die Anwendung von Fremdbeurteilungsskalen setzt Expertenkenntnis (z.B. Psychiater) und ein spezifisches Ratertraining voraus. Dem Untersucher wird hierbei zugestanden, dass er bei der Einstufung die Aussagen des Patienten bewertet. So kann er beispielsweise eine im Gesamtverhalten beobachtbare Besserung auch dann angeben, wenn sie vom Patienten nicht so deutlich zum Ausdruck gebracht wird.

Die Beurteilung durch den Experten birgt die Gefahr beurteilerbedingter Verzerrungen. Das Ergebnis kann etwa durch die Erwartungshaltung des Untersuchers mitgeprägt werden: Das Ausmaß einer Störung kann durch den Untersucher über- oder unterbewertet werden.

Häufig verwendete Fremdbeurteilungsverfahren in der deutschsprachigen Psychiatrie sind Fremdbeurteilungsskalen (▶ Tab. 8.1).

Weitere Verfahren sind das umfangreiche Strukturierte Klinische Interview (SKID) zur Erfassung psychopathologischer Syndrome und die Skala zur Erfassung der Instrumentellen Aktivitäten des täglichen Lebens (IADL). Im DSM-5 findet sich eine Skala zur klinischen Beurteilung der Dimensionen psychotischer Symptomschwere: Halluzinationen, Wahn, desorganisierte Sprache, unnormale Psychomotorik, Negativsymptome, Kognitionsstörung, Depression, Manie.

▶ **Selbstbeurteilungsverfahren.** Der Patient stuft hierbei selbst vergangenes oder gegenwärtiges Verhalten oder Erleben auf vorgegebenen Schätzskalen ein. Die Selbstbeurteilung hat zwar den Vorteil, dass sie für den Untersucher sehr ökonomisch ist und untersucherbedingte Verzerrungen

8

Tab. 8.1 Fremdbeurteilungsskalen.

Skala	Erklärung	Anwendungsbereich	Aufbau
ADAS[1]	Alzheimer's Disease Assessment Scale	Schweregrad einer Demenz	21 Items
AIMS[1]	Abnormal Involuntary Movement Scale	extrapyramidale Bewegungsstörungen unter Neuroleptika	12 Items
AMDP	Dokumentationssystem der Arbeitsgemeinschaft für Methodik und Dokumentation in der Psychiatrie	–	–
BPRS[1]	Brief Psychiatric Rating Scale	psychopathologische Symptomatik vorwiegend bei Patienten mit psychotischen Störungen	18 Items
BRMS[1]	Bech-Rafaelsen-Melancholie-Skala	Schweregrad einer Depression	11 Items
CDR[1]	Clinical Dementia Rating	Schweregrad einer Demenz	halbstrukturiertes Interview, Globalskala
CGI[1]	Clinical Global Impressions	globale Beurteilung des Schweregrads einer psychischen Störung (u. a. eingesetzt zur Erfolgsbeurteilung einer Psychopharmakotherapie	3 Items, kein Summenscore
DemTect	Demenztest	Demenzscreening	5 Items: verbales Gedächtnis, Wortflüssigkeit, intellektuelle Flexibilität, Aufmerksamkeit.
DMAS[1]	Dementia Mood Assessment Scale	depressive Symptomatik bei Patienten mit Demenz	17 Items
EPS[1]	Extrapyramidale Symptom-Skala	extrapyramidale Bewegungsstörungen unter Neuroleptika	10 Items
FSUCL	Fischer Somatic and Undesired Effects Check List	somatische Symptome sowie Nebenwirkungen bei medikamentöser Behandlung	26 Symptome (Schweregrad und Zusammenhang mit Therapie)

Tab. 8.1 Fortsetzung

Skala	Erklärung	Anwendungsbereich	Aufbau
GDS[1]	Global Deterioration Scale	Schweregrad einer Demenz	7-stufige Skala
HAMA[1]	Hamilton Anxiety Scale	Angstzustände, generalisierte Angststörung	14 Items
HAMD[1]	Hamilton Depression Scale	depressive Symptomatik	21 (17) Items
HAS[1]	Hillside Akathisie Skala	Akathisie unter Neuroleptika	–
LSAS[1]	Liebowitz Social Anxiety Scale	Furcht und Vermeidung in sozialen Situationen	24 Items
MADRS[1]	Montgomery-Asberg-Depression-Scale	depressive Symptomatik	10 Items
MMSE/ MMST[1]	Mini-Mental-Status-Test	kognitive Funktionsdefizite/ Schweregrad einer Demenz	28 Items
MoCA	Montreal Cognitive Assessment	Demenzdiagnostik	–
PANSS[1]	Positive and Negative Syndrome Scale	Differenzierung von schizophrenen Positiv- und Negativsymptomen	30 Items
PAS[1]	Panik- und Agoraphobie-Skala	Schweregrad einer Panikstörung mit oder ohne Agoraphobie	13 Items
SANS[1]	Scale for the Assessment of Negative Symptoms	Schizophrene Negativsymptomatik	24 Items
SCAG	Sandoz Clinical Assessment Geriatric Scale	Demenzen und organische Psychosyndrome bei geriatrischen Patienten	18 Items – Gesamteindruck
TDRS[1]	Tardive Dyskinesia Rating Scale	extrapyramidale Bewegungsstörungen unter Neuroleptika	44 Items
UKU	Side Effect Rating Scale	unerwünschte Psychopharmakawirkungen	–
Y-BOCS[1]	Yale Brown Obsessive Compulsive Scale	Schweregrad von Zwangsstörungen	10 Items
YMRS[1]	Young Mania Rating Scale	Manie	11 Items

[1] Quelle: Collegium Internationale Psychiatriae Scalarum (CIPS), Hrsg. Internationale Skalen für Psychiatrie, 6. Aufl. Göttingen: Beltz; 2015

8

ausgeschaltet werden, gleichzeitig aber bringt sie den Nachteil mit sich, dass bewusste oder unbewusste Verfälschungstendenzen des Patienten stärker ins Gewicht fallen. Zu diesen Verfälschungsmöglichkeiten gehören unter anderem Aggravierungs- oder Dissimulationstendenzen, Antworttendenzen im Sinne des Ja-Sagens oder der sozialen Erwünschtheit.

Auf der subjektiven Ebene können am ehesten die Dimensionen Depressivität, paranoide Tendenzen und körperliche Beschwerden unterschieden werden, während beispielsweise die Differenzierung zwischen Depressivität und Angst sehr schwer fällt. Bekannte Selbstratingskalen sind in ▶ Tab. 8.2 aufgeführt.

Im *DSM-5* findet sich ein syndromübergreifender Erhebungsansatz, bestehend aus 23 Fragen, die folgende psychopathologische Symptomdomänen erfassen: Depression, Ärger, Manie, Angst, somatische Symptome, Suizidalität, Psychose, Schlafprobleme, Gedächtnis, repetitive Gedanken und Verhaltensweisen, Dissoziation, Funktionsniveau der Persönlichkeit, Substanzkonsum.

Jedes Item erfragt, wie sehr oder wie oft die Person durch das entsprechende Symptom in den letzten 2 Wochen belastet war. Unter Umständen (z. B. bei Patienten mit Demenz) kann das Ausfüllen durch einen Dritten, der den Patienten gut kennt, erfolgen.

Zur Erfassung von **Alkoholismus** liegen vor: Kurzfragebogen für Alkoholgefährdete, Münchner Alkoholismus-Test (MALT) mit Selbst- und Fremdratingteil. Weitere Skalen existieren zur Erfassung von ADHS, somatoformen Störungen, Essstörungen und Schmerzen.

Merke

Die Übereinstimmung von Selbst- und Fremdbeurteilung ist unterschiedlich und hängt unter anderem auch von der Art der Störung und der Schwere der Symptomatik ab. Um die Genauigkeit des diagnostischen Prozesses zu verbessern, sind objektive und subjektive Patientendaten zu integrieren. Ein primär auf Selbstbeurteilung basierender Ansatz der Symptombeurteilung bedarf der Interpretation durch den Untersucher.

Tab. 8.2 Selbstbeurteilungsskalen.

Skala	Erklärung	Anwendungsbereich	Aufbau
BDI-II[1]	Beck-Depressions-Inventar	depressive Symptomatik	21 Items
Bf-S[1]	Befindlichkeits-Skala	momentanes subjektives Befinden	28 Gegensatzpaare
B-L[1]	Beschwerden-Liste	subjektive Beeinträchtigung durch körperliche und Allgemeinbeschwerden	24 Items
BSI[1]	Brief Symptom Inventory (Kurzform der SCL-90-R von Derogatis)	psychisches Symptombild bei körperlichen und psychischen Störungen	53 Symptome
ESS[1]	Epworth Sleepiness Scale	Tagesschläfrigkeit bei Schlafstörungen	8 Items

Tab. 8.2 Fortsetzung

Skala	Erklärung	Anwendungsbereich	Aufbau
EWL	Eigenschaftswörterliste	aktuelles Befinden	60 Adjektive
FPI-R	Freiburger Persönlichkeits-Inventar	–	–
GDS[1]	Geriatrische Depressionsskala	depressive Symptomatik bei älteren Patienten	30 (15) Items
HADS-D[1]	Hospital Anxiety and Depression Scale	Angst und Depressivität	14 Items
HZI-K[1]	Hamburger Zwangsinventar (Kurzform)	Zwangssymptome	72 Items
MDBF[1]	Mehrdimensionaler Befindlichkeitsfragebogen	aktuelle psychische Befindlichkeit	24 Items
PSQI[1]	Pittsburgh Sleep Quality Index	subjektive Schlafqualität	24 Items
SAS	Self Rating Anxiety Scale	Angstsymptome	20 Items
SCL-90-S[1]	Symptom-Checkliste	Erfassung subjektiver Beeinträchtigung durch körperliche und psychische Symptome	90 Items
SDS	Self Rating Depression Scale	depressive Symptomatik	20 Items
SES[1]	Schmerzempfindungsskala	akutes und chronisches Schmerzerleben	24 Items
SF-36[1]	Short Form-36	gesundheitsbezogene Lebensqualität	36 Items
SF-A/SF-B[1]	Schlaffragebogen	subjektive Schlafqualität	42 Items/48 Items
STAI[1]	State-Trait-Anxiety Inventory	Zustandsangst und allgemeine Ängstlichkeit	20 Items, 2 Skalenformen
SWN-K[1]	Subjektives Wohlbefinden unter Neuroleptikabehandlung (Kurzversion)	subjektive Befindlichkeit unter Neuroleptika	20 Items
VIS-A/VIS-M[1]	Visuelle Analogskalen zur Erfassung von Schlafqualität	subjektive Schlafqualität	

[1] Quelle: Collegium Internationale Psychiatriae Scalarum (CIPS), Hrsg. Internationale Skalen für Psychiatrie, 6. Aufl. Göttingen: Beltz; 2015

8

Psychische Störung und Behinderung: Zur Erfassung von Fähigkeitsstörungen kann das Mini-ICF-Rating für Psychische Störungen verwendet werden.

Das auf die ICF (Internationale Klassifikation der Funktionsfähigkeit, Behinderung und Gesundheit) basierende WHO Disability Assessment Schedule (WHODAS 2.0) ist ein 36 Items umfassender Selbstbeurteilungsfragebogen, der Schwierigkeiten in 6 Funktionsbereichen erfasst:

- Verständnis und Kommunikation
- Mobilität
- Selbstversorgung
- Umgang mit anderen Menschen
- Tätigkeiten des alltäglichen Lebens
- Teilhabe am gesellschaftlichen Leben

Es dient als standardisiertes Maß zur Erfassung von Behinderung bei psychischen Störungen.

Zur Erfassung von *Produktivität* und *Ausfallzeiten am Arbeitsplatz* wurde die Lam´sche Skala entwickelt (LEAPS: Lam Employment Absence and Productivity Scale). Die Beeinträchtigung der Arbeitsleistung wird von 0–28 Punkten skaliert.

8.2 Somatische Untersuchungen

Der gründlichen körperlichen und vor allem der neurologischen Untersuchung kommt in der Psychiatrie wesentliche Bedeutung zu. Im Sinne der „psychosomatischen Medizin" geht es vor allem um die Differenzierung zwischen eher körperlicher, eher psychischer oder sowohl körperlicher als auch psychischer Verursachung der bestehenden psychopathologischen Symptomatik (biopsychosoziales Modell). Weiterhin können auch unabhängig von den psychischen Symptomen organische Störungen bestehen, die erkannt und gegebenenfalls behandelt werden müssen. Dies ist insofern ein besonders

wichtiger Aspekt, da viele psychisch Kranke (und sie behandelnde Ärzte) körperliche Erkrankungen vernachlässigen, indem sie nicht zum Arzt gehen, verordnete Medikamente nicht einnehmen bzw. übersehen.

Vorzunehmen sind allgemeine körperliche Untersuchung, neurologische Untersuchung (vor allem Paresen, Hirnnerven) sowie Labor-Screeningprogramm (z. B. Drogen), gegebenenfalls Labordiagnostik (z. B. Liquor bei Demenzen. Folgende Allgemeinsymptome sind zu erfassen: Müdigkeit – Erschöpfung, Schlafstörungen, Gewichtsveränderungen – Appetit, Vegetativum, Schmerzen (Qualität, Intensität, zeitliches Auftreten, Lokalisation, Beziehung zu körperlicher Aktivität).

Mindestumfang der körperlichen Untersuchung:

- Größe, Gewicht
- Allgemein- und Ernährungszustand (Frailty, Sarkopenie, Kap. 6.2.1)
- Beurteilung von Hautfarbe und Hautturgor
- Inspektion der Mundhöhle
- Palpation der Schilddrüse
- Atmung, Auskultation der Lungen
- Auskultation des Herzens, Puls- und Blutdruckmessung
- Palpation des Abdomens (Lebergröße)
- Durchblutung (Hals, Arme, Beine)
- „Spurensuche" (Selbstverletzung, Missbrauchshinweise, Injektionsstellen)
- Infektionen – „verwahrloste Patienten"

Um möglichst wenig zu übersehen, empfiehlt sich ein gleich bleibender Untersuchungsablauf. Körperliche Beschwerden können vom Patienten betont (z. B. bei Somatisierungsstörungen, unter Umständen bis zur Hypochondrie), aber auch ignoriert werden. Es ist wichtig, die Wechselwirkung zwischen somatischen und psychischen Faktoren zu erkennen und zu berücksichtigen.

Merke

M!

Weder zu wenige und ungenaue noch zu viele und übertriebene körperliche Untersuchungen sind adäquat.

Neben der üblichen Standard-Labordiagnostik sowie anderen klinisch-chemischen, serologischen oder hämatologischen Methoden werden zunehmend auch biochemische, molekularbiologische oder immunologische Untersuchungsstrategien im Rahmen der psychiatrischen Diagnostik angewendet. Im Einzelfall muss entschieden werden, welche dieser Maßnahmen zur Ergänzung des Routine-Laborscreenings erforderlich sind.

Außer der Aufdeckung zugrunde liegender organischer Störungen wird von der Labordiagnostik zunehmend erwartet, dass sich mit ihrer Hilfe Diagnosen sichern lassen bzw. „Marker" für psychiatrische Krankheiten zur Verfügung stehen. Ein Beispiel hierfür sind die Liquorparameter, die zur Diagnose einer Alzheimer-Demenz beitragen können.

Im Rahmen einer Psychopharmakotherapie sind Laborkontrollen erforderlich (Blutbild, Leber-, Nieren-, Schilddrüsenwerte); auch die Bestimmung von Plasmaspiegeln (Therapeutisches Drug Monitoring, TDM) ist für manche Psychopharmaka indiziert (obligat: Lithium).

Die Ergebnisse der körperlichen Untersuchung werden üblicherweise in einem standardisierten Untersuchungsbogen dokumentiert (▶ Abb. 8.1).

8.3 Apparative Diagnostik

▶ **EKG.** Routinemäßig wird ein Elektrokardiogramm abgeleitet (Herzfrequenz, Herzrhythmus, Lagetyp, Hinweise auf das Vorliegen einer koronaren Herzerkrankung); im Rahmen der Psychopharmakotherapie ist die frequenzkorrigierte QT-Zeit (QTc) von Bedeutung.

▶ **EEG.** Die Elektroenzephalografie ist eine speziell auf neuropsychiatrische Aspekte zugeschnittene apparative Untersuchungsmethode; wichtig sind hierbei die ereigniskorrelierten Potenziale (EKP). Das EEG kann Allgemeinveränderungen, Herdbefunde und Krampfpotenziale bzw. Dysrhythmien aufweisen. In der Psychiatrie finden sich Auffälligkeiten bei epileptischen Psychosen, Deliren, Persönlichkeitsstörungen, Vigilanz- und Schlafstörungen sowie Demenzen unter Drogen/Alkohol und Psychopharmaka.

▶ **CCT, MRT, SPECT.** Unter den bildgebenden Verfahren kommen insbesondere kraniale Computertomografie (CCT), Magnetresonanztomografie (MRT) und Single-Photon-Emissionscomputertomografie (SPECT) zur Anwendung. CCT und MRT sind unverzichtbar für die Diagnostik hirnorganisch bedingter Störungen/körperlich begründbarer Psychosen.

Die CCT dient der Erfassung morphologischer bzw. struktureller Hirnveränderungen. Beispielsweise finden sich Substanzdefizite bei Demenzen und chronisch verlaufenden Schizophrenien, Volumenreduktionen im Bereich des limbischen Systems bei depressiven Erkrankungen sowie äußere Atrophien und Kleinhirnatrophie bei Alkoholismus.

8

Allgemeinstatus:

Größe	Gewicht	AZ	EZ
RR re	RR li	Puls	Fußpulse, Zyanose?
Ödeme?	Hautveränderungen	Lymphknoten-	Halsinspektion
Lungen-auskultation	Herzauskultation	schwellungen	periphere Strömungs-geräusche
Abdomentastbefund	Leberkonsistenz, -tastbefund		Nierenlager, Tastbefund
Narben	Gelenke		Varizen
Sonstiges			

Neurologische Untersuchung
Meningismus?

Hirnnerven Pupillen   Augenmotilität/Nystagmus? Riechen Gaumensegel
Fazialisprüfung   Zunge   Sonstiges

Arme Tonus   Trophik
Kraft re./li.
RPR   BSR   TSR
Reflexniveau:

Stamm BHR   Sonstiges

Beine Tonus   Trophik Vorhalteversuch
Kraft re./li.
Fersengang   Zehengang
PSR   ASR   Sonstiges
Pyramidenbahnzeichen?

Wirbelsäule:

Sensibilität Berührung   Schmerz   Lageempfindung   sensible Störungen
Vibrationsempfindung   Temperaturempfindung   (oben einzeichnen!)

Koor-dination Gang   Blindgang   Seiltänzergang
Einbeinstand/Hüpfen   Romberg-Test   Unterberger-Test
Finger-Nase-Versuch   Finger-Finger-Versuch   Knie-Hacke-Versuch
Diadochokinese   Sonstiges

Hyperkinese Tremor   Faszikulationen   sonstige Dyskinesien

Hypokinese

Abb. 8.1 Körperliche Untersuchung. Standardisierter Untersuchungsbogen. ASR = Achillessehnen-Reflex, AZ = Allgemeinzustand, BHR = Bauchhaut-Reflex, BSR = Bizepssehnen-Reflex, EZ = Ernährungszustand, RPR = Radiusperiost-Reflex, PSR = Patellarsehnen-Reflex, TSR = Trizepssehnen-Reflex (Möller HJ, Laux G, Deister A: Duale Reihe Psychiatrie, Psychosomatik und Psychotherapie. Stuttgart: Thieme; 2015)

MRT und *funktionelle MRT (fMRT)* ermöglichen eine genauere hirnmorphologische Diagnostik, insbesondere von hippokampalen Hirnveränderungen. Die fMRT erfasst Aktivitätsmuster bestimmter Hirnregionen, dient zur Erfassung von zerebralen Funktionsbeeinträchtigungen bei Krankheiten (Depressionen, Angst- und Zwangsstörungen, Schizophrenien, Demenzen) und zur Messung von Psychopharmakawirkungen.

CCT-, MRT- oder SPECT-Untersuchungen können zusammen mit der Doppler-Untersuchung der hirnversorgenden Arterien unter anderem in der Frühdiagnostik demenzieller Syndrome wichtige Zusatzbefunde liefern.

▶ **PET.** Die Positronen-Emissions-Tomografie ist eine aufwendige nuklearmedizinische Methode zur Erfassung des Hirnstoffwechsels beispielsweise bei Demenzen, Schizophrenien, Depressionen, Angst- und Panikstörungen. Diese Untersuchungsmethode wird in der Routinediagnostik seltener angewendet; sie dient größtenteils wissenschaftlichen Fragestellungen und der Forschung.

▶ **Polysomnografie.** Im Schlaflabor werden zur Objektivierung und Differenzierung von Schlafstörungen polysomnografische Untersuchungen durchgeführt (Ablauf und Struktur des Schlafes, Differenzialdiagnosen schlafbezogene Atmungsstörungen, Hypersomnien, schlafbezogene Bewegungsstörungen [Restless Legs], zirkadiane Schlaf-Wach-Rhythmusstörungen, Parasomnien). Aufgezeichnet werden EEG, EKG, Sauerstoffgehalt des Blutes (Pulsoxymetrie), Körpertemperatur, Atmung, Muskelspannung (EMG), Bein- und Augenbewegung (Elektrookulografie, EOG) sowie Körperlage.

8

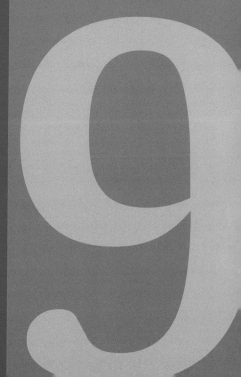

Kapitel 9

Spezielle Fragestellungen

9 Spezielle Fragestellungen

Gerd Laux, Robert Waltereit

9.1 Notfalluntersuchung

Ein psychiatrischer Notfall liegt vor, wenn eine akute psychiatrische Störung das Leben oder die Gesundheit des Betroffenen oder seines Umfelds gefährdet und eine sofortige Diagnostik und Therapie erforderlich sind, um diese Gefahr abzuwenden. Die medizinische Notaufnahme ist dabei oft die Schnittstelle zwischen ambulanter und stationärer medizinischer und psychiatrischer Versorgung. Es besteht eine abendlich-nächtliche Häufung.

Notfälle im Sinne ungeplanter Aufnahmen sind relativ häufig, sie gliedern sich in Selbsteinweisungen oder professionelle Vorstellungen/Einweisungen. Letztere umfassen folgende Notfälle:

- (reine) medizinische Notfälle
- medizinische Notfälle mit psychiatrischer (Zusatz-)Diagnose ohne akute Handlungsrelevanz
- psychiatrische Notfälle mit führender somatischer Symptomatik („somatisch zu krank für Psychiatrie")
- (reine) psychiatrische Notfälle

Merke

Je akuter Notfallsituation und Zustand des Patienten sind, desto kürzer sind Anamnese und Untersuchung.

Es ist zu prüfen, ob ein Notfallausweis und eine Informationskarte „Patientenverfügung" vorliegen. Hinweise finden sich auch im Zentralen Vorsorgeregister (http://www.zvr-online.de).

9.1.1 Diagnostische Einordnung

Bei Notfallpatienten müssen zunächst die *Vitalparameter* erhoben werden:

- Grad der Bewusstlosigkeit
- Atmung, Herz-Kreislauf-System
- Aussehen, Geruch (Zyanose, Hautturgor, Verletzungen, Alkohol)
- Notfalllabor: Blutzucker, Drogenschnelltest, Elektrolyte
- EKG

Das Erkennen und die richtige diagnostische Einordnung sind oft schwierig. Die Notfalldiagnostik basiert in hohem Maße auf dem subjektiven Eindruck und der Erfahrung des Untersuchers und den (zum Teil vagen, spärlichen, irreführenden oder fehlenden) Angaben des Patienten. Eine unspezifische Symptomatologie und ein breites Spektrum möglicher Ursachen bei zumeist geringer Bedeutung oder fehlender Verfügbarkeit objektiver Daten (Laborwerte, Bildgebungsbefunde) machen psychiatrische Notfälle zu einer anspruchsvollen Aufgabe für jeden (Fach-)Arzt. Es ist von vorrangiger Bedeutung, dass die bestehende Symptomatik und eine eventuelle Fremd- oder Selbstgefährdung schnell und sicher erkannt werden.

Darüber hinaus muss immer daran gedacht werden, dass die Ursache nicht nur im psychiatrischen Bereich zu suchen ist (z. B. im Bestehen einer schizophrenen Psychose, akuten Depression oder akuten Belastungsreaktion), sondern dass auch verschiedene neurologische (z. B. Meningitis/Enzephalitis, zerebrale Durchblutungsstörungen, Anfallsleiden) und internistische Erkrankungen (z. B. akute Stoffwechselstörungen) sowie Nebenwirkungen von Pharmaka zu psychiatrischen Notfallsituationen führen können. Eine *internistische* und *neurologische Untersuchung* sollte deshalb grundsätzlich durchgeführt werden, was sich in der akuten Situation allerdings nicht immer sofort realisieren lässt; unter Umständen sollte auch ein Drogenscreening durchgeführt werden. Gegebenenfalls ist der Kontakt mit der Intensivstation einer medizinischen Klinik herzustellen.

Die *sorgfältige Beobachtung des Umfelds* (z. B. „Flaschenlager" des Alkoholikers, „Fixerset" des Drogenabhängigen oder Medikamentenvorräte) und die Angaben von Angehörigen oder Nachbarn können wertvolle Hinweise auf die Ursache der akuten Symptomatik und damit für die notwendige therapeutische Strategie geben.

9.1.2 Notfallsituationen

Merke

Zu den häufigsten psychiatrischen Notfallsituationen zählen Delire (z. B. Alkoholentzugsdelir), Intoxikationen, Erregungszustände, Panikattacken und Suizidversuche.

▶ **Delir.** Im Vordergrund stehen Desorientiertheit, Verkennen der Umgebung, halluzinatorische Erlebnisse (vorwiegend optisch) und Unruhe. Betroffen sind oft ältere, multimorbide Patienten mit Demenz oder Suchterkrankung. Zu den auslösenden Faktoren zählen Alkoholentzug, Operationen, Narkosen, sensorische Einschränkungen, Exsikkose, Infekte, Polypharmazie und Umgebungsstressoren. Deshalb sind entsprechende Anamnesefragen zu stellen.

▶ **Drogennotfälle.** Oft zeigt sich bezüglich der Symptomatik ein buntes Bild. Bei entsprechendem Verdacht sind die genaue Beobachtung des Umfelds und die Erhebung einer Fremdanamnese wichtig; ein Drogenscreening ist durchzuführen.

▶ **Erregungszustände.** Hauptcharakteristika sind eine meist ziellose Steigerung von Antrieb und Psychomotorik, affektive Enthemmung und Kontrollverlust. Es kann zu ausgeprägter Gereiztheit und aggressiven Äußerungen bis hin zu unvermittelten Gewalttätigkeiten kommen. In der akuten Situation ist es wichtig, beruhigend auf den Patienten einzuwirken („talk down"); das Herbeiholen von Hilfe ist anzustreben. Zu den psychiatrischen Ursachen zählen unter anderem Psychosen, hirnorganische Störungen und Intoxikationen; auszuschließen sind internistische und neurologische Erkrankungen (z. B. Hyperthyreose, Lungenembolie, transitorische ischämische Attacke, Subarachnoidalblutung). Aus diesem Grund ist eine somatische Diagnostik unumgänglich.

▶ **Panikstörung.** Der Patient meint, die Kontrolle über sich selbst zu verlieren oder lebensbedrohlich erkrankt zu sein. Panikartige Verhaltensweisen führen oft zur Alarmierung des Notarztes („Verdacht auf Herzinfarkt"). Näheres hierzu findet sich in Kap. 5.

▶ **Akute Suizidalität.** Meist ist es möglich, mit dem Patienten in das Gespräch zu kommen und mehr über die Hintergründe zu erfahren. Es gilt, im Gespräch eine Vertrauensbasis aufzubauen – dies erfordert ausreichend Zeit und geduldiges Zuhören. In möglichst ungestörter Atmosphäre muss der Patient genug Zeit haben, um sich auszusprechen. Suizidgedanken sind offen und direkt zu erfragen (ohne Beschönigung oder Verharmlosung, aber auch ohne Dramatisierung). Trauer und Wut sind zuzulassen, kränkende Auslöser sollten geklärt, Kriseninhalte erkannt und ausführlich besprochen werden. Wichtig ist das Ansprechen von Bindungen (Familie, Religion).

Zur Abschätzung der akuten Suizidalität sind konkrete Pläne oder Vorbereitungen, Suizidversuche in der Anamnese sowie Suizide in der Familie als Risikofaktoren zu

9

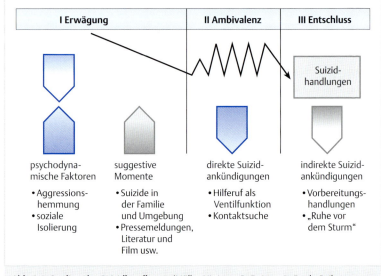

| I Erwägung | II Ambivalenz | III Entschluss |

Suizid-
handlungen

psychodyna-
mische Faktoren

- Aggressions-
  hemmung
- soziale
  Isolierung

suggestive
Momente

- Suizide in
  der Familie
  und Umgebung
- Pressemeldungen,
  Literatur und
  Film usw.

direkte Suizid-
ankündigungen

- Hilferuf als
  Ventilfunktion
- Kontaktsuche

indirekte Suizid-
ankündigungen

- Vorbereitungs-
  handlungen
- „Ruhe vor
  dem Sturm"

Abb. 9.1 Stadien der Suizidhandlung. (Möller HJ, Laux G, Deister A: Duale Reihe Psychiatrie, Psychosomatik und Psychotherapie. Stuttgart: Thieme; 2015)

eruieren. Zu beachten ist das Stadium der „unheimlichen Ruhe".

Nach Pöldinger gehen der Suizidhandlung 3 Stadien voraus (▶ Abb. 9.1):

- Stadium 1 (*Erwägung*): Es ist gekennzeichnet durch sozialen Rückzug und eine selektive Wahrnehmung gegenüber suizidalen Reizen aus den Medien oder dem sozialen Umfeld. Die Fähigkeit der Selbststeuerung ist noch erhalten, der Betroffene zeigt aber verdeckte Hinweise und Appelle.
- Stadium 2 (*Ambivalenz*): Es erfolgt eine zunehmende gedankliche Einengung hinsichtlich eigener Suizidhandlungen und stellt ein Ringen zwischen Selbstzerstörung und Selbsterhalt dar. In dieser Phase kündigt der Patient den Suizidversuch (Hilferuf, appellative Phase) an bzw. versucht eine Kontaktaufnahme (z. B. Hausarzt).

- Stadium 3 (*Entschluss*): In dieser Phase wirkt der Betroffene oftmals entlastet, er trifft hier bereits Vorbereitungen für seinen Suizid. Nur ein aufmerksamer Beobachter kann die trügerische Ruhe deuten und auf indirekte Warnhinweise (Testament, überraschende Reisepläne etc.) achten.

Vor dem Suizid/Suizidversuch wurde von Ringel ein gesetzmäßig ablaufendes präsuizidales Syndrom beschrieben (▶ Tab. 9.1):

- Stadium 1: Erleben der Ausweglosigkeit
- Stadium 2: sozialer Rückzug
- Stadium 3: ständiges Sichbeschäftigen mit Todesgedanken

▶ **Psychopharmakainduzierte Notfälle.** Bei akzidentellen oder suizidalen Überdosierungen ist eine genaue Medikamentenanamnese essenziell: Neuroleptika/An-

Tab. 9.1 Präsuizidales Syndrom nach Ringel.

Stadium	klinische Symptome
1	zunehmende Einengung bezüglich der Situationen, des Affekts und der Abwehrmechanismen etc.
	Einengung der zwischenmenschlichen Beziehungen
	Einengung bezüglich der gesellschaftlichen Normen und Werte
2	Aggressionsstauung und -umkehrung gegen die eigene Person
3	Einwicklung von Suizidfantasien, initial aktiv, im weiteren Verlauf passiv sich aufdrängend

tipsychotika, serotonerge Antidepressiva, anticholinerg wirkende Pharmaka, kardiovaskuläre Störungen durch QTc-Zeit-Verlängerungen (Antipsychotika, Antidepressiva – Kombinationen z. B. Ziprasidon und Citalopram).

Obligat ist eine exakte Dokumentation (äußere Situation des Notfalls, Befunde, Fremdanamnese, Namen und Telefonnummern von Bezugspersonen).

9.2 Geschäftsfähigkeit, Einwilligungsfähigkeit

9.2.1 Definitionen

Der Kliniker in Psychiatrie und Psychotherapie wird regelmäßig mit der Frage konfrontiert, ob ein Patient mit einer möglichen oder tatsächlichen psychischen Erkrankung in rechtlichen und persönlichen Entscheidungen voll urteils- und handlungsfähig sei. Umgangssprachlich und auch unter ärztlichen Kollegen wird oft verallgemeinernd von der Frage der Geschäftsfähigkeit gesprochen. Hierbei werden jedoch regelmäßig sich zwar überschneidende, aber inhaltlich unterschiedlich definierte Begriffe vermischt.

▶ **Geschäftsfähigkeit.** Dies ist ein rechtlicher Begriff aus dem Bürgerlichen Gesetzbuch (BGB), kein medizinisch-psychiatrischer. Wer geschäftsunfähig ist, kann keine rechtlich gültigen Willenserklärungen abgeben, kann also keine wirksamen Verträge abschließen. In unserem Rechtssystem ist nur völlige Geschäftsunfähigkeit vorgesehen, die Vorstellung einer verminderten Geschäftsunfähigkeit gibt es juristisch nicht.

§ 104 BGB: Geschäftsunfähigkeit
Geschäftsunfähig ist,
- wer nicht das 7. Lebensjahr vollendet hat,
- wer sich in einem die freie Willensbestimmung ausschließenden Zustand krankhafter Störung der Geistestätigkeit befindet, sofern nicht der Zustand seiner Natur nach ein vorübergehender ist.

§ 105 BGB: Nichtigkeit der Willenserklärung
- Die Willenserklärung eines Geschäftsunfähigen ist nichtig.
- Nichtig ist auch eine Willenserklärung, die im Zustand der Bewusstlosigkeit oder vorübergehenden Störung der Geistestätigkeit abgegeben wird.

▶ **Einwilligungsfähigkeit.** Während sich die Geschäftsfähigkeit auf Rechtsgeschäfte, also Verträge, bezieht, betrifft die Einwilligungsfähigkeit höchstpersönliche Entscheidungen, wie die Zustimmung zu einer ärztlichen Untersuchung und Behandlung. Die Einwilligungsfähigkeit ist in dem Ausmaß vorhanden, in dem der Mensch über

9

einen freien Willen verfügt. Im Gegensatz zur Geschäftsfähigkeit kann die Einwilligungsfähigkeit also auch teilweise vorliegen. Dem psychisch gesunden Erwachsenen wird Einwilligungsfähigkeit unterstellt. Sie liegt in dem Maße nicht vor, in dem der Betroffene einer psychischen Erkrankung nicht über die Fähigkeit verfügt, das Wesen und die Tragweite einer ärztlichen oder therapeutischen Maßnahme für Körper, Beruf und Lebensglück zu ermessen und danach selbstverantwortliche Entschlüsse zu fassen.

▶ **Natürliche Willensbildung.** Einen natürlichen Willen hat jeder Mensch, der bei Bewusstsein ist. Der Begriff des natürlichen Willens bewertet nicht, ob der Wille sinnvoll oder vernünftig ist. Einen natürlichen Willen hat auch ein Kleinkind, dessen Vernunft noch in keiner Weise ausgereift ist. Ebenso hat ein schwer demenzkranker Mensch einen natürlichen Willen, auch wenn dieser Wille krankheitsbedingt von früheren Willensäußerungen, die derselbe Mensch vor Beginn der Erkrankung gezeigt hat, nun deutlich abweichen kann.

▶ **Freie Willensbildung.** Demgegenüber ist der freie Wille ein Begriff aus der Geistesgeschichte der Philosophie, der in das Denken von Medizin und Recht eingeflossen ist. Der freie Wille meint als Konstrukt den vernunftgemäßen Willen eines Erwachsenen, der nicht durch psychische Erkrankung oder andere Störung der Geistestätigkeit beeinträchtigt ist. Mit dem Konstrukt des freien Willens eines Erwachsenen ist regelmäßig die Vorstellung verbunden, dass dieser in einsichtiger und vernünftiger Weise für sein Dasein Vorsorge trifft, also beispielsweise in gebotene medizinische Behandlungen einwilligt, um seine Gesundheit zu erhalten oder wiederherzustellen.

Merke

Der freie Wille entwickelt sich während Kindheit und Jugend und ist beim Erwachsenen nach der Definition des Konstrukts prinzipiell vorhanden. Durch psychische Erkrankung oder Behinderung kann der freie Wille ganz oder teilweise, vorübergehend oder dauerhaft eingeschränkt sein.

9.2.2 Typische Fragestellungen

Der Kliniker in Psychiatrie und Psychotherapie äußert sich selbst nicht zur Geschäftsfähigkeit, obwohl immer wieder mit dem Begriff hantiert wird. Ob Geschäftsunfähigkeit vorliegt, ist eine zivilrechtliche Entscheidung, die von einem Richter getroffen wird. Konkret äußert sich der Untersucher im Sinne einer Stellungnahme oder eines Gutachtens jedoch zu den Fragen der gesetzlichen Betreuung, der Unterbringung in einer beschützenden Klinik oder Einrichtung sowie zur Einwilligungsfähigkeit in medizinische Behandlungen.

▶ **Gesetzliche Betreuung.** Insoweit bei einem Erwachsenen krankheitsbedingt Geschäftsunfähigkeit vorliegt oder die freie oder sogar die natürliche Willensbildung eingeschränkt ist, kann dem Patienten vom Amtsgericht ein Betreuer zur Seite gestellt werden, der mit unterschiedlichen Rechten ausgestattet sein kann. Die Betreuung und das Ausmaß der Betreuung bedürfen stets einer ärztlichen Stellungnahme oder eines Gutachtens. ▶ Tab. 9.2 gibt einen Überblick über mögliche Konstellationen.

Tab. 9.2 Varianten des rechtsgeschäftlichen Handelns.

Variante	Inhalte
1. geschäftsfähige Person, ohne Betreuung	handelt eigenständig
2. geschäftsfähige Person, Betreuung angeordnet	handelt eigenständig, kann vom Betreuer innerhalb der Aufgabenkreis vertreten werden, Überschneidungen sind möglich
3. geschäftsfähige Person, Betreuung angeordnet, Einwilligungsvorbehalt ausgesprochen	handelt wie unter 2., Rechtsgeschäfte werden jedoch in den Bereichen, in denen ein Einwilligungsvorbehalt besteht, nur wirksam, wenn der Betreuer zustimmt; der Betreuer kann jedoch in bestimmten Fällen die Zustimmung versagen, dabei sind keine Überschneidungen möglich
4. geschäftsunfähige Person, Betreuung angeordnet	kann nicht eigenständig handeln, kein Einwilligungsvorbehalt erforderlich, Betreuer vertritt ihn in allen Rechtsgeschäften (bei partieller Geschäftsunfähigkeit in den davon betroffenen Rechtsgeschäften)

Quelle: Möller HJ, Laux G, Deister A: Duale Reihe Psychiatrie, Psychosomatik und Psychotherapie. Stuttgart: Thieme; 2015

9

Kinder unter 7 Jahren sind nicht geschäftsfähig und auch Jugendliche verfügen entwicklungsbedingt – zumindest aber formal in unserem Rechtssystem – noch nicht über einen ausgereiften freien Willen. Die Eltern bzw. Sorgeberechtigten üben faktisch ähnliche Rechten und Pflichten wie ein gesetzlicher Betreuer aus, ohne dass es hierzu einer ärztlichen Begründung oder gerichtlichen Feststellung bedarf.

▶ **Unterbringung.** Unterbringung bedeutet, dass ein Patient sich aufgrund seiner psychischen Erkrankung oder Störung auch gegen seinen Willen primär in einer Klinik oder einer Einrichtung aufhalten muss. Bei Erwachsenen muss in der Regel hierfür krankheitsbedingt erhebliche Eigen- oder Fremdgefährdung vorliegen, bei Kindern und Jugendlichen reicht hierfür gesetzlich auch, dass es für das Kindeswohl notwendig ist. Die Unterbringung wird stets durch einen Richter beschlossen. Der Zusammenhang zwischen psychischer Erkrankung, Gefährdung und Notwendigkeit der Unterbringung wird durch eine ärztliche Stellungnahme oder ein Gutachten begründet.

Merke

Die Unterbringung kann auch gegen den natürlichen Willen des Betroffenen erfolgen, wenn aufgrund der Schwere der psychischen Erkrankung der freie Wille des Patienten hinreichend eingeschränkt ist.

▶ **Aufklärung und Einwilligung in medizinische Behandlungen.** In eine medizinische Behandlung muss der Patient bzw. sein gesetzlicher Vertreter stets einwilligen, es sei denn, es liegt ein Notfall vor, der unaufschiebbares Handeln erfordert. In diesem Fall gilt der mutmaßliche Wille des Patienten, wofür die Angehörigen zu Rate gezogen werden sollen. Ist dies nicht möglich und besteht akute Gefahr, sind die indizierten Maßnahmen nach ärztlicher Einschätzung durchführen.

Während es bei der Stellungnahme bzw. dem Gutachten des Psychiaters und Psychotherapeuten zur Betreuung oder Unterbringung um die Funktion als Sachverständiger in einem Verfahren geht, das immer ein Richter entscheidet, handelt es sich bei der Frage nach der Einwilligungsfähigkeit in eine medizinische Behandlung um eine originäre Aufgabe der Funktion des Arztes bzw. Therapeuten als solcher.

Ein weiterer Unterschied ist, dass es bei Betreuung und Unterbringung um die Frage geht, ob der freie Wille insgesamt krankheitsbedingt soweit beeinträchtigt ist, dass der Patient keine eigenverantwortlichen Entscheidungen für sein eigenes Leben mehr treffen kann bzw. dies vorübergehend der Fall ist. Bei der Einwilligungsfähigkeit in eine medizinische Behandlung steht aber im Vordergrund, *ob der Patient Einsicht in die spezifische, vom Arzt oder Therapeuten empfohlene Behandlung hat und vernunftgemäß hierzu eine Entscheidung treffen kann.* Natürlich ist hierfür auch die Perspektive wichtig, inwieweit die spezifische Einwilligungsfähigkeit durch eine generelle, durch psychische Erkrankung bedingte Einschränkung des freien Willens bedingt ist.

Hieraus ergibt sich der dritte Unterschied. Fragen des Gerichts zu Betreuung und Unterbringung müssen schon von den rechtlichen Anforderungen her von einem in Psychiatrie und Psychotherapie erfahrenen Kliniker beantwortet werden. *Die Prüfung der Einwilligungsfähigkeit ist dagegen eine Aufgabe jedes Arztes*, nicht nur des Psychiaters und Psychotherapeuten. Versteht der Patient die erklärte Störung seiner Gesundheit, versteht er die empfohlenen Behandlungen und kann er aus Sicht des Untersuchers hierzu eine vernunftgemäße Entscheidung treffen? In der Pra-

xis fühlen sich viele Ärzte, die nicht selbst Psychiater und Psychotherapeuten sind, hiermit jedoch oft überfordert und bitten um konsiliarische Empfehlung des Psychiaters und Psychotherapeuten.

▶ **Patientenverfügung.** Für die Einwilligung in medizinische Behandlungen sind in letzter Zeit zunehmend Patientenverfügungen bedeutsam geworden. Eine Patientenverfügung ist eine schriftliche Vorausverfügung einer entscheidungsfähigen erwachsenen Person für den Fall, dass sie ihren Willen nicht mehr (wirksam) erklären kann. Sie bezieht sich auf ärztliche Behandlung und Pflege und steht meist im Zusammenhang mit der Verweigerung lebensverlängernder Maßnahmen.

Merke

Der Patient muss für die Patientenverfügung einwilligungsfähig sein, d. h. Art, Bedeutung und Tragweite der ärztlichen Maßnahmen erfassen. Die Maßnahmen müssen konkret benannt werden (z. B. keine Wiederbelebung, keine künstliche Beatmung, keine künstliche Ernährung, keine Antibiotika, keine Dialyse).

9.2.3 Spezifische Aspekte für die klinische Untersuchung

Die ärztliche Stellungnahme zu einer Betreuung ergibt sich aus der Feststellung einer psychischen Erkrankung, der Einschätzung der Einbuße des Funktionsniveaus im Alltag und der aus diesen Aspekten abgeleiteten Beeinträchtigung des freien Willens. Die Stellungnahme zu einer Unterbringung ergibt sich zusätzlich aus einer Einschätzung erheblicher Gefährdung für Leib und Leben des Patienten oder dritter Personen bzw. einer erheblichen Gefährdung des Kindeswohls. Die klinische Untersuchung an sich unterscheidet sich für diese Fragestellungen also nicht von der Untersuchung mit Zielsetzung der Diagnosestellung und Entwicklung eines Therapieplans.

Da der Patient bei den hier behandelten Fragestellungen mutmaßlich an einer erheblichen psychischen Erkrankung leidet, ist die Fremdanamnese oft ein essenzieller Bestandteil der klinischen Untersuchung. Zu den spezifischen Untersuchungszielen werden einige relevante Fragen vorgestellt.

▶ **Betreuung.** Folgende Fragen sind zu stellen:
- Ist der Patient in der Lage, sein Alltagsleben selbst zu organisieren und sich zu versorgen? Ist die Wohnung in einem ausreichenden Zustand, ist für regelmäßige Mahlzeiten gesorgt?
- Kann der Patient für seine Gesundheit ausreichende Fürsorge treffen? Werden notwendige Termine zu ärztlichen Behandlungen wahrgenommen und kann sich der Patient mit Medikamenten und Hilfsmitteln versorgen?
- Hat der Patient seine finanzielle Situation unter Kontrolle?
- Hat der Patient die Übersicht und Kontrolle über seine Korrespondenz und den Umgang mit Behörden?

▶ **Unterbringung.** Folgende Fragen sind zu stellen:
- Gab es in letzter Zeit Situationen, in denen der Patient oder andere in Gefahr waren?
- Gab es konkret die Situation, dass der Patient sich selbst das Leben nehmen wollte?
- Gab es andere Gefährdungen, zum Beispiel durch körperliche Gewalt?
- Kam es zu Gefährdungen im Straßenverkehr?

- Besteht mittelbare akute Gefährdung durch eine akute Psychose?
- Ist das Kind bzw. der Jugendliche erheblich in seiner psychosozialen Entwicklung gefährdet, durch Vernachlässigung oder Missbrauch im häuslichen Umfeld, durch Abgängigkeit von zu Hause, durch Abwesenheit von der Schule, durch ungünstige Peer Groups und Kontakte zu Erwachsenen, durch Konsum von Drogen?

▶ **Einwilligung in medizinische Behandlungen.** Wie oben erläutert, ist die Prüfung der Einwilligungsfähigkeit in medizinische Behandlungen eine Aufgabe jedes Arztes, nicht nur des Klinikers in Psychiatrie und Psychotherapie. Im Kern geht es um folgende Fragen:
- Versteht der Patient die Erläuterungen, welches gesundheitliche Problem er hat?
- Versteht der Patient die Erläuterungen, welche Folgen aus dem gesundheitlichen Problem drohen?
- Versteht der Patient die Erläuterungen, welche Behandlungen ihm aufgrund des gesundheitlichen Problems vorgeschlagen werden?
- Versteht der Patient die Erläuterungen, welche Folgen sich aus den Behandlungsvorschlägen für seine Gesundheit ergeben können bzw. welche Folgen aus einer Ablehnung der Behandlung drohen?
- Kann der Patient im Vergleich zu anderen Patienten, die zu diesen Fragestellungen beraten und aufgeklärt wurden, zur konkreten Fragestellung eine offenbar ausreichend vernunftgemäße Entscheidung treffen?

9

9.3 Fahrtauglichkeit

Fahreignung und Fahrtauglichkeit kommen in der modernen mobilen Gesellschaft mehr denn je höchste Bedeutung zu, da sie Voraussetzung für viele berufliche Tätigkeiten sowie für das gesellschaftlich-private Alltagsleben sind. Basis der Beurteilung ist die Fahrerlaubnis-Verordnung (FeV), ergänzt durch die Begutachtungsleitlinien zur Kraftfahreignung, die einen Rahmen für die Aufklärung von Patienten über die Fahreignung geben.

Die FeV definiert zwei unterschiedliche Fahrerlaubnisklassen; kurz zusammengefasst gehören LKWs sowie Fahrzeuge zur Personenbeförderung (Busse) zu Gruppe 2, PKWs und Motorräder zu Gruppe 1 (▶ Abb. 9.2).

▶ **Beurteilung.** Die verkehrsspezifische Anamnese sollte Folgendes umfassen:
- Führerscheinklasse
- Fahrpraxis, gefahrene Kilometer pro Jahr
- Unfälle (mit Personenschaden)
- Flensburger Punkte-Register
- Bedeutung des Kraftfahrzeugs (beruflich, Alltagsmobilität, Freizeit)
- Einstellung zum Autofahren (persönliche Freiheit, funktionelle Betrachtung, Freizeitsport?)

Wichtig ist die Eruierung von Symptomen, die beim Autofahren relevant sind: Sekundenschlaf, Schlafattacken, Nervosität, Reizbarkeit, Angst vor Nachtfahrten, Tunnel, aggressive Impulse.

Die Beurteilung der Fahrtüchtigkeit muss vor dem Hintergrund des klinischen Bildes der Grunderkrankung und soweit möglich psychologischer Leistungstests erfolgen. Eine schematische Übersicht zur Vorgehensweise bei der Beurteilung der Fahrtauglichkeit gibt ▶ Abb. 9.3.

Erkennt der behandelnde Arzt eine eingeschränkte oder fehlende Fahreignung, hat er den Patienten darüber in geeigneter Form aufzuklären. In jedem Einzelfall ist zu klären, ob und inwieweit dauerhafte oder akut passager auftretende Funktionsstörungen die Fahreignung beeinträchtigen oder ob durch mangelnde Einsichtsfähigkeit eine Gefährdung der Fahrsicherheit vorliegt. Auch Kompensationsmöglichkeiten sind zu berücksichtigen (Fahrerfahrung, defensives Verhalten, gute medikamentöse Einstellung).

Der Verkehrsteilnehmer hat die Pflicht zur Vorsorge, dass er nicht aufgrund physischer oder psychischer Erkrankungen darin beeinträchtigt ist, sich sicher im Straßenverkehr zu bewegen. Der Arzt hat eine Aufklärungspflicht gegenüber dem Patienten

---

Einteilung der Fahrerlaubnisklassen

Gruppe 1   Umfasst die neuen Fahrerlaubnisklassen A, AM, A1, A2, B, BF17, B96, BE, L und T dh. Kraftfahrzeuge unter 3,5 Tonnen alt: Führerscheinklasse 3

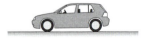

Gruppe 2   Umfasst die neuen Fahrerlaubnisklassen C, C1, CE, C1E, D, D1, DE und D1E und Fahrerlaubnis zur Fahrgastbeförderung, dh. Kraftfahrzeuge über 3,5 Tonnen und Fahrerlaubnis zur Fahrgastbeförderung alt: Führerscheinklasse 2

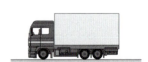

Abb. 9.2 Einteilung der Fahrerlaubnisklassen.

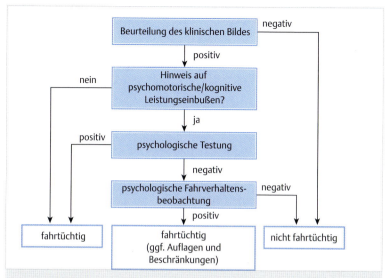

Abb. 9.3 Algorithmus zur Beurteilung der Fahrtauglichkeit.

bezüglich Risiken der Erkrankung, der Therapie und eventueller Konsequenzen für den Alltag. Eine Meldepflicht besteht nicht.

▶ **Schweigepflicht.** Ein häufiges Problem im Zusammenhang mit der Verkehrssicherheit ergibt sich aus folgender Frage: Inwieweit muss ein Arzt der Fahrerlaubnisbehörde anzeigen, wenn ein in Behandlung stehender Patient, bei dem aus medizinischen Gründen eine fehlende Fahrtauglichkeit ersichtlich ist, sich trotz entsprechender Aufklärung nicht an ein „Fahrverbot" hält und damit eine Gefährdung des Straßenverkehrs verursacht.

Vor einer Meldung an die Fahrerlaubnisbehörde sollten stets zwei Grundvoraussetzungen gegeben sein:
• *Fehlende Abwendbarkeit*: Der Arzt hat zuvor auf den Patienten ohne Erfolg eingewirkt, um ihn zur Ergreifung der notwendigen Maßnahmen von sich aus zu veranlassen.

• *Höheres Rechtsgut*: Ein in Abwägung zur Schweigepflicht höherwertiges Gefahrenpotenzial dürfte vorliegen, wenn beispielsweise ein Patient trotz mehrerer zerebraler Krampfanfälle weiterhin seiner Arbeit als Bus- oder LKW-Fahrer nachgeht.

Merke

Der Arzt oder Psychologe ist in Deutschland vorrangig dem Patienten verpflichtet. Grundsätzlich gilt zunächst die Schweigepflicht nach § 203 StGB. Nur in Ausnahmefällen ist denkbar, dass ein Recht zur Durchbrechung der Schweigepflicht besteht, wenn kein anderes Mittel mehr gegeben ist, um die von einem verkehrsuntüchtigen Patienten ausgehende Gefahr abzuwenden.

▶ **§ 34 StGB: rechtfertigender Notstand.**
Ärzte können in einen Zwiespalt geraten, wenn ihr Patient nach ärztlicher Auffassung akut oder permanent untauglich zum Führen eines Kraftfahrzeugs erscheint, dies aber auch nach eindringlicher und ausführlicher Aufklärung und Beratung nicht einsehen will und auf eine fortgesetzte Teilnahme am Straßenverkehr als Führer eines Kraftfahrzeugs besteht. Verschiedene Erkrankungen sind dazu geeignet, die Fahreignung derart negativ zu beeinträchtigen, dass kein verkehrssicheres Führen von Kraftfahrzeugen möglich ist. In diesen Fällen ist der Arzt auf Grundlage des rechtfertigenden Notstands gemäß § 34 StGB dazu berechtigt, der Polizei sowie der Fahrerlaubnisbehörde eine Mitteilung zu machen. Voraussetzung für diese Meldung ist jedoch, dass der Arzt vorher den Patienten auf seinen Gesundheitszustand und auf die Gefahren aufmerksam gemacht hat, die sich beim Steuern eines Kraftwagens ergeben. Die Uneinsichtigkeit des Patienten ist durch Aufzeichnungen in der Patientenakte zu belegen. Eine Offenbarungspflicht ist nach gängiger Rechtsauffassung hiermit jedoch nicht begründet.

Es ist wichtig, die Beratung/Untersuchung des Patienten und die schriftliche Bestätigung der Aufklärung bezüglich der Fahreignung zu dokumentieren; gegebenenfalls sind Angehörige mit einzubeziehen (▶ Abb. 9.4).

Aufklärung bezüglich Fahrtauglichkeit

Hiermit bestätige ich, _____ ,
geboren am _____ wohnhaft in _____ ,

dass ich über die durch meine Erkrankung und die von mir eingenommenen Medikamente (insb. Psychopharmaka) bedingten möglichen Einflüsse auf meine Fahrtauglichkeit aufgeklärt wurde.

Die Rechtslage ist mir erklärt worden. Ich bin über die in der Fahrerlaubnisverordnung und in den Begutachtungsleitlinien zur Kraftfahreignung festgelegten Gesetze und Richtlinien beraten worden.

Nach der Fahrerlaubnisverordnung (§ 2 und § 11 FeV) obliegt mir die Sorgfaltspflicht zur eigenverantwortlichen Abklärung meiner Fahrtauglichkeit. Über die notwendigen Schritte bin ich informiert worden.

_____ den _____
Ort   Datum

_____ _____
Unterschrift des Patienten   Unterschrift des behandelnden Arztes/Psychologen

Abb. 9.4 Fahrtauglichkeit. Aufklärung bezüglich der Fahreignung bei einer Erkrankung.

Merke

Wird von der Fahrerlaubnisbehörde (Landratsamt) ein Gutachten angefordert, darf der begutachtende Arzt nicht zugleich der behandelnde Arzt des Patienten sein.

Es ist empfehlenswert und wird oft gefordert, dass der Facharzt über die verkehrsmedizinische Qualifikation verfügt.

9.3.1 Altersprozesse, Demenz

▶ **Alterungsprozesse.** Sie gehen mit Beeinträchtigungen neuropsychologischer Funktionen einher, die zu Einschränkungen in verkehrsrelevanten Leistungsbereichen führen können. Hierzu gehören Verschlechterung der visuellen Wahrnehmung, der Reaktions- und Konzentrationsfähigkeit sowie der Beweglichkeit. Vor allem das Fehlverhalten in komplexen Verkehrssituationen (Abbiegen nach links, Vorfahrtsituationen) nimmt im Alter zu. In vielen Fällen passen ältere Autofahrer die Fahrtätigkeit ihrer Leistungsfähigkeit an, indem sie etwa Fahrten auf bekannte Routen beschränken. Diese Reduzierung der Fahrtätigkeit führt jedoch zu nachlassenden Leistungen und verminderter Fahrpraxis, was mit einer erhöhten Unfallrate bei über 75-jährigen Verkehrsteilnehmern einhergeht. Im Zusammenhang mit den einzelnen Erkrankungen geht man von einem 2- bis 5fach erhöhten Verkehrsunfallrisiko aus, wobei das Risiko mit zunehmender Krankheitsdauer und steigendem Schweregrad signifikant ansteigt.

▶ **Demenz.** Die Diagnose einer Demenz schließt die Fahrtauglichkeit nicht automatisch aus; Patienten mit *leichtgradiger* Demenz haben ein erhöhtes Verkehrsrisiko

und sollten deshalb individuell beraten und engmaschig betreut werden. Bei *mittel- und schwergradiger* Demenz besteht keine Fahreignung mehr. Patienten mit *frontotemporaler* Demenz zeigen einen aggressiven und risikofreudigen Fahrstil mit häufigen Übertretungen von Verkehrsregeln und Gefährdung von Verkehrsteilnehmern. In den meisten Fällen besteht keine Einsicht in die Auffälligkeiten, so dass trotz eines Fahrverbots durch Familienangehörige das Fahrzeug oft weiter genutzt wird.

Wenn ein Demenzpatient im fortgeschrittenen Stadium uneinsichtig ist, muss der behandelnde Arzt oder Psychologe im Rahmen seiner Aufklärungs- und Obhutspflichten dafür Sorge tragen, dass ein selbst- und fremdschädigendes Verhalten unterbleibt. Kann der Patient nicht zum Verzicht auf eine aktive Verkehrsteilnahme als Kraftfahrzeugführer bewegt werden, ist der Arzt auf Grundlage des rechtfertigenden Notstands gemäß § 34 StGB nach Abwägung des höheren Rechtsguts dazu berechtigt, der Polizei sowie der Fahrerlaubnisbehörde eine Mitteilung zu machen.

Merke

Patienten mit frontotemporaler Demenz stellen eine Risikogruppe dar und müssen bereits früh im Krankheitsverlauf das Autofahren einstellen.

Zur Beurteilung der Fahreignung sind Tests der visuell-räumlichen Fähigkeiten, der Aufmerksamkeit und von Exekutivfunktionen geeignet. Der Mini-Mental-Status-Test (MMST) ist nicht geeignet, um die Fahrkompetenz zuverlässig einzuschätzen. Empfehlenswert kann eine psychologische Fahrverhaltensbeobachtung sein (mit Fahrlehrer).

9

195

9.3.2 Affektive Störungen

Nach den Begutachtungsleitlinien schließen „akute affektive Psychosen" – Manien und schwere, wahnhafte, stuporöse, suizidale Depressionen – Fahrtauglichkeit aus.

Merke

Bei manischen Patienten können das kritische Überdenken des eigenen Fahrverhaltens und die Aufforderung zum Verzicht auf eine aktive Verkehrsteilnahme als Kraftfahrzeugführer fehlschlagen, so dass nach Abwägung des höheren Rechtsguts auf Grundlage des rechtfertigenden Notstands gemäß § 34 StGB eine Mitteilung an Polizei sowie Fahrerlaubnisbehörde erforderlich sein kann.

Kognitive Funktionseinbußen gehören zu den Kernsymptomen der *Depression*, sie zählen auch zu den häufigsten Residualsymptomen, die die Lebensqualität und das soziale Funktionsniveau beeinträchtigen. Die Datenlage bezüglich der Unfallrisiken depressiver Patienten ist insgesamt dünn und von einer Reihe methodischer Probleme gekennzeichnet, unter anderem bedingt durch das breite Spektrum depressiver Störungen.

In eigenen Untersuchungen zur Fahrtüchtigkeit konnte gezeigt werden, dass etwa 16–20 % der Patienten mit depressiven Erkrankungen kurz vor Entlassung aus der stationären Behandlung die gesetzlichen Mindestanforderungen an die Leistungsfähigkeit erheblich unterschritten. Nach dem Abklingen der Phase/Episode kann unter regelmäßiger Kontrolle durch einen Facharzt für Psychiatrie wieder Fahrtauglichkeit angenommen werden. Für Fahrerlaubnisklassen der Gruppe 2 wird weitgehende Symptomfreiheit (Remission) gefordert, nach mehreren Phasen ist in der Regel nicht von einem angepassten Verhalten im Straßenverkehr mit Kraftfahrzeugen auszugehen.

Merke

Unbehandelt Depressive zeigen im Vergleich zu erfolgreich mit Antidepressiva behandelten Patienten schlechtere Ergebnisse bei Fahrtauglichkeitstestungen.

9.3.3 Schizophrene Psychosen

Bei hoher interindividueller Variabilität der Leistungsprofile stellen kognitive Einbußen bei 60–80 % der schizophrenen Patienten ein zentrales Merkmal der Erkrankung dar. Laboruntersuchungen weisen darauf hin, dass bei zirka 20–40 % dieser Patienten kurz vor Entlassung aus der stationären Behandlung und unter pharmakologischen Steady-State-Bedingungen von erheblichen verkehrsrelevanten Leistungseinbußen auszugehen ist. Eine standardisierte Leistungsuntersuchung ist somit, auch bei weitgehender Remission der psychopathologischen Symptomatik, zur Beurteilung der Fahrtüchtigkeit bei dieser Patientengruppe in der Regel indiziert.

Die Diagnose einer akuten (paranoiden) Schizophrenie begründet gemäß Begutachtungsleitlinien eine Nichteignung zum Führen von Kraftfahrzeugen. Bei Ersterkrankungen können die Voraussetzungen zum Führen von Kraftfahrzeugen der Gruppe 1 wieder gegeben sein, wenn keine das Realitätsurteil erheblich beeinträchtigenden Symptome (Wahn, Halluzinationen, kognitive Störung) mehr nachweisbar sind (z. B. einjährige Symptomfreiheit). Bei rezidivierendem Psychoseverlauf sind die Untersuchungen durch einen Facharzt für Psychiatrie und Psychotherapie in festzulegenden Abständen zu wiederholen.

Das Führen von Kraftfahrzeugen der Gruppe 2 ist in der Regel für Patienten mit einer schizophrenen Psychose ausgeschlossen.

9.3.4 Abhängigkeiten

▶ **Alkohol.** Gemäß den Begutachtungsleitlinien zur Kraftfahreignung besteht bei Alkoholmissbrauch sowie bei Alkoholabhängigkeit keine Fahreignung. *Alkoholmissbrauch* ist dann anzunehmen, wenn wiederholt ein Fahrzeug unter unzulässig hoher Alkoholwirkung geführt wurde bzw. auch bei einmaliger Auffälligkeit mit einem Alkoholspiegel > 1,6 Promille im Blut. Die Definition bezieht sich auf Rechtsverstöße und nicht auf die medizinisch-psychologischen Kriterien eines Missbrauchs. Die *Alkoholabhängigkeit* ist demgegenüber medizinisch definiert (psychische und körperliche Abhängigkeit – Kriterien nach ICD-10).

Die Voraussetzung zum Führen von Kraftfahrzeugen kann wieder als gegeben angesehen werden:

- nach erfolgreicher Entwöhnungsbehandlung
- in der Regel nach einjähriger nachgewiesener Abstinenz durch regelmäßige ärztliche Untersuchungen mit Laborkontrollen (γ-GT, GOT, GPT, MCV, CDT)
- kein Nachweis eignungsrelevanter (Leistungs-)Mängel

▶ **Betäubungsmittel.** Wer Betäubungsmittel gemäß Betäubungsmittelgesetz (BtMG) nimmt oder von ihnen abhängig ist, ist nicht in der Lage, den Anforderungen zum Führen von Kraftfahrzeugen gerecht zu werden.

Mögliche Ausnahme: Bestimmungsgemäße Einnahme eines für einen konkreten Krankheitsfall verschriebenen Arzneimittels, z. B. im Rahmen eines Methadon-Substitutionsprogramms. Wichtig sind: Bescheinigungen durch einen ermächtigten Arzt, mehr als einjährige Substitution,

stabile psychosoziale Integration, Freiheit von Beikonsum über einen Zeitraum von mindestens einem Jahr, nachgewiesen durch regelmäßige zufällige Kontrollen (Urin, Haar), keine Persönlichkeitsstörung, keine eignungsrelevanten Leistungseinbußen.

Die Voraussetzung zum Führen von Kraftfahrzeugen kann wieder als gegeben angesehen werden:

- nach erfolgreicher Entwöhnungsbehandlung
- in der Regel nach einjähriger nachgewiesener Abstinenz durch ärztliche Untersuchungen (mindestens vier unvorhersehbar anberaumte Laborkontrollen, Haaranalyse)
- Vorliegen eines tief greifenden und stabilen Einstellungswandels

9.3.5 Neurotische, Belastungs- und Persönlichkeitsstörungen

Patienten nach einer akuten Traumatisierung mit Belastungsreaktion, mit generalisierten Angsterkrankungen, Panikattacken oder speziellen Phobien mit Bezug auf den Straßenverkehr muss in akuten Phasen vom Führen eines Kraftfahrzeugs abgeraten werden.

Vor allem Patienten mit Cluster-B-Persönlichkeitsstörungen (emotional-instabile, dissoziale, histrionische, narzisstische) sind als Risikogruppe zu beurteilen.

9.3.6 ADHS

Das Vorliegen einer Aufmerksamkeitsdefizit-Hyperaktivitätsstörung (ADHS) ist eindeutig mit erhöhten Verkehrsunfällen assoziiert. ADHS-Betroffene verursachen 3- bis 4-mal häufiger Unfälle und fallen auch durch Alkohol am Steuer sowie Fahren ohne Fahrerlaubnis auf. Besonders risikoreich ist das monotone Fahren auf Autobahnen (ADHS-assoziierte Tagesmüdigkeit kommt besonders zum Tragen).

Psychostimulanzien haben in der Regel einen senkenden Effekt auf die Unfallrate bei ADHS.

9.3.7 Psychopharmaka

Im Gegensatz zum Alkohol gibt es für Medikamente, einschließlich Psychopharmaka, keine klar definierten Grenzwerte für eine Fahruntüchtigkeit. Die arzneimittelbedingte Fahruntüchtigkeit im medizinisch-juristischen Zusammenhang ist im Einzelfall zu beurteilen. Stabilisierende Wirkungen von Arzneimitteln einerseits sowie mögliche Beeinträchtigungen der Leistungsfähigkeit andererseits sind abzuwägen. Kritische Phasen umfassen die Aufdosierung, die Medikamentenumstellung und das Absetzen von Medikamenten.

Merke

Erst durch die Medikamenteneinnahme sind bei einer Reihe psychischer Erkrankungen die Voraussetzungen zum sicheren Führen von Kraftfahrzeugen gegeben.

Antidepressiva

Antidepressiva haben ein unterschiedliches Potenzial, die Fahrtüchtigkeit zu beeinträchtigen. Vor allem die Akuteffekte *sedierender* Antidepressiva (Amitriptylin, Doxepin) wirkten sich bei realen Fahrproben mit Gesunden ähnlich wie 0,8 Promille Alkohol negativ auf das Fahrverhalten aus; nach einwöchiger Einnahme gab es gegenüber der Plazebogruppe keine Unterschiede mehr. Patienten unter *nicht sedierenden* Antidepressiva wie Moclobemid, Fluoxetin, Paroxetin und Venlafaxin zeigten keine Auffälligkeiten im Fahrverhalten.

Untersuchungen mit verschiedenen Antidepressiva bei Depressiven zum Zeitpunkt der Entlassung aus stationärer Behandlung ergaben bei etwa 16 % keine, bei 60 % eine individuell abzuklärende leicht- bis mittelgradige Beeinträchtigung von fahrtauglichkeitsrelevanten psychomotorischen Funktionen. Es zeigt sich zudem, dass neuere *selektive* Antidepressiva einen günstigeren Einfluss auf psychomotorische Leistungsparameter haben als Trizyklika: Unter selektiven Serotonin-Wiederaufnahmehemmern (SSRI) und Mirtazapin waren vor allem bei Reaktivität, Stresstoleranz und selektiver Aufmerksamkeit bessere Ergebnisse zu verzeichnen. In einer eigenen Studie mit standardisierter psychologischer Fahrverhaltensbeobachtung und staatlich geprüftem Fahrlehrer konnten 72 % der auf Agomelatin oder Venlafaxin eingestellten Patienten als uneingeschränkt fahrtüchtig eingeschätzt werden. Eine Subgruppe Depressiver erreichte aber nicht das Leistungsniveau von Gesunden.

Eine Zusammenstellung der Angaben zur Fahrtauglichkeit (Fachinformation Abschnitt „Auswirkungen auf die Verkehrstüchtigkeit und die Fähigkeit zum Bedienen von Maschinen") für die in Deutschland im Handel befindlichen Antidepressiva zeigt, dass für die älteren Substanzen keine Angaben, für die neueren nur sehr allgemein gehaltene Aussagen gemacht werden, die dem aktuellen Wissensstand nicht entsprechen (▶ Tab. 9.3).

Stimmungsstabilisierer (Mood Stabilizer, Phasenprophylaktika)

Es liegen kaum Untersuchungsdaten zur Fahrtauglichkeit bei Patienten unter einer rezidivprophylaktischen Langzeitmedikation mit Stimmungsstabilisierern vor. Unter Lithiumsalzen ist auf die initiale Sedierung zu achten; in Abhängigkeit von den Plas-

Tab. 9.3 Fachinformation Antidepressiva „Auswirkungen auf die Verkehrstüchtigkeit", Zusammenfassung nach Rote Liste 2016.

Substanz	Fahrtauglichkeit
Agomelatin	keine Studien zu den Auswirkungen auf die Verkehrstüchtigkeit; möglicherweise eingeschränkte Verkehrstüchtigkeit
Amitriptylin	beeinträchtigte Fähigkeit zur aktiven Teilnahme am Straßenverkehr, vor allem bei Behandlungsbeginn, Präparatewechsel und -kombination
	in den ersten Behandlungstagen sollte das Führen von Fahrzeugen unterbleiben
Bupropion	Vorsicht beim Autofahren
Citalopram	geringer bis mäßiger Einfluss
Clomipramin	während der ersten Tage keine Fahrtauglichkeit, mögliche Beeinträchtigung
Doxepin	während der ersten Tage keine Fahrtauglichkeit, mögliche Beeinträchtigung
Duloxetin	keine Studien, bei Müdigkeit und Schwindel Führen von Fahrzeugen vermeiden
Escitalopram	keine Beeinträchtigung, potenzielles Risiko
Fluoxetin	Fahrtauglichkeit nicht beeinflusst
Maprotilin	potenzielle Beeinträchtigung (Behandlungsbeginn, Präparatewechsel, -kombination)
Mirtazapin	geringer Einfluss auf die Verkehrstüchtigkeit
Moclobemid	keine Beeinträchtigung
Nortriptylin	während der ersten Tage keine Fahrtauglichkeit, mögliche Beeinträchtigung
Paroxetin	keine Beeinträchtigung
Sertralin	keine Beeinträchtigung
Trimipramin	Beeinträchtigung möglich
Venlafaxin	Warnhinweis

9

makonzentrationen wurden reduzierte Reaktionszeiten beschrieben. Unter Carbamazepin kann es dosisabhängig zu Müdigkeit kommen. Unter Valproat wurden Einzelfälle chronischer Enzephalopathien beobachtet, was sich in Störungen höherer kortikaler Funktionen und Teilnahmslosigkeit äußerte (▶ Tab. 9.4).

Aktuelle eigene Untersuchungsdaten zeigten bei Patienten mit remittierter bipolarer affektiver Störung, dass etwa 20 % als nicht fahrtüchtig einzuschätzen sind, wobei unter Lamotrigin im Vergleich zu Lithium günstigere Ergebnisse bezüglich visueller Wahrnehmung, Vigilanz und Stresstoleranz erhoben wurden.

Tab. 9.4 Stimmungsstabilisierer: Fahrtauglichkeitskategorisierung und Warnsysteme in europäischen Ländern.

Substanz	Dosis (mg)	Bewertung (Deutschland/ Skandinavien)
Carbamazepin	600	deutliche Beeinträchtigung/Warnhinweis
Lamotrigin	300	keine Beeinträchtigung/Warnhinweis
Lithium	600	leichte Beeinträchtigung
Valproat	5/kg Körpergewicht	leichte Beeinträchtigung/Warnhinweis

Neuroleptika/Antipsychotika

Diese sehr heterogene Gruppe lässt sich unter anderem nach dem Ausmaß der extrapyramidalmotorischen Nebenwirkungen und dem Grad der Sedierung unterteilen; auch unterschiedliche Ausmaße von blutdrucksenkenden und schwindelinduzierenden Effekten sind zu berücksichtigen.

Eigene Untersuchungen ergaben, dass zirka 27 % der schizophrenen Patienten zum Zeitpunkt der Entlassung aus stationärer Behandlung als fahruntüchtig anzusehen sind. Tendenziell weisen Patienten unter atypischen Neuroleptika (Antipsychotika der zweiten Generation) bessere Ergebnisse auf als Patienten unter konventionellen Neuroleptika (Antipsychotika der ersten Generation), und zwar sowohl bei den Laboruntersuchungen als auch bei der Risikosimulation am Fahrsimulator.

Die große interindividuelle Variabilität psychomotorischer Leistungen schizophrener Patienten weist auf die Notwendigkeit einer individuellen Bewertung der Verkehrssicherheit hin unter Berücksichtigung der psychopathologischen Leitsymptomatik sowie möglicher Kompensationsfaktoren. ▶ Tab. 9.5 gibt eine Übersicht.

Tab. 9.5 Neuroleptika/Antipsychotika: Fahrtauglichkeitskategorisierung und Warnsysteme in europäischen Ländern.

Substanz	Dosis (mg)	Bewertung (Deutschland/Skandinavien)
Amisulprid	100	keine Beeinträchtigung
Chlorprothixen	20	ernsthafte Beeinträchtigung/Warnhinweis
Clozapin	100	deutliche Beeinträchtigung
Flupentixol	5–15	deutliche Beeinträchtigung
Fluphenazin	5–15	deutliche Beeinträchtigung
Haloperidol	10	deutliche Beeinträchtigung/Warnhinweis
Levomepromazin	25	ernsthafte Beeinträchtigung/Warnhinweis
Perazin	keine Daten	Warnhinweis
Pimozid	1–2	leichte bis deutliche Beeinträchtigung
Pipamperon	keine Daten	?
Promethazin	50	ernsthafte Beeinträchtigung
Risperidon	keine Daten	?/Warnhinweis
Thioridazin	25–100	ernsthafte Beeinträchtigung/Warnhinweis
Zuclopenthixol	keine Daten	deutliche Beeinträchtigung/Warnhinweis

Tranquilizer, Hypnotika

▶ **Tranquilizer.** Vor allem *Benzodiazepine* werden in Abhängigkeit von Dosierung, Einnahmezeitpunkt, Eliminationshalbwertszeit, Anzahl der eingenommenen Präparate und Behandlungsdauer mit einem bis zu 5,5fach erhöhten relativen Verkehrsunfallrisiko bewertet. Experimentelle Untersuchungen belegen eindeutig eine dosisabhängige Beeinträchtigung der Fahrtüchtigkeit durch Benzodiazepine. Metaanalysen weisen auf die Abhängigkeiten von Wirkdauer und Dosierung hin. Je kürzer die Wirkzeit, desto schneller ist die Adaptation des Organismus an die Substanz erreicht. So sind bei kurz wirksamen Benzodiazepinen bereits in der ersten Applikationswoche nur mehr geringe Leistungseinbußen zu verzeichnen, während bei lang wirksamen Benzodiazepinen auch nach diesem Zeitraum noch von einer erheblichen Beeinträchtigung der Verkehrssicherheit auszugehen ist.

In realen Fahrproben wurden für verschiedene Benzodiazepin-Tranquilizer akute Beeinträchtigungen vergleichbar einer Blutalkoholkonzentration > 0,8 Promille nachgewiesen. Auch nach einjähriger Einnahme war das Unfallrisiko unter Benzodiazepinen mit langer Halbwertszeit noch signifikant erhöht. Die Langzeiteinnahme von Benzodiazepinen scheint zudem zu generellen Einbußen in unterschiedlichen kognitiven Bereichen zu führen, die sich auch nach Absetzen des Medikaments nicht vollständig bessern. Verschiedene Benzodiazepin-Hypnotika haben Residualeffekte, die zu Auffälligkeiten im Fahrverhalten vergleichbar mit Fahrten mit einer Blutalkoholkonzentration > 0,5 Promille führen – dies auch noch 16–17 Stunden nach Einnahme des Medikaments.

Merke

Benzodiazepin-Tranquilizer und -Hypnotika beinhalten unter den Psychopharmaka das größte Fahrtauglichkeitsrisiko insbesondere bei älteren Personen.

▶ **Hypnotika/Sedativa.** Unter den Z-Substanzen Zolpidem und Zaleplon wurden nach abendlicher Einnahme am nächsten Morgen keine die Verkehrssicherheit beeinträchtigenden Residualeffekte beobachtet, mit Einschränkungen für Zopiclon im Vergleich zu Flunitrazepam und Nitrazepam.

Die Gruppe der *Antihistaminika* hat als frei verkäufliche Schlafmittel und Mittel gegen Reisekrankheit Bedeutung erlangt. In der Anamnese ist deshalb danach zu fragen.

Vor allem Antihistaminika der ersten Generation (z. B. Diphenhydramin) wirken sich sowohl nach einmaliger als auch wiederholter Einnahme negativ auf die Fahrtüchtigkeit aus. Unter Antihistaminika der zweiten Generation (z. B. Cetirizin) ist von einer gewissen Toleranzentwicklung auszugehen, wobei auch diese Substanzen nicht völlig frei von die Verkehrssicherheit betreffenden Nebenwirkungen sind. Unbedenklich scheinen demgegenüber Antihistaminika der dritten Generation zu sein (z. B. Levocetirizin, Loratadin, Desloratadin).

9

Psychostimulanzien

Gemäß FeV Anlage 4 ist die Fahreignung bei „Einnahme von Betäubungsmitteln im Sinne des Betäubungsmittelgesetzes" und bei „missbräuchlicher Einnahme von psychoaktiv wirkenden Arzneimitteln und anderen psychoaktiv wirkenden Stoffen" ausgeschlossen. Aus juristischer Sicht betrifft dies nur Betäubungsmittel, die nicht als Arzneimittel gelten und nur illegal zu erwerben sind.

Dies trifft für das verschreibungspflichtige Psychostimulans *Methylphenidat* (MPH) nicht zu. Sofern es nach ärztlicher Verordnung eingenommen wird, ist die Eignung nicht eingeschränkt oder gar ausgeschlossen. Nachdem experimentelle Studien günstige Effekte des zur Therapie eingesetzten Methylphenidat aufgezeigt hatten, wurde in kontrollierten Studien der günstige Effekt auf die Fahrtauglichkeit bei jungen Patienten belegt. Mit Methylphenidat behandelte Erwachsene zeigten sowohl in einer psychomotorischen Testbatterie (ART 2020) als auch in einer standardisierten Fahrverhaltensbeobachtung im Vergleich zur Kontrollgruppe eine signifikant verbesserte Informationsverarbeitung, visuelle Orientierung und Aufmerksamkeit (Reduktion der Tagesmüdigkeit).

Die Fahrtüchtigkeit kann aber beeinträchtigt sein:

- zu Beginn der Therapie
- bei Dosisänderung
- bei Wechsel des Medikaments
- bei zusätzlichen Erkrankungen

Zu beachten sind auch die MPH-Nebenwirkungen Schwindel, Schläfrigkeit und Sehstörungen.

9.3.8 Zusammenfassung

- Die Beurteilung der Fahrtüchtigkeit allein auf Basis der klinischen Symptomatik ist in den meisten Fällen nicht ausreichend.
- Die Bewertung der Leistungsfähigkeit und die Beurteilung des Kompensationspotenzials im Rahmen einer verkehrs-/neuropsychologischen Leistungsuntersuchung ist für die Bewertung der Fahrtüchtigkeit von zentraler Bedeutung; im Zweifelsfall empfiehlt sich eine psychologische Fahrverhaltensbeobachtung (Fahrprobe).
- Die Diagnose einer Demenz ist nicht gleichzusetzen mit einer Fahruntauglichkeit. Unter den Demenzen muss vor allem der frontotemporalen Demenz besonderes Augenmerk gelten.
- Schizophrene Patienten mit produktiver Symptomatik sind nicht fahrtauglich; remittierte und medikamentös gut eingestellte Patienten können unter fachärztlicher Kontrolle die Anforderungen der Führerscheinklasse 1 wieder erfüllen.
- Generell gilt, dass bei bestimmungsgemäßer Einnahme durch Adaptationsprozesse an das Medikament einerseits und Kompensationsmöglichkeiten andererseits in vielen Fällen Fahreignung besteht. Kritische Phasen umfassen die Aufdosierung, die Medikamentenumstellung und das Absetzen.
- Personen mit unter antidepressiver Behandlung remittierten Depressionen sind in der Regel wieder fahrtauglich.
- Benzodiazepine erhöhen das Verkehrsunfallrisiko deutlich.
- Absolut gilt: kein Alkohol während der Einnahme von Psychopharmaka.
- Es ist wichtig, die Beratung/Untersuchung und die schriftliche Bestätigung der Aufklärung durch den Patienten zu dokumentieren, gegebenenfalls unter Einbeziehung von Angehörigen.

Kapitel 10

Krankheitsbegriff, Diagnosebegriff, Synopsis

10 Krankheitsbegriff, Diagnosebegriff, Synopsis

Gerd Laux

10.1 Krankheitsdefinition in der Psychiatrie

Bis heute ist schwer zu erklären, was unter „psychisch krank" zu verstehen ist. Der Krankheitsbegriff der somatischen Medizin ist nicht unmittelbar auf die Psychiatrie übertragbar; bislang konnten nur für wenige psychische Krankheiten naturwissenschaftlich fassbare Faktoren (Biomarker) identifiziert werden. Bei psychischen Störungen handelt es sich in der Regel um Spektren mit fließenden Übergängen, was eine dimensionale Betrachtung favorisiert (z. B. Spektrum depressiver/affektiver Störungen, Substanzkonsumstörungen, Persönlichkeitsstörungen).

Kurt Schneider schrieb 1951: „Hier sind nirgends scharfe Grenzen gegenüber den normalen Lagen, und daher ist es in leichteren Fällen oft willkürlich, Geschmackssache, ob man schon von Abnormität reden will oder noch nicht."

Pragmatisch wird Krankheit wie folgt definiert: subjektives Leiden, Einschränkung der Handlungsfreiheit im Hinblick auf wichtige Lebensziele, Abweichung der physischen oder psychischen Funktion vom Normalzustand [13].

▶ **ICD-10.** In der für Diagnosen verbindlichen ICD-10 steht: „Der Begriff ‚Störung' (Disorder) wird in der gesamten Klassifikation verwendet, um den problematischen Gebrauch von Ausdrücken wie ‚Krankheit' oder ‚Erkrankung' weitgehend zu vermeiden. Störung ist kein exakter Begriff; seine Verwendung in dieser Klassifikation soll lediglich einen klinisch erkennbaren Komplex von Symptomen oder Verhaltensauffälligkeiten anzeigen, der immer auf der individuellen und oft auch auf der Gruppen- oder sozialen Ebene mit Belastung und mit Beeinträchtigung von Funktionen verbunden ist, sich aber nicht auf der sozialen Ebene allein darstellt."

▶ **DSM-5.** Unter psychischer Störung wird nach DSM-5 eine klinisch bedeutsame Störung von Kognition, Emotionsregulation oder Verhalten verstanden, die auf einer Dysfunktion von mentalen Prozessen beruht. Ausdrücklich wird betont, dass ein sozial-deviantes Verhalten sowie Konflikte zwischen Individuum und Gesellschaft keine psychischen Störungen sind, es sei denn, diese sind auf eine mentale Dysfunktion des Individuums zurückzuführen.

Im Zuge der Entwicklung operationalisierter Diagnosesysteme in der Psychiatrie wurde, primär ausgelöst durch das US-amerikanische DSM-System, immer mehr der Begriff „Störung" („disorder") anstelle von Erkrankung der Vorzug gegeben. Damit soll zum Ausdruck gebracht werden, dass es sich größtenteils um Phänomene handelt, die nicht dem entsprechen, was man in der Medizin als „Krankheit" bezeichnet (unter anderem eine spezielle Symptomatik mit nachweisbarer biologischer Ursache und typischen Verlaufsgesetzlichkeiten), sondern etwas, was auf einer noch nicht so weit medizinisch aufgeklärten Ebene liegt, also eher deskriptiv ist. Die deutsche Übersetzung „Störung" gibt nicht ganz den Bedeutungsgehalt des Terminus „Disorder" in der angloamerikanischen Sprache wieder.

Mit der Einführung von DSM-5 wurde in der Öffentlichkeit verstärkt die Frage diskutiert, wie psychische Krankheit zu definieren ist, und angesichts von Diagnosen wie „disruptive Affektregulationsstörung", „prämenstruelle dysphorische Störung", „pathologisches Horten", „Geschlechtsdysphorie", „Störung mit oppositionellem Trotzverhalten", „Störung des Sozialverhaltens" oder „intermittierende explosible Störung" vor der Gefahr einer „Psychiatrisierung" gewarnt. In einem Schwerpunktheft des „Nervenarztes" zu dieser Thematik (Nervenarzt 2015; 86: 7–50) wurde der Beitrag der Neurowissenschaften zum psychiatrischen Krankheitsbegriff vor dem Hintergrund der biologischen Psychiatrie und der Philosophie des Geistes, d.h. die Frage, was mentale (geistige, psychische) Prozesse eigentlich sind, skizziert.

▶ **Operationalisierung des Krankheitsstatus.** Da eine Diagnose keine Aussage über die Schwere der vorliegenden Gesundheitsbeeinträchtigung, ihre Folgen und ihre Therapie erlaubt, ist die Erhebung des funktionalen Gesundheitsstatus (Funktionsstörungen, Fähigkeitsbeeinträchtigungen, Teilhabeeinschränkungen) entscheidend. Der Krankheitsstatus kann mit der ICF (Internationale Klassifikation der Funktionsfähigkeit, Behinderung und Gesundheit) operationalisiert werden, für psychische Störungen wurde das Mini-ICF-APP (Mini-ICF-Rating für Psychische Störungen) entwickelt (Kap. 8).

▶ **Disease, Illness, Sickness.** Eine Krankheitsdefinition im Bereich der Psychiatrie als medizinisches Fach sollte den allgemeinen Kriterien eines Krankheitsbegriffs genügen. Eine Erkrankung liegt dann vor, wenn neben objektivierbaren Krankheitszeichen im Sinne einer Störung überlebensnotwendiger Funktionen noch individuelles Leid oder eine schwere Beeinträchtigung der sozialen Teilhabe gegeben sind [11].

Es sollte also eine für das Leben und Überleben des Individuums relevante Störung einer Organfunktion („Psychopathologie") vorliegen („Disease"). Eine Person sollte jedoch nur dann als krank gelten, wenn sich aus dieser Organfunktionsstörung ein Schaden ergibt, nämlich das individuelle Leiden an der Störung der Funktionsfähigkeit („Kranksein" bzw. „Illness") oder die Beeinträchtigung der für die soziale Teilhabe relevanten alltäglichen Fähigkeiten („Sickness") (▶ Abb. 10.1).

10

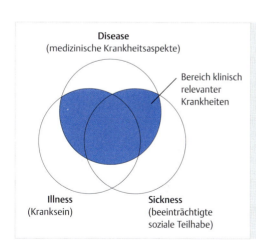

Disease
(medizinische Krankheitsaspekte)

Bereich klinisch relevanter Krankheiten

Illness
(Kranksein)

Sickness
(beeinträchtigte soziale Teilhabe)

Abb. 10.1 Klinisch relevante Erkrankung. Disease, Illness, Sickness. (Heinz A. Krankheit vs. Störung. Medizinische und lebensweltliche Aspekte psychischen Leidens. Nervenarzt 2015; 86: 36–41)

Diesen engen Krankheitsbegriff im Gegensatz zum Begriff der Störung (Leidenszustände ohne Beeinträchtigung lebenswichtiger Funktionsfähigkeiten) hat Heinz mit Bezug auf Ansätze der philosophischen Anthropologie und der traditionellen Psychopathologie differenziert dargestellt. Sein Buch gibt wichtige Impulse für weitere Diskussionen [10].

▶ **Disease Mongering.** Die Unschärfe des Gesundheits-/Krankheitsbegriffs gerade im psychosomatischen Feld wird in den letzten Jahren am Phänomen des Disease Mongering deutlich, d. h. das Erfinden und Verkaufen von Krankheiten im Sinne einer Pathologisierung von nur grenzwertig krankhaften Symptomen. Die Erweiterung der psychosomatisch-psychiatrischen Diagnosenpalette (z. B. soziale Phobie, Chronic-Fatigue-Syndrom, Mobbing, Burnoutsyndrom, ADHS bei Erwachsenen, Colon irritabile, prämenstruelle dysphorische Störung, pathologisches Horten) birgt die Gefahr unrealistischer Behandlungsbedürftigkeiten („Lifestyle-Pharmako-Mentalität"), aber auch des Verlustes der Glaubwürdigkeit psychiatrischer Diagnosen. Neben der Gefahr übersteigerter Ansprüche auf psychotherapeutische Hilfeleistungen hat sich als „Modetrend" der Wunsch nach medikamentöser psychisch-mentaler Leistungssteigerung (Hirndoping, Neuroenhancement") verbreitet.

Merke

Im Vergleich zu somatischen Erkrankungen ist psychische Krankheit trotz intensiver medialer Kampagnen häufig noch immer mit einer stigmatisierten Krankenrolle assoziiert. Dies hat weit reichende Konsequenzen unter anderem für das persönliche Erleben und das Verarbeiten des „Krankseins".

▶ **Juristische Definition.** Aus juristischer Sicht impliziert Krankheit als Rechtsbegriff Versorgungs- und Leistungsansprüche im Zivil- und Sozialrecht; im Strafrecht stellt sich für die forensische Psychiatrie die oft schwierige Frage nach der mit Schuldfähigkeit assoziierten „krankhaften Störung". Im Rahmen von Gewalttaten taucht in letzter Zeit wieder die Frage nach dem Bösen (K. Lorenz) auf. Bemerkenswert ist hierzu folgendes Zitat: „Der gewaltbereite Mensch ist nicht krank, die Aggressionsbereitschaft gehört zur Grundausstattung höherer Lebewesen" [24].

10.2 Klassifikationen, Diagnosekriterien

10.2.1 Klassifikationssysteme

Prinzipiell sind zahlreiche Einteilungsmöglichkeiten und somit unterschiedliche Klassifikationen denkbar (z. B. nach Ätiopathogenese, Erscheinungsbild, Verlauf, therapeutischer Ansprechbarkeit). Je nach Wahl der Einteilungskriterien resultieren unterschiedliche Klassifikationen mit zum Teil unterschiedlichen Abstraktionsniveaus (▶ Abb. 10.2).

So ordnet beispielsweise die *syndromatologische* Klassifikation die Störungen nur nach dem psychopathologischen Erscheinungsbild (z. B. depressives Syndrom); die *nosologische* Klassifikation bezieht zusätzlich ätiopathogenetische und verlaufsbezogene Aspekte mit ein (z. B. bipolare Depression).

Ein Großteil der Schwierigkeiten bei der Klassifikation wird verständlich, wenn man die Komplexität der Erscheinungsbilder psychischer Störungen, die fließenden Übergänge zwischen den verschiedenen Formen sowie das unzureichende Wissen über deren Entstehungsbedingungen berücksichtigt.

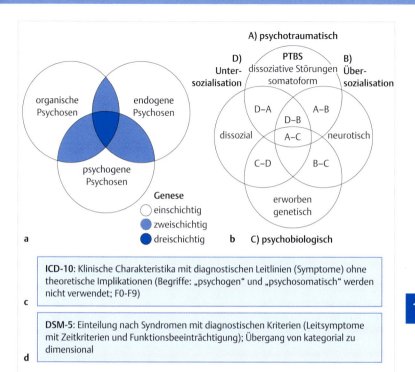

A) psychotraumatisch

D) Unter-sozialisation

B) Über-sozialisation

PTBS
dissoziative Störungen
somatoform

D–A   A–B
D–B
dissozial   A–C   neurotisch
C–D   B–C

erworben genetisch

organische Psychosen

endogene Psychosen

psychogene Psychosen

Genese
○ einschichtig
● zweischichtig
● dreischichtig

a

b   C) psychobiologisch

c   **ICD-10**: Klinische Charakteristika mit diagnostischen Leitlinien (Symptome) ohne theoretische Implikationen (Begriffe: „psychogen" und „psychosomatisch" werden nicht verwendet; F0-F9)

d   **DSM-5**: Einteilung nach Syndromen mit diagnostischen Kriterien (Leitsymptome mit Zeitkriterien und Funktionsbeeinträchtigung); Übergang von kategorial zu dimensional

Abb. 10.2 Klassifikationen psychischer Störungen.

Die Klassifikation psychischer Störungen wurde unter verschiedenen Gesichtspunkten kritisiert. Der *idiografische* Ansatz widmet einer individualisierenden Betrachtung des Patienten in der Einmaligkeit seiner Entwicklung, seiner Persönlichkeit und der für ihn pathogenen Situation das Hauptinteresse. Aus dieser Sicht wird die Möglichkeit einer der Individualität des Patienten gerecht werdenden klassifikatorischen Zuordnung infrage gestellt.

Die Klassifikation muss aber den Ergebnissen empirischer Forschung fortlaufend angepasst werden, um so die Gültigkeit (Validität) der Systematik und die Zuver-lässigkeit (Reliabilität) der Diagnostik zu erhöhen.

▶ **ICD-10.** Die Internationale Klassifikation psychiatrischer Krankheiten ICD-10 ist das von der WHO international vorgeschriebene und nach einem Beschluss der Bundesregierung auch für Deutschland verbindliche Klassifikationssystem. Es liegt in Form klinisch-diagnostischer Leitlinien, in Form von Forschungskriterien und als Leitfaden zur Diagnostik und Therapie in der Primärversorgung vor. Die psychischen Störungen finden sich in Kapitel V (F), gegliedert in 10 Schnitte bzw. Hauptgruppen (▶ Tab. 10.1).

10

Tab. 10.1 Diagnostische Hauptgruppen des psychiatrischen Teils der ICD-10.

Gruppe	Erkrankung
F0 organische, einschließlich symptomatische psychische Störungen	F00 Demenz bei Alzheimer-Krankheit
	F01 vaskuläre Demenz
	F02 Demenz bei sonstigen andernorts klassifizierten Erkrankungen
	F03 nicht näher bezeichnete Demenz
	F04 organisches amnestisches Syndrom
	F05 Delir
	F06 sonstige psychische Störungen aufgrund einer Schädigung oder Funktionsstörung des Gehirns oder einer körperlichen Krankheit
	F07 Persönlichkeits- und Verhaltensstörungen aufgrund einer Krankheit, Schädigung oder Funktionsstörung des Gehirns
F1 psychische und Verhaltensstörungen durch psychotrope Substanzen	F10 Alkohol
	F11 Opioide
	F12 Cannabinoide
	F13 Sedativa oder Hypnotika
	F14 Kokain
	F15 sonstige Stimulanzien einschließlich Koffein
	F16 Halluzinogene
	F17 Tabak
	F18 flüchtige Lösungsmittel
	F19 multipler Substanzgebrauch und Konsum sonstiger psychotroper Substanzen
	F1x. 0 akute Intoxikation
	F1x. 1 schädlicher Gebrauch
	F1x. 2 Abhängigkeitssyndrom
	F1x. 3 Entzugssyndrom
	F1x. 4 Entzugssyndrom mit Delir
	F1x. 5 psychotische Störung
	F1x. 6 amnestisches Syndrom
	F1x. 7 Restzustand und verzögert auftretende psychotische Störung

Tab. 10.1 Fortsetzung

Gruppe	Erkrankung
F2 Schizophrenie, schizotype und wahnhafte Störungen	F20 Schizophrenie
	F21 schizotype Störung
	F22 anhaltende wahnhafte Störung
	F23 akute vorübergehende psychotische Störungen
	F24 induzierte wahnhafte Störung
	F25 schizoaffektive Störungen
F3 affektive Störungen	F30 manische Episode
	F31 bipolare affektive Störung
	F32 depressive Episode
	F33 rezidivierende depressive Störung
	F34 anhaltende affektive Störungen
	F38 sonstige affektive Störungen
F4 neurotische, Belastungs- und somatoforme Störungen	F40 phobische Angststörungen
	F41 sonstige Angststörungen
	F42 Zwangsstörung
	F43 Reaktionen auf schwere Belastungen und Anpassungsstörungen
	F44 dissoziative Störungen (Konversionsstörungen)
	F45 somatoforme Störungen
	F48 sonstige neurotische Störungen
F5 Verhaltensauffälligkeiten in Verbindung mit körperlichen Störungen oder Faktoren	F50 Essstörungen
	F51 nicht organische Schlafstörungen
	F52 nicht organische sexuelle Funktionsstörungen
	F53 psychische und Verhaltensstörungen im Wochenbett
	F54 psychische Faktoren und Verhaltenseinflüsse bei andernorts klassifizierten Krankheiten
	F55 Missbrauch von nicht abhängigkeitserzeugenden Substanzen

10

Tab. 10.1 Fortsetzung

Gruppe	Erkrankung
F6 Persönlichkeits- und Verhaltensstörungen	F60 Persönlichkeitsstörungen
	F61 kombinierte und sonstige Persönlichkeitsstörungen
	F62 andauernde Persönlichkeitsänderungen
	F63 abnorme Gewohnheiten und Störungen der Impulskontrolle
	F64 Störungen der Geschlechtsidentität
	F65 Störungen der Sexualpräferenz
	F66 psychische und Verhaltensprobleme in Verbindung mit der sexuellen Entwicklung und Orientierung
	F68 sonstige Persönlichkeits- und Verhaltensstörungen
F7 Intelligenzminderung	F70 leichte Intelligenzminderung
	F71 mittelgradige Intelligenzminderung
	F72 schwere Intelligenzminderung
	F73 schwerste Intelligenzminderung
F8 Entwicklungsstörungen	F80 umschriebene Entwicklungsstörungen des Sprechens und der Sprache
	F81 umschriebene Entwicklungsstörungen schulischer Fertigkeiten
	F82 umschriebene Entwicklungsstörungen der motorischen Funktionen
	F83 kombinierte umschriebene Entwicklungsstörungen
	F84 tief greifende Entwicklungsstörungen
F9 Verhaltens- und emotionale Störungen mit Beginn in der Kindheit und Jugend	F90 hyperkinetische Störungen
	F91 Störung des Sozialverhaltens
	F92 kombinierte Störung des Sozialverhaltens und der Emotionen
	F93 emotionale Störung des Kindesalters
	F94 Störungen sozialer Funktionen mit Beginn in der Kindheit und Jugend
	F95 Tic-Störungen
	F98 sonstige Verhaltens- und emotionale Störungen mit Beginn in der Kindheit und Jugend

Quelle: Möller HJ, Laux G, Deister A: Duale Reihe Psychiatrie, Psychosomatik und Psychotherapie. Stuttgart: Thieme; 2015

▶ **DSM-5.** Das US-amerikanische, wissenschaftlich viel verwendete DSM-System (Diagnostisches und Statistisches Manual Psychischer Störungen) ordnet die Mehrzahl der psychischen Störungen dimensional auf einem Spektrum eng assoziierter Störungen und betont, dass über den Lebensverlauf die Grenzen zwischen vielen Störungskategorien fließend sind.

Die Hauptkategorien von DSM-5 umfassen an Lebensphasen orientierte Störungen.

Diagnostische Hauptkategorien von DSM-5

- Störungen der neuronalen und mentalen Entwicklung
- Schizophreniespektrum und andere psychotische Störungen
- bipolare und verwandte Störungen
- depressive Störungen
- Angststörungen
- Zwangsstörung und verwandte Störungen
- trauma- und belastungsbezogene Störungen
- dissoziative Störungen
- somatische Belastungsstörung und verwandte Störungen
- Fütter- und Essstörungen
- Ausscheidungsstörungen
- Schlaf-Wach-Störungen
- sexuelle Funktionsstörungen
- Geschlechtsdysphorie
- disruptive, Impulskontroll- und Sozialverhaltensstörungen
- Störungen in Zusammenhang mit psychotropen Substanzen und abhängigen Verhaltensweisen
- neurokognitive Störungen (NCD)
- Persönlichkeitsstörungen
- paraphile Störungen

- andere psychische Störungen
- medikamenteninduzierte Bewegungsstörungen und andere unerwünschte Medikamentenwirkungen
- andere klinisch relevante Probleme

Zur Spezifizierung existieren Subtypen und Specifier (Zusatzkodierungen), um homogenere Subgruppen von Patienten zu identifizieren. Ein Selbstbeurteilungsfragebogen soll die klinische Entscheidungsfindung unterstützen, mithilfe von 23 Fragen werden 13 Symptomdomänen abgefragt.

Speziell für psychotische Störungen existiert eine aus 8 Items bestehende klinische Fremdbeurteilungsskala. Mit der differenziellen Affektskala (DAS) der WHO werden krankheitsbedingte Beeinträchtigungen erfasst (36 Items Selbstbeurteilungsfragebogen mit 6 Domänen) (Kap. 8).

Zur Beurteilung von kulturellen Einflussfaktoren existiert ein spezielles Interview (Camberwell Family Interview, CFI).

▶ **Diagnostische Kriterien.** Beide Systeme zeichnen sich durch einen *deskriptiven* Ansatz aus, d.h. auf Überlegung zur Ätiopathogenese wird weitgehend verzichtet – sichtbar auch am Verzicht auf den Krankheitsbegriff im Sinne des medizinischen Modells. Die modernen operationalisierten Diagnosesysteme ICD-10 und DSM-5 verwenden Ein- und Ausschlusskriterien für die Diagnose.

Der diagnostische Prozess läuft in zwei Schritten ab:
- Entscheidung über An- oder Abwesenheit von einzelnen Symptomen (psychopathologische Befunderhebung)
- Bewertung der einzelnen Symptome nach Zeitkriterien, Gewichtung

10

Dieser Ansatz beinhaltet die Gefahr, dass das psychopathologische und psychodynamische Gesamtbild nicht beachtet werden („Trivialisierung der Diagnostik" [16]). Die psychiatrische Exploration darf sich nicht darauf beschränken, einzelne Symptome schematisch abzufragen. Die Aussagen des Patienten müssen zum beobachtbaren Ausdruck und Verhalten in Relation gesetzt werden.

10.2.2 Diagnosebegriff

▶ **Diagnostische Zuordnung.** Eine Diagnose beinhaltet die Einordnung eines individuellen Falles in ein wissenschaftliches, abstraktes Ordnungssystem (nosologische Einheiten). Das US-amerikanische DSM-System basiert auf einer weitgehenden Operationalisierung der diagnostischen Begriffe mittels Angabe von Einschluss- und Ausschlussgründen für die Diagnose. Für einzelne diagnostische Kategorien sind spezifische Kriterien im Sinne von Leitlinien vorgegeben. Im Einzelfall soll dies bei jedem Patienten eine sorgfältige Erfassung der klinischen Vorgeschichte und eine prägnante Zusammenfassung aller biologischen, psychologischen und sozialen Faktoren, die zu ihrer Entwicklung geführt haben, umfassen. Die klinische Beurteilung bestimmt den relativen Schweregrad und die Bedeutung der einzelnen Kriterien für die Diagnosestellung. Die definitive diagnostische Einordnung soll auf Basis des klinischen Interviews und des klinischen Urteils beruhen. Das multiaxiale diagnostische System wurde aufgegeben, die Beurteilung erfolgt auf drei Ebenen:

- diagnostische Einordnung
- Erfassung von psychosozialen Faktoren
- Erfassung von Einschränkungen und Behinderungen

Manuale wie DSM-5 sollen die diagnostische Zuordnung standardisieren; sie erheben nicht den Anspruch, psychische Störungen zu definieren. Die diagnostischen Kriterien beziehen sich auf beobachtbare, mit Checklisten leicht zu erfragende Symptome. Der diagnostische Prozess orientiert sich an klar definierten Ein- und Ausschlusskriterien, das Gesamtbild wird in Einzelelemente zerlegt.

> **Merke**
>
> Es ist klinische Erfahrung nötig, um zu erkennen, wann die Kombination von prädisponierenden, auslösenden, aufrechterhaltenden und protektiven Faktoren einen psychopathologischen Zustand bedingt. Die Ein- und Ausschlusskriterien in ICD-10 und DSM-5 sollten nur als Entscheidungshilfe für die diagnostische Zuordnung des Einzelfalls gesehen werden. Angesichts der skizzierten Situation ist es empfehlenswert, zunächst von *Verdachtsdiagnosen* auszugehen.
>
> Die rein syndromale Diagnostik beinhaltet unter anderem die Gefahr einer Polypragmasie und Polypharmazie (es wird versucht, alle Syndrome zu behandeln).

▶ **Reliabilität psychiatrischer Diagnosen.** Zur Erfassung der Interrater-Reliabilität wird ein Patient von verschiedenen Untersuchern exploriert; hieraus wird der Grad der diagnostischen Übereinstimmung berechnet (Kappa-Wert). Die Abweichungen können darin begründet sein, dass Patienten verschiedenen Untersuchern unterschiedliche Auskünfte geben, dass von den Untersuchern verschiedene einzelne Symptome erfasst werden oder mangels klarer Kriterien eine Zuordnung zu verschiedenen diagnostischen Kategorien erfolgt.

Es ist seit langem bekannt, dass zum Teil erhebliche Unterschiede in der regionalen, nationalen und internationalen Diagnoseverteilung bestehen. Bemerkenswert sind hier die Ergebnisse der empirischen DSM-5-Feldstudien. Diese wurden im medizinisch-akademischen Bereich und in klinischen Routineeinrichtungen durchgeführt und kamen hinsichtlich der Diagnoseübereinstimmung zwischen zwei unabhängigen Klinikern (Kappa-Koeffizient) vor allem bei hirnorganisch bedingten (neurokognitiven) Störungen und posttraumatischen Stressstörungen zu guten (kappa = 0,60–0,79), bei depressiver Störung und generalisierter Angststörung hingegen zu fraglich-unakzeptablen Diagnoseübereinstimmungen (kappa = 0,2–0,4) [34].

▶ **Operationalisierte psychodynamische Diagnostik (OPD).** Von einer Gruppe psychoanalytisch/psychodynamisch orientierter Wissenschaftler wurde in den vergangenen Jahren das multiaxiale System der OPD entwickelt. Leitgedanke dieses multiaxialen Systems ist es, auf der Grundlage einer konsequenten Operationalisierung und Manualisierung psychodynamische Konstrukte auf einer vergleichsweise beobachtungsnahen Ebene erfassbar zu machen.

- Achse I: Erfassung von Krankheitserleben und Behandlungsvoraussetzungen, die sich unter anderem mit dem Schweregrad der vorliegenden Erkrankung und dem Inanspruchnahmeverhalten in Beziehung setzen lassen
- Achse II (Beziehung): Erfassung repetitiver dysfunktionaler Beziehungsmuster, die anhand vorgegebener Beziehungsmerkmale aus der Perspektive des Patienten kodiert werden
- Achse III (Konflikt): Einschätzung intrapsychischer und interpersoneller repetitiver Konfliktmuster

- Achse IV (Struktur): Abbildung persönlichkeitsstruktureller Merkmale
- Achse V: Definition von Syndromdiagnosen unter Verwendung des ICD-10-Ansatzes

Das OPD-System ist nicht als Ersatz der vorher dargestellten diagnostischen Systeme gedacht, sondern als eine bedarfsweise einzusetzende Komplementierung, insbesondere für den psychotherapeutischen und psychosomatischen Bereich.

10.2.3 Fazit

Das Erkennen von Problemen der Klassifikation und die Suche nach Verbesserungsmöglichkeiten sind ein zentrales Forschungsanliegen der Psychiatrie, dem unter anderem in den Entwicklungen standardisierter Beurteilungsskalen und in der Operationalisierung der Diagnostik Rechnung getragen wird.

Die Diagnose basiert auf der (dimensionalen) Erfassung des psychopathologischen Querschnittsbefunds, der (kategorialen) Zuordnung zu psychopathologischen Verlaufsmustern und der Erfassung biopsychosozialer Ursachenfaktoren (▶ Abb. 10.3).

Merke

Die Diagnose einer psychischen Störung impliziert nicht automatisch einen Behandlungsbedarf.

10

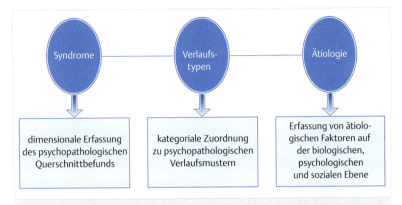

Abb. 10.3 Psychische Störungen. Diagnoseprozess. (Jäger M. Aktuelle psychiatrische Diagnostik. Ein Leitfaden für das tägliche Arbeiten mit ICD und DSM. Stuttgart: Thieme; 2015)

10.3 Komorbiditäten

Bei vielen Patienten lassen sich mehrere Diagnosen stellen; die diagnostische Einordnung in mehr als eine Kategorie ist auch nach ICD-10 und DSM-5 ausdrücklich erwünscht. Hierbei stellt sich allerdings die Frage, ob voneinander unabhängige Erkrankungen vorliegen, ob die Mehrfachzuordnung Ergebnis unscharfer nosologischer Einheiten ist und wie die Beziehung zwischen den einzelnen Erkrankungen ist (z. B. Krankheit A ist Ursache für Krankheit B, wechselseitige Beziehung).

Eine wesentliche Rolle spielen Zeitkriterien und die Betrachtung im Verlauf/Längsschnitt.

Beispiele für häufige Komorbiditäten sind:

- depressive Störung und somatische Erkrankungen (Diabetes, koronare Herzerkrankung, Karzinom, Morbus Parkinson),
- Angststörungen, somatoforme Störung, Essstörung, Alkoholabhängigkeit
- Angststörung und depressive Störung, Missbrauch/Abhängigkeit von Alkohol und Medikamenten
- Zwangsstörung und depressive Störung, Angststörung, Essstörung und abhängige Persönlichkeitsstörung
- Schizophrenie und Abhängigkeitserkrankungen (Doppeldiagnosen)
- posttraumatische Belastungsstörung und depressive Störung, Angststörung, Substanzkonsumstörung
- somatoforme Störungen und depressive Störungen, Angststörungen, Persönlichkeitsstörungen
- Essstörungen und Zwangsstörungen, depressive Störung und Angsterkrankungen, Persönlichkeitsstörungen
- Alkoholabhängigkeit und Angststörungen, Depressionen, Persönlichkeitsstörungen

10.4 Diagnosemitteilung

Zeitpunkt und Art der Mitteilung einer Diagnose hängen von der psychischen Verfassung des Patienten (auch des Arztes), der anzunehmenden Diagnosebelastung, adäquaten Rahmenbedingen und dem herrschenden Klima ab. Essenziell ist eine patientenzentrierte Verständlichkeit.

Merke

Grundsätzlich hat der Patient ein Recht auf umfassende Informationen über seine Krankheit und die Behandlungsmöglichkeiten; er sollte auch auf die Möglichkeit einer Zweitmeinung hingewiesen werden.

Ausgangspunkt sollte das Krankheitskonzept des Patienten sein: Wie erklärt er sich seine Krankheit, wie erlebt und interpretiert er sie, wie sind seine Zukunftserwartungen? Oft differieren die Krankheitskonzepte des Patienten von denen des Arztes. Deshalb sollte erfragt werden, welche Vorstellungen und welches Wissen der Patient über seine mitgeteilte Diagnose hat, um Missverständnissen vorzubeugen. Zudem sollte auf die Fragwürdigkeit von „Internet-Wissen" hingewiesen werden.

Schwerwiegende Diagnosen bedürfen einer besonders *einfühlsamen Gesprächsführung*; wenn der Patient zustimmt, können oder sollten nahe Angehörige miteinbezogen werden. Psychodynamisch wichtig ist es, hinsichtlich möglicher oder vermuteter Krankheitsursachen empirischwissenschaftliche Erkenntnisse verständlich darzulegen und Selbstanklagen und Schuldzuweisungen entgegenzuwirken.

Zu den möglichen *Folgen* von Krankheitsdiagnosen zählen:

- neues Selbstbild, neue Krankenrolle, veränderte Außensicht (Partner, Familie)
- Abhängigkeit von anderen
- negative psychosoziale Folgen (Arbeitsplatz, Kollegen, Freunde; Stigmatisierung, Ausgrenzung)
- psychische Verarbeitung: Kränkung, Schuldgefühle, Verleugnung, Ängste, Depressivität, Somatisierung

10

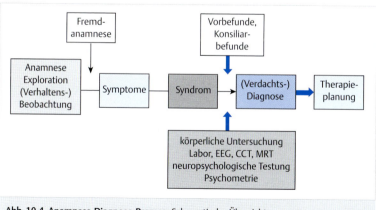

Abb. 10.4 Anamnese-Diagnose-Prozess. Schematische Übersicht.

Hinzuweisen ist auf die Initiative „Klug entscheiden": Basierend auf der US-amerikanischen Aktion „Choosing wisely" zielt sie darauf ab, sowohl überflüssige als auch unterlassene Untersuchungen und Behandlungen mit möglichen Nachteilen für den Patienten zu identifizieren („Über- und Unterdiagnostik sowie -therapie") und mit dem Patienten individuell zu diskutieren.

Auch für psychische Störungen und Erkrankungen liegen *evidenzbasierte Daten* vor, die den Patienten dargelegt werden können. Dies kann durch verständliche Präsentation wichtiger Studienergebnisse (auch mit Abbildungen) erfolgen.

Auch auf *statistische Irrtümer* bzw. problematische Darstellungen von Ergebnissen kann hingewiesen werden, z. B. relative versus absolute Risikoreduktion, NNT (number needed to treat), am Beispiel des Nutzens der Mammografie. Die regelmäßige Teilnahme an der Mammografie über 10 Jahre senkt das Risiko von Frauen (50–69 Jahre), an Brustkrebs zu sterben, von etwa 4 auf 3 pro 1000.

- relative Risikoreduktion: 25 %
- absolute Risikoreduktion: 0,1 %
- NNT: wenn 1000 Frauen 10 Jahre lang an der Mammografie teilnehmen, wird eine Frau weniger an Brustkrebs sterben!

Insbesondere „belastende Diagnosen" (z. B. Schizophrenie, Persönlichkeitsstörung, Alkoholabhängigkeit) erfordern eine ausführliche Erklärung und eine Relativierung ihrer Bedeutung im Sinne einer *Entstigmatisierung*.

10.5 Synopsis

Es wurde aufgezeigt, welche zentrale Bedeutung, aber auch welcher Aufwand Anamnese und Exploration in der Psychiatrie zukommt. Die Eruierung von neurobiologischer und persönlichkeitsstruktureller Disposition, Prägungen, Entwicklungen, Auslösern und Belastungsfaktoren kann „kriminalistische" Züge erfordern. Der Aufbau einer vertrauensvollen, emotional tragfähigen Arzt-Patient-Beziehung ist essenziell und immer wieder aufs Neue herausfordernd.

Nach den spontanen oder explorierten Symptomschilderungen können „Leitsymptome" im Sinne der Hauptbeschwerden destilliert und ein Syndrom beschrieben werden. Dem psychopathologischen Befund und der klinischen Ausdrucks- und Verhaltensbeobachtung kommen besondere Bedeutung zu; eine derzeit verbreitete „Checklisten-Symptomsammlung" reicht keinesfalls aus. Ergänzt durch Fremdanamnese und objektive Befunde (Labor, Testpsychologie, Bildgebung) kann dann eine Verdachtsdiagnose gestellt werden, die dem Patienten gut zu erklären ist und zu therapeutischen Interventionen führen kann. Der Verlauf kann eine gestellte Diagnose bestätigen oder auch eine Revision erforderlich machen; manche Diagnosen sind erst im Längsschnittverlauf zu stellen (z. B. Morbus Alzheimer, bipolare affektive Störung). Eine schematische Darstellung des Anamnese-Diagnose-Prozesses findet sich zu Beginn des Buches in Kapitel 2 und hier ▶ Abb. 10.4.

Kapitel 11

Weiterführende Literatur

11

11 Weiterführende Literatur

Gerd Laux, Robert Waltereit

[1] Arbeitsgemeinschaft für Methodik und Dokumentation in der Psychiatrie (AMDP). Das AMDP-System. Manual zur Dokumentation psychiatrischer Befunde. 8. Aufl. Göttingen: Hogrefe; 2007

[2] Block B. Dr. Blocks Patiententypologie. Ostfildern: Patmos; 2011

[3] Bundesärztekammer (BÄK), Kassenärztliche Bundesvereinigung (KBV), Arbeitsgemeinschaft der Wissenschaftlichen Medizinischen Fachgesellschaften (AWMF). Patientenleitlinie zur S 3-Leitlinie/Nationalen VersorgungsLeitlinie „Unipolare Depression". 2. Aufl. Version 1. 2016. http://www.depression.versorgungs-leitlinien.de

[4] Collegium Internationale Psychiatriae Scalarum (CIPS), Hrsg. Skalen für Psychiatrie. 6. Aufl. Bern: Hogrefe; 2015

[5] Dilling H, Mombour W, Schmidt MH, Hrsg. Internationale Klassifikation psychischer Störungen. ICD-10 Kapitel V (F). 9. Aufl. Bern: Huber; 2014

[6] Dörner K. Der gute Arzt. Lehrbuch der ärztlichen Grundhaltung. 2. Aufl. Stuttgart: Schattauer; 2003

[7] Emmerling P. Ärztliche Kommunikation. Stuttgart: Schattauer; 2014

[8] Falkai P, Wittchen HU, Hrsg. Diagnostisches und Statistisches Manual Psychischer Störungen DSM-5. Bern: Hogrefe; 2015

[9] Füeßl HS, Middeke M. Anamnese und klinische Untersuchung. 5. Aufl. Stuttgart: Thieme; 2014

[10] Heinz A. Der Begriff der psychischen Krankheit. Berlin: Suhrkamp; 2014

[11] Heinz A. Krankheit vs. Störung. Medizinische und lebensweltliche Aspekte psychischen Leidens. Nervenarzt 2015; 86: 36–41

[12] Helmchen H. Anmerkungen zur Sprache des Psychiaters und Stigmatisierung psychisch Kranker. Nervenarzt 2013; 84: 334–339

[13] Hick C, Ziegler A. Mittelverteilung im Gesundheitswesen. In: Hick C, Hrsg. Klinische Ethik. Heidelberg: Springer; 2007

[14] Hoff P. Biographische und Krankheitsanamnese. In: Möller HJ, Laux G, HP, Hrsg. Psychiatrie, Psychosomatik, Psychotherapie. Bd. 1. 5. Aufl. Heidelberg, Berlin: Springer; 2017

[15] Jacobi F, Höfler M, Strehle J et al. Psychische Störungen in der Allgemeinbevölkerung. Studie zur Gesundheit Erwachsener in Deutschland und ihr Zusatzmodul Psychische Gesundheit (DEGS 1-MH). Nervenarzt 2014; 85: 77–87

[16] Jäger M. Aktuelle psychiatrische Diagnostik. Ein Leitfaden für das tägliche Arbeiten mit ICD und DSM. Stuttgart: Thieme; 2015

[17] Jaspers K. Allgemeine Psychopathologie. 4. Aufl. Springer: Berlin; 1946

[18] Jordan W, Heinemann A, Marx A. Notfallpsychiatrie und psychotherapeutische Krisenintervention. Stuttgart: Thieme; 2016

[19] Kochen MM. Allgemeinmedizin und Familienmedizin. 4. Aufl. Stuttgart: Thieme; 2012

[20] Kowarowsky G. Der schwierige Patient – Kommunikation und Patienten-Interaktion im Praxisalltag. Stuttgart: Kohlhammer; 2011

[21] Laux G, Möller HJ. Memorix Psychiatrie und Psychotherapie. 2. Aufl. Stuttgart: Thieme; 2011

[22] Leonhard K. Akzentuierte Persönlichkeiten. 2. Aufl. Berlin: VEB; 1976

[23] Linden M. Krankheit und Behinderung. Das ICF-Modell. Nervenarzt 2015; 86: 29–35

[24] Lorenz K. Das sogenannte Böse. Zur Naturgeschichte der Aggression. München: dtv; 1998

[25] Lown B. Heilkunst – Mut zur Menschlichkeit. Stuttgart: Schattauer; 2015

[26] Maio G. Den kranken Menschen verstehen. Freiburg/Breisgau: Herder; 2015

[27] Möller HJ, Laux G, Deister A. Duale Reihe Psychiatrie, Psychosomatik und Psychotherapie. 6. Aufl. Stuttgart: Thieme; 2015

[28] Möller HJ, Laux G, Kapfhammer HP, Hrsg. Psychiatrie, Psychosomatik. 5. Aufl. 4 Bde. Heidelberg, Berlin: Springer; 2017

[29] Nedopil N. Jeder Mensch hat seinen Abgrund. Spurensuche in der Seele von Verbrechern. München: Goldmann 2016

[30] Neurath MF, Lohse AW. Anamnese und klinische Untersuchung. 4. Aufl. Stuttgart: Thieme; 2015

[31] Oldham JM, Morris LB. Ihr Persönlichkeits-Portrait. 6. Aufl. Eschborn/Frankfurt am Main, Magdeburg: Klotz und Sich; 2010

[32] Owen G, Wessely S, Murray R, eds. The Maudsley Handbook of practical Psychiatry. 6th ed. Oxford: Oxford University Press; 2014

[33] Payk TR, Brüne M. Checkliste Psychiatrie und Psychotherapie. 6. Aufl. Stuttgart: MVS Medizinverlage; 2013

[34] Regier DA, Narrow WE, Clarke DE et al. DSM-5 field trials in the United States and Canada. Part II: Test-retest reliability of selected categorical diagnoses. Am J Psychiatry 2013; 170: 59–70

[35] Sadock BJ, Sadock VA, Ruiz P. Kaplan and Sadock's Comprehensive Textbook of Psychiatry. 9th ed. Philadelphia: Lippincott Williams & Wilkins; 2009

[36] Saß H, Hoff P. Deskriptiv-psychopathologische Befunderhebung. In: Möller HJ, Laux G, Kapfhammer HP, Hrsg. Psychiatrie, Psychosomatik, Psychotherapie. Bd. 1. 5. Aufl. Heidelberg, Berlin: Springer; 2017

[37] Schneider K. Klinische Psychopathologie. 14. Aufl. Stuttgart: Thieme; 2007

[38] Schweickhardt A, Fritzsche K. Kursbuch ärztliche Kommunikation. Grundlagen und Fallbeispiele aus Klinik und Praxis. Köln: Deutscher Ärzteverlag; 2009

[39] Spießl H, Hausner H. Ärztliche Dokumentation in der Psychiatrie. Fortschr Neurol Psychiatr 2012; 80: 53–60

Sachverzeichnis